PSYCHOSOMATISCHE MEDIZIN

GRUNDLAGEN UND ANWENDUNGSGEBIETE

von

FRANZ ALEXANDER, M.D.
Professor der Psychiatrie der Universität Illinois

Mit einem Kapitel über

DIE FUNKTIONEN DES SEXUALAPPARATES
UND IHRE STÖRUNGEN

von

THERESE BENEDEK, M.D.
Chicagoer Institut für Psychoanalyse

2. Auflage

1971

WALTER DE GRUYTER · BERLIN · NEW YORK

Die deutsche Übersetzung der 1950 erschienenen amerikanischen Originalausgabe

PSYCHOSOMATIC MEDICINE

besorgte Dr. Paul KÜHNE, Berlin, der auch die Einführung zur deutschen Ausgabe schrieb.

ISBN 3 11 002082 3

Vorwort zur Zweiten Auflage

Auf den ersten Blick mag es überraschen, wenn der de Gruyter-Verlag heute — ziemlich genau zwanzig Jahre nach dem ersten Erscheinen der „Psychosomatischen Medizin" von Franz ALEXANDER — eine neue Auflage dieses Werkes vorlegt.

Nach den Kriterien eines Verlags ist die Entscheidung für diese Neuauflage unproblematisch, da dies wichtige Buch kontinuierlich nachgefragt wird. Zu prüfen wäre jedoch, ob die heutige Problemlage eine erneute Veröffentlichung des Buches geraten erscheinen läßt. Hier ist nach der Situation der Medizin in Deutschland, nach der faktischen Bedeutung der Psychoanalyse in unserem Land sowie allgemein nach dem Grad der psychologischen Aufklärung zu fragen.

Zwar wird die psychosomatische Betrachtungsweise auch in Deutschland inzwischen mehr oder weniger akzeptiert. Ärztliche Erfahrung schließt die täglich verifizierte Erkenntnis ein, daß Krankheit mehr ist als ein durch organische Ursachen bedingtes Leben an den Grenzen der vitalen Anpassungsnormen. Die Mehrzahl der Ärzte hat die Einsicht gewonnen, daß Krankheit stets ein mehrdimensionales und damit ein vital und organisch, aber auch ein psychisch und sozial bedingtes Phänomen darstellt.

Dennoch sehen die in einem traditionellen Sinne „naturwissenschaftlich" orientierten Ärzte auch heute die Psychosomatik allenfalls erst als eine Art „Ergänzung" schul-medizinischer Differentialdiagnostik. Praktisch bedeutet dies vor allem, daß — ähnlich wie im Falle der sogenannten „kleinen Psychotherapie" — dem Patienten die Gelegenheit gegeben wird, sich „auszusprechen". Der Patient soll das Gefühl haben, nicht nur als Fall, sondern auch als Mensch ernstgenommen und vom Arzt nicht nur an seinem Röntgenbild, sondern auch an seinem Gesicht identifiziert zu werden.

Darüber hinaus muß es um die Anerkennung der Tatsache gehen, daß Krankheit subjektives Leiden und eine in Persönlichkeitsentwicklung und Lebenssituation begründete biosoziale Krise des Kranken bedeutet. Kompetente Kliniker erklären, daß heute mehr als die Hälfte unserer Kranken unter psychosomatischen Störungen leiden.

Diese Einsicht hat auch zu der massenhaften Verwendung der modernen Psychopharmaka geführt. Zwar schaffen die Psychopharmaka eine raschere und wirksamere Entlastung vom Streß und vom Leidensdruck des Krankseins, als sie eine mehr oder weniger dilettierende „kleine Psychotherapie" zu erreichen vermag. Dennoch sollte die mehr oder weniger routinisierte Verordnung von Psychopharmaka keinesfalls das Interesse an der kausalgenetischen Aufklärung des psychosomatischen Krankheitsgeschehens zurückdrängen. In dieser Hinsicht können die Psychopharmaka ebenso „verführerisch" und das Verursachungsgefüge der Erkrankung zudeckend sein, wie dies die bequeme Suggestions- und Entspannungstherapie gewesen ist.

Demgegenüber stellt die psychosomatische Medizin die kausale und genetische Analyse des Kranken und seiner Störung in den Mittelpunkt. Der Arzt, der nicht nur medikamentöse Standardtherapie verordnen will, der vielmehr den Kranken zugleich zur Lösung seiner Konflikte zu beraten unternimmt, wird stets ein Stück Einsicht in die Kausalgenese der Störung benötigen. Diese Tatsache verdeutlicht, wie wichtig eine wissenschaftlich begründete und zugleich schwierigkeitslos verständliche Einführung in die Probleme der Genese und der Diagnostik psychosomatischer Störungen ist.

Zusätzliche Aktualität aber gewinnt das Werk von Franz ALEXANDER für den über die Ärzte und Medizinstudenten weit hinausreichenden Kreis von Menschen, bei denen das Interesse an den Problemen der Psychologie, der Verhaltensforschung, der empirischen Sozialwissenschaften und der Psychoanalyse sich immer mehr verstärkt hat, weil ihnen ein Informationsdefizit in bezug auf die Probleme des menschlichen Erlebens und Verhaltens bewußt ist.

All dies zusammengenommen begründet die Erwartung, daß dem Buch von Franz ALEXANDER auch heute eine grundlegende und ungeschmälerte Bedeutung zukommt. Hier handelt es sich um die erste kompetente und daher gewissermaßen klassische Darstellung eines wichtigen Forschungsgebietes. Dabei ist die „Psychosomatische Medizin" auch in ihren einzelnen Aussagen in vieler Hinsicht noch heute unübertroffen. Ein besonderer Vorzug der Darstellung liegt in der hervorragenden Kasuistik, die überaus sachlich, differenziert und einfühlsam die Wirkungsgefüge aufdeckt, die psychosomatische Erkrankungen auslösen und chronifizieren.

So kann gesagt werden: Das noch immer überragende Werk von Franz ALEXANDER ist für den Arzt, für den Psychoanalytiker und Psychologen, aber auch für alle die ein zuverlässiger Leitfaden, die sich im Labyrinth der leib-seelischen Wechselwirkungen zurechtzufinden streben, denen es also um Selbstverständnis und um ein vertieftes Verständnis menschlichen Verhaltens und Erlebens geht.

Prof. Dr. med. Haseloff

Einführung zur deutschen Ausgabe

Aus zahlreichen Gründen könnte es heute bei uns einem wissenschaftlich arbeitenden Arzt widerraten erscheinen, durch die Übersetzung und Herausgabe der deutschen Fassung eines Buches über „Psychosomatische Medizin“ sein intensives Interesse an diesem Stoff zu bekunden. Das Urteil von Physiologen, Internisten, Gynäkologen, Praktikern und weitgehend auch das von Psychiatern, erscheint einstimmig negativ und zum Teil affektiv - betont ablehnend. Jede Parteinahme für diese Forschungsrichtung setzt einen dem Vorwurf aus, statt experimenteller Arbeit mit „Philosophieren“ seine Zeit vergeudet zu haben.

Leider kann man solchen Vorwürfen nicht durchgehend mit selbstsicherem Widerspruch entgegentreten. Die besonderen Bedingungen der Entwicklung der Psychiatrie in unserem Lande, die es mit sich brachten, daß die Psychoanalyse nicht wie in anderen Ländern in das Lehrgebäude der Psychiatrie als grundlegender und integrierender Teil einwuchs und das eigentümlich konservative Verhalten gegenüber der wissenschaftlichen und praktischen Notwendigkeit einer neuen, über die althergebrachte Konsiliartätigkeit hinausgehenden, Form der interdisziplinarischen Zusammenarbeit zwischen den verschiedenen Fachspezialisten haben es mit sich gebracht, daß unter der Bezeichnung Psychosomatik Auffassungen an uns herangetragen worden sind, die auf unseren Unglauben stoßen mußten. Es handelte sich bei uns nicht um Ergebnisse wissenschaftlicher Forschung als einer Gemeinschaftsaufgabe von verbrieften, mit der psychoanalytischen Technik arbeitenden, Psychiatern an Universitäten und Forschungszentren und Fachärzten anderer Disziplinen, die von vornherein per autoritatem mehr Geltung erzwingen müßten. Vielmehr wurde uns das Material vorgestellt von isoliert oder in kleinen Gruppen arbeitenden Psychologen und Psychotherapeuten verschiedener heterogener Schulen, denen es außerdem aus vielerlei Gründen an der notwendigen Kooperation organmedizinisch spezialisierter Mitarbeiter mangelte.

So standen bisher dem Verständnis psychosomatischer Zusammenhänge zwei wesentliche Faktoren entgegen: erstens die Heterogenität der psychologischen Basis der in deutscher Sprache erschienenen Arbeiten, die sich aus der fehlenden Aufnahme der

Psychoanalyse in das Lehrgebäude der Schulmedizin und den besonderen, nicht-wissenschaftlichen Widerständen in der Entwicklung unserer Tiefenpsychologie ergibt und zweitens die mangelnde Rücksichtnahme der stark geisteswissenschaftlich orientierten Psychotherapeuten auf das für die weitere Forschung doch so unentbehrliche Verständnis des naturwissenschaftlich ausgebildeten Arztes, den sie mit dem Begriff des „Gleichzeitigkeitskorrelates" oder der „Parallelvorgänge im Psychischen" natürlich nicht näherkommen konnten. Er fühlte bei einer solchen Terminologie mit einigem Recht sein ganzes wissenschaftliches Gebäude, das riesige Erfahrungsgut der Vergangenheit und Gegenwart, bedroht und wehrte sich gegen die Vorstellung, daß man seinem physikochemischen System der Ätiologie von Krankheiten ein gleichwertig umfassendes psychologisches System gegenüberstellen zu können glaubte, das ohne Rücksicht auf die von ihm empirisch und experimentell gesicherten Tatsachen parallel existiere.

So mußte der naturwissenschaftlich denkende Arzt bei uns in der Psychosomatik eine revolutionäre Bewegung erblicken, die wie jede Revolution einen zerstörenden Charakter hat. Jeder echte wissenschaftliche Fortschritt entspricht aber dem Vorgang einer Evolution, wie sie von reiferen Charakteren vorangetrieben wird, die trotz der Neuartigkeit und der umstürzenden Art ihrer Entdeckungen alles vorliegende und geschichtlich gewordene Wissen verbindend einordnen.

Wir glauben allerdings demgegenüber, wenn wir das vorliegende Buch der deutschen Öffentlichkeit präsentieren, eine Revision der mißtrauischen Haltung unserer Leser erreichen zu können, weil in ihm nur systematische, in echter team-Arbeit zwischen Psychiatern und Organmedizinern entstandene Forschungen Aufnahme gefunden haben, und weil es in keinem Falle einer nachgewiesenen psychogenen Beeinflussung körperlicher Vorgänge versäumt worden ist, den direkten Anschluß an die naturwissenschaftlich erforschten und vertrauten physiologischen und pathophysiologischen Tatbestände zu suchen. Es wird uns also hier eine echte „Psychiatrie innerer Krankheiten" vorgestellt, die direkt kausal an unser gewohntes wissenschaftliches und praktisches Erfahrungsmaterial anschließt. Dieses anschließend Psychologische verlangt seinerseits nicht mehr an Glauben als jede beliebige chemische oder physikalische Technik, die man nicht selbst beherrscht, und deren Ergebnisse daher allein von der Rechtschaffenheit der Untersucher für uns garantiert werden können. Soweit der Blick des Physiologen und des Klinikers reicht, findet sich nichts, was mit seinen Grundideen unverträglich wäre. Es sei denn, er wäre konservativ genug, um zu meinen, daß eine chronische funktionelle Störung von genügender Dauer nicht organische Mechanismen so stark belasten und überfordern kann, daß sie ein pathologisch-histologisch faßbares Substrat mit dem Endergebnis einer organisch fixierten Krankheit bedingt.

Wer sich von diesem dogmatischen Einwand befreien kann, der wird hier die an sich selbstverständliche Tatsache erwiesen finden, daß neben den rein substantiellen Krankheitsursachen chemischer, bakterieller oder mechanischer Natur auch die keineswegs weniger reale oder weniger bedeutsame menschliche und soziale Umwelt auf dem Wege über unsere Sinnesorgane, ihre intellektuelle und triebmäßige Verarbeitung und die damit verbundenen, endokrin und vegetativ wirksamen, emotionalen Reaktionen zum krankmachenden Agens werden kann. Noch niemand hat aus dogmatischen Gründen einem Pathologen widersprochen, der als Erklärung einer vasomotorischen Berufskrankheit bei Waschfrauen die dauernde funktionelle Überbeanspruchung der Gefäßmuskulatur der Arme durch den ständigen Wechsel von Kälte- und Wärmereiz behauptet. Ebenso wenig Gründe wird man beim Studium des Buches finden können, um der Beweisführung zu widersprechen, daß die emotionale Verarbeitung der Umweltreize, die ja bei der „bedingt reflektorischen" Natur zahlreicher primitiver Reaktionsweisen des Lebewesens Mensch meist einen chronisch wiederkehrenden, einseitigen Charakter hat, sozusagen als chronifizierter Affekt, einen wesentlichen ätiologischen Faktor bei vielen sonst ungeklärten „endogenen" Erkrankungen abgibt.

Freilich verlangt der Psychologe von uns denselben Respekt vor seiner Methodik, den der klinische, bakteriologische oder biochemische Forscher mit Selbstverständlichkeit beansprucht. Nicht unbedingt die oberflächliche, jedem Menschen ohne Spezialstudium zugängliche, Struktur der Psyche grenzt ans Vegetativum, sondern wohl eher die schwerer erschließbaren Anteile der Tiefenpersönlichkeit. Doch sind die zugehörigen Daten in dem Bemühen dargestellt, auch dem nicht psychodynamisch Geschulten das Verständnis zu ermöglichen, wobei doch eine unwissenschaftliche Abflachung vermieden werden konnte. Auf die höhere Mathematik der psychoanalytischen Terminologie ist wo immer angängig verzichtet worden, so daß dem Physiologen, Internisten, Gynäkologen und Praktiker ein Buch vorgelegt werden kann, das neben dem außerordentlichen praktischen Nutzen für seine tägliche Arbeit am Kranken den Weg zu einer forscherischen Zusammenarbeit bei der Aufklärung einer großen Gruppe von Krankheiten eröffnet, der wir erkenntnismäßig und therapeutisch bisher noch immer hilflos gegenüberstehen. Dabei handelt es sich gerade um diejenigen, in ständig steigender Zahl jede Praxis überschwemmenden Krankheitsfälle, deren Behandlung die lebenslange Crux jeden Arztes ist, über deren Ätiologie hier Aufklärung zu finden ist und für deren Therapie praktische Wege und neue Aussichten aufgezeigt werden.

Über diese Nützlichkeitsgesichtspunkte hinaus geht das Buch aber jeden wahren Arzt als solchen an, da es ihm die Berechtigung und Notwendigkeit seines Arzttums, seiner ärztlichen Kunst bestätigt und den schwer erfaßbaren und unkontrollierbaren Faktoren seiner Persönlichkeitswirkung auf seine Kranken faßliche und verwertbare Bereicherungen hinzufügt. Ein begreifbarer pathophysiologischer Mechanismus für eine psychologische Beeinflussung organischer Symptome erst kann uns in unserer Praxis die Kraft der Rechtmäßigkeit beim Einsatz unseres persönlichen Einflusses, zu dessen verständiger und systematischer Anwendung neben dem Medikament und anderen physischen Maßnahmen verleihen.

Manche Psychotherapeuten werden vielleicht enttäuscht sein, wenn sie in diesem Buche keine Details über psychodynamische Behandlungstechniken finden. Der Sinn der Psychosomatik ist jedoch der einer vereinigenden Wissenschaft. Ihre Darstellungen müssen daher primär einen für beide Grenzwissenschaften verständlichen Charakter tragen. Sonst ist ihr Sinn verfehlt. Auch über die Endokrinologie gibt es umfassendere Darstellungen als die hierin enthaltenen. Und doch werden diese ausreichen, um den Machtbereich des psychotherapeutischen Denkens auszudehnen, genau so, wie die psychologischen Forschungsergebnisse dem organmedizinisch geschulten Arzt dienen.

So haben wir, Verleger und Herausgeber, alles in allem doch recht gute Gründe gehabt, das Wagnis der Veröffentlichung dieses Buches über Psychosomatik in deutscher Sprache auf uns zu nehmen, weil wir uns überzeugen konnten, daß es diesem Begriff einen wissenschaftlichen Sinn verleiht, der gegen jeden Vorwurf der Spekulation gesichert ist.

Zur Terminologie muß nur gesagt werden, daß wir uns nicht entschließen konnten, die Ausdrücke „emotion“ und „emotional“ in ihre möglichen deutschen Äquivalente „Gefühl, Affekt, psychischer Inhalt“ u. dgl. aufzusplittern, sondern sie in ihrer Ganzheit ohne eigentliches Fremdwortgefühl als brauchbar scheinende Termini bestehen gelassen haben. Sie kürzen die Ausdrucksweise und das Denken als systematischer Sammelbegriff für alles Bewegende unter den bewußten und bewußtseinsfähigen psychischen Erscheinungen ab.

Dr. P. Kühne

Vorwort

Diesem aus einer früheren Publikation, "The Medical Value of Psychoanalysis", erwachsenen Buche sind zwei Ziele gesetzt: Es soll versuchen, die grundlegenden Vorstellungen zu umreißen, auf denen sich das psychosomatische Vorgehen in der Medizin gründet und gleichzeitig das derzeitige Wissen um die Einflüsse psychologischer Faktoren auf die Funktionen des Körpers und deren Störungen darzustellen. Es soll keine erschöpfende Übersicht geben über die zahlreichen Beobachtungen an Einzelfällen, die sich in der medizinischen Literatur im Zusammenhang mit emotionalen Beeinflussungen von Krankheiten finden lassen; es stellt vielmehr nur die Ergebnisse systematischer Forschungen dar.

Es ist die Überzeugung des Autors, daß Fortschritte auf diesem Gebiet nur bei Einhaltung eines grundsätzlichen methodologischen Postulats erreicht werden können: daß nämlich die, physiologische Vorgänge beeinflussenden, psychologischen Faktoren denselben peinlich exakten Untersuchungsmaßstäben unterworfen werden müssen, wie es bei der Untersuchung der physiologischen Vorgänge selbstverständlich ist. Es ist nicht mehr angängig, Emotionen in so allgemeinen Ausdrücken wie Angst, Spannung, Gefühlslabilität in wissenschaftliche Betrachtungen einzuführen. Der tatsächliche psychologische Inhalt einer Emotion muß mit den fortschrittlichsten Methoden der dynamischen Psychologie erfaßt und mit den zugehörigen körperlichen Reaktionen korreliert werden. Nur solche Arbeiten, die unter Beachtung dieses methodologischen Prinzips ausgeführt worden sind, haben in diesem Buch Aufnahme gefunden.

Ein weiteres Postulat, daß den Geist dieser Seiten beherrscht, lautet, daß psychologische Vorgänge grundsätzlich nicht von anderen Prozessen verschieden sind, die sich im Organismus abspielen. Sie sind stets gleichzeitig physiologische Prozesse, die sich von anderen nur insofern unterscheiden, als sie subjektiv wahrgenommen und durch wörtliche Mitteilung anderen Personen vermittelt werden können. Sie lassen sich daher mit psychologischen Methoden untersuchen. Jeder körperliche Vorgang wird direkt oder indirekt von psychologischen Reizen beeinflußt, weil der ganze Organismus eine Einheit bildet, deren sämtliche Teile miteinander verbunden sind. Das psychosomatische Vorgehen kann daher auf jegliches Phänomen Anwendung finden, daß innerhalb des lebendigen Organismus statt hat. Diese Universalität der Anwendbarkeit berechtigt uns, von einer psychosomatischen Ära in der Medizin zu sprechen. Es kann heute kein Zweifel mehr bestehen, daß der psychosomatische Gesichtspunkt einen neuen Zugang zum Verständnis des Organismus als einer funktionierenden Ganzheit eröffnet. Therapeutische Möglichkeiten haben sich bei vielen chronischen Krankheiten ausweisen lassen und berechtigen zu Hoffnungen auf weitere Anwendungsmöglichkeiten in der Zukunft.

Chicago, Dezember 1949

Meinen Mitarbeitern am
Institute for Psychoanalysis, Chicago
gewidmet

Das psychosomatische Vorgehen stellt eine kooperative Aufgabe dar, bei der Psychiater mit Fachärzten anderer Disziplinen der Medizin zusammenarbeiten müssen. Dieses Buch ist das Ergebnis einer nunmehr 17 jährigen Zusammenarbeit mit meinen Kollegen am Chicagoer Institut für Psychoanalyse und denen anderer Fachdisziplinen.
Ich möchte meinen Dank abstatten an Dr. *I. Arthur Mirsky* für seine Unterstützung bei der Auswertung der physiologischen Daten, insbesondere in den Abschnitten über hormonale Mechanismen, Anorexia nervosa, Hypertonie, Thyreotoxikose und Diabetes mellitus, ebenso wie bei der Vorbereitung von Illustrationen. Außerdem gilt mein Dank Miß *Helen Ross,* Dr. *Thomas Szasz* und Dr. *George Ham,* die mir alle beim Manuskriptlesen noch wertvolle Anregungen gaben. Das Kapitel über Thyreotoxikose beruht auf Forschungsarbeiten, die ich gemeinsam mit Dr. *George Ham* und Dr. *Hugh Carmichael* durchgeführt habe und deren Ergebnisse ausführlich im Journal of Psychosomatic Medicine veröffentlicht werden. Einige Kapitel des Manuskriptes fußen auf früher veröffentlichten Artikeln. Ich möchte Dr. *Carl A. L. Binger* und *Paul B. Hoeber* Inc. für ihre Erlaubnis danken, Teile von Artikeln zu verwenden, die bereits in Psychosomatic Medicine erschienen sind (*F. Alexander*: „Psychological Aspects of Medicine", „Emotional Factors in Essential Hypertension", „Psychoanalytic Study of a Case of Essential Hypertension", „Treatment of a Case of Peptic Ulcer and Personality Disorder"; *F. Alexander* und *S. A. Portis:* „A Psychosomatic Study of Hypoglycaemic Fatigue"; Dr. *Sidney Portis* habe ich für das Entgegenkommen zu danken, Abschnitte meines Kapitels in „Diseases of the Digestive System" wieder zu verwenden, dem National Safety Council of Chicago für das gleiche Entgegenkommen bei meinem Artikel in „Current Topics in Home Safety," ebenso in gleicher Angelegenheit Dr. *Iago Glandston* und *Henry H. Wiggins* bei meinem Artikel „Present Trends in Psychiatry and the Future Outlook" in „Modern Attitudes in Psychiatry," Columbia University Press, der als Grundlage für Teile der Einleitung und einige Abschnitte der ersten fünf Kapitel diente.

INHALT

TEIL I

Allgemeine Grundlagen

TEIL II

Emotionale Faktoren bei verschiedenen Krankheiten

TEIL I
ALLGEMEINE GRUNDLAGEN

KAPITEL I

Einleitung

Wieder einmal beginnt der kranke Mensch mit seinen Sorgen, Ängsten, Hoffnungen und Verzweiflungen, ein unteilbares Ganzes und nicht mehr ein bloßer Träger von Organen — einer kranken Leber oder eines kranken Herzens — zum rechtmäßigen Objekt des medizinischen Interesses zu werden. In den letzten zwei Jahrzehnten ist in immer steigendem Maße der ursächlichen Rolle emotionaler Faktoren bei Krankheiten Aufmerksamkeit gezollt worden. Eine wachsende psychologische Neuorientierung manifestiert sich unter der Ärzteschaft. Besonnene und konservative Kliniker erachten dies zum Teil als Bedrohung der mit so viel Fleiß gelegten Fundamente der Medizin, und autoritative Stimmen warnen die Fakultät mit der Behauptung, daß dieser neue „Psychologismus" mit der Medizin als Naturwissenschaft unvereinbar sei. Sie möchten es vorgezogen wissen, daß die medizinische Psychologie auf das Gebiet der ärztlichen Kunst, auf Takt und Intuition bei der Behandlung des Patienten beschränkt bliebe, und daß diese ärztliche Kunst völlig getrennt bliebe von dem wissenschaftlichen Vorgehen bei der eigentlichen Therapie, die sich auf Physik, Chemie, Anatomie und Physiologie gründen soll.

In historischer Sicht jedoch ist dieses psychologische Interesse nichts anderes als ein Wiedererwachen alter, vorwissenschaftlicher Ansichten in neuer und wissenschaftlicher Form. Die Pflege und Sorge um den leidenden Menschen ist nicht zu allen Zeiten zwischen Priester und Arzt geteilt gewesen. Einst war die Aufgabe des Heilens, seelisch wie physisch, in einer einzigen Hand vereint. Wie auch immer man die heilenden Kräfte des Medizinmannes oder des Propheten oder des heiligen Wassers von Lourdes erklären will, es bleibt kaum ein Zweifel, daß diese Kräfte häufig aufsehenerregende Heilwirkungen an Kranken zustande gebracht haben, Heilungen, die in mancher Hinsicht sogar dramatischer waren als vieles, was wir mit unseren modernen Mitteln erreichten, mit unseren Medikamenten, die wir chemisch analysieren können und deren pharmakologische Wirkungen wir mit großer Genauigkeit kennen. Dieser psychologische Aspekt der Medizin ist nur in einer rudimentären Form als ärztliche Kunst und „bedside manner" erhalten geblieben, wurde jedoch sorgfältig getrennt gehalten von dem wissenschaftlichen Aspekt der Therapie und in der Hauptsache als suggestiver, Ruhe und Sicherheit ausstrahlender Einfluß des Arztes auf den Patienten angesehen.

Die moderne wissenschaftliche medizinische Psychologie ist nichts weiter als ein Versuch, die ärztliche Kunst, die psychologische Wirkung des Arztes auf den Patienten, auf eine wissenschaftliche Basis zu stellen und sie zu einem unentbehrlichen Anteil der Therapie zu machen. Es bestehen wenig Zweifel, daß vieles von den therapeutischen Erfolgen der Heilberufe, des Medizinmannes und des Priesters genau so wie des modernen Praktikers, dem undefinierten emotionalen Rapport zwischen Behandler und Patient zu danken ist. Diese psychologische Funktion des Arztes wurde im letzten Jahrhundert jedoch weitgehend vernachlässigt, in einer Zeit, in der die Medizin zu einer echten, auf der Anwendung physikalischer und chemischer Prinzipien auf den lebenden Organismus beruhenden Naturwissenschaft wurde. Das grundlegende philosophische Postulat der modernen Medizin besteht in der Annahme, daß der Körper und seine Funktionen in Begriffen der physikalischen Chemie verstanden werden können, daß die lebenden Organismen physikochemische Maschinen seien, und daß das Ideal des Arzttums darin bestünde, zu einem Ingenieur des Körpers zu werden. Dagegen erscheint manchen die Anerkennung psychologischer Kräfte und damit ein psychologischer Angriff auf die Probleme des Lebens und der Krankheit als ein Rückfall in die Unwissenheit dunkler Zeitläufte, in denen die Krankheit als das Wirken böser Geister und die Therapie als Austreibung der Dämonen aus dem erkrankten Körper angesehen wurde. Es war nur zu natürlich, daß die neue, auf Laborexperimente gestützte Medizin ihren frisch erworbenen wissenschaftlichen Heiligenschein eifersüchtig gegen so antiquierte, mystische Vorstellungen wie jene der Psychologie verteidigte. Die Medizin, dieser Spätkömmling unter den Naturwissenschaften, nahm in vieler Hinsicht die typische Haltung des Arrivierten an, der die anderen seinen niedrigen Ursprung vergessen lassen möchte und damit unduldsamer, exklusiver und konservativer als der echte Aristokrat wird. So wurde die Medizin gegen alles, was an ihre geisteswissenschaftliche und mystische Vergangenheit erinnerte, intolerant, zu einer Zeit, als ihre Schwester

Physik, die Aristokratin der Naturwissenschaften, sich der tiefgehendsten Revision ihrer Grundvorstellungen unterzog, durch die selbst das Schibboleth der Wissenschaft, die Allgemeingültigkeit des Determinismus, fraglich wurde.

Mit diesen Bemerkungen ist nicht beabsichtigt, die Leistungen der Labor-Ära der Medizin, der brillantesten Phase ihrer Geschichte, zu verkleinern. Der durch das exakte Studium feiner Details charakterisierten physikochemischen Orientierung ist der größte Fortschritt der Medizin zu danken, ein Fortschritt, der durch die Existenz der modernen Bakteriologie, Chirurgie und Pharmakologie belegt wird. Es ist nun eines der Paradoxe historischer Entwicklungen, daß, je größer die wissenschaftlichen Verdienste einer Methode oder eines Prinzips, um so größer auch deren Wirkungen im Retardieren nachfolgender Weiterentwicklungen sind. Die Trägheit des menschlichen Geistes läßt ihn klebrig an Ideen und Methoden haften, die sich in der Vergangenheit als wertvoll erwiesen haben, selbst, wenn ihre Brauchbarkeit ausgedient hat. Viele Beispiele können in der Entwicklung der exakten Wissenschaften, wie in der Physik, gefunden werden. *Einstein* behauptete, daß die aristotelische Vorstellung von der Bewegung die Entwicklung der Mechanik zweitausend Jahre lang aufgehalten hat (76). Der Fortschritt, auf welchem Gebiet auch immer, erfordert stets eine Neuorientierung mit einer Einführung neuer Prinzipien. Obgleich diese neuen Prinzipien nun in der Wirklichkeit den alten nicht einmal zu widersprechen brauchen, so werden sie doch häufig erst nach großen Kämpfen um ihre Anerkennung abgelehnt oder angenommen.

Der Wissenschaftler ist in dieser Hinsicht genau so engstirnig wie der Mann auf der Straße. So ist die gleiche physikochemische Orientierung, der die Medizin ihre großen Errungenschaften verdankt, wegen deren Einseitigkeit zu einem Hindernis für die weitere Entwicklung geworden. Die Labor-Ära der Medizin war durch ihre analysierende Haltung charakterisiert. Typisch für diese Periode war ein spezialisiertes Interesse am detaillierten Mechanismus, am Verständnis von Teilvorgängen. Die Entdeckung feinerer Beobachtungsmethoden, besonders der mikroskopischen, enthüllte einen neuen Mikrokosmos, gab unerhörte Einblicke in die kleinsten Teile des Körpers. Beim Studium der Krankheitsursachen wurde so die Lokalisation der pathologischen Prozesse zum prinzipiellen Arbeitsziel. In der antiken Medizin herrschte die humorale Theorie, nach der die Körperflüssigkeiten als Krankheitsträger angesehen wurden. Die allmähliche Ausbreitung autoptischer Methoden während der Renaissance ermöglichte ein genaues Studium der inneren Details des menschlichen Organismus und führte so zu realistischeren, aber gleichzeitig mehr lokasisatorischen ätiologischen Vorstellungen. Mitte des 18. Jahrhunderts erklärte *Morgagni*, daß der Sitz unterschiedlicher Krankheiten in bestimmten Organen wie Herz, Niere, Leber usw. zu suchen sei. Mit der Einführung des Mikroskops wurde dann die Lokalisierung der Krankheit noch enger umgrenzt: Die Zellen wurden zum Sitz der Krankheit. *Virchow*, dem die Pathologie so unendlich viel verdankt, behauptete, daß es keine allgemeinen Krankheiten gäbe, sondern nur Krankheiten von Organen und Zellen. Seine großen Leistungen in der Pathologie und seine daraus entspringende Autorität richteten ein cellular-pathologisches Dogma auf, von dem das medizinische Denken bis zum heutigen Tage beeinflußt wird. Virchows Einfluß auf das ätiologische Denken kann als klassisches Beispiel für das historische Paradoxon gelten, nach dem die größten Errungenschaften der Vergangenheit zu den stärksten Hindernissen für die Weiterentwicklung werden. Die Beobachtung histologischer Veränderungen an erkrankten Organen, die das Mikroskop und verfeinerte Färbetechniken ermöglichten, bestimmte das Schema des ätiologischen Denkens. Für lange Zeit blieb die Suche nach der Ursache von Krankheiten auf die Suche nach örtlichen morphologischen Gewebsveränderungen beschränkt. Die Vorstellung, solche örtlichen anatomischen Veränderungen könnten selbst durch allgemeinere Störungen ausgelöst sein, durch Störungen, die sich als Folge fehlerhafter Funktion, excessiver Belastung oder selbst emotionaler Faktoren entwickeln, blieb einer sehr viel späteren Zeit vorbehalten. Die weniger partikularistische Humoraltheorie, die mit *Virchows* Sieg über ihren letzten Repräsentanten, *Rokitansky*, unterging, mußte auf ihre Wiedererweckung in Form der modernen Endokrinologie warten.

Wenige haben das Wesen dieser Phase der medizinischen Entwicklung besser erfaßt als *Stefan Zweig*, ein medizinischer Laie. In seinem Buch „Die Heilung durch den Geist"[1]) sagt er:

„Krankheit bedeutet jetzt nicht mehr etwas, was dem ganzen Menschen, sondern was einem seiner Organe zustößt. . . . . — Und so verändert sich naturgemäß die anfängliche Mission des Arztes, bezwingend der Krankheit als einer Ganzheit entgegenzutreten, zu der eigentlich geringeren Aufgabe, jedes Leiden ursächlich zu lokalisieren und einer systematisch längst gegliederten und beschriebenen Krankheitsgruppe zuzuweisen. . . . . Diese unvermeidliche Versachlichung und Verflachung des Heilprozesses mußte im 19. Jahrhundert zu noch übertriebenerer Steigerung gelangen: Denn zwischen den behandelten und behandelnden Menschen schiebt sich ein drittes, ein vollkommen sinnloses Wesen ein: der Apparat. Immer entbehrlicher wird der durchschauende und die

---

[1]) Stefan Zweig, „Die Heilung durch den Geist", Leipzig, Insel-Verlag, 1931.

Symptome schöpferisch zusammenfassende Blick des geborenen Arztes für die Diagnose."

Nicht weniger eindrucksvoll sind die Worte von *Allan Gregg*, ein Humanitarier, der die Vergangenheit und Zukunft der Medizin in breiter Perspektive sichtet[2]):

„Die von einem Menschen dargestellte Ganzheit ist zum Zwecke des Studiums in Teile und Systeme zerlegt worden; man kann diese Methode nicht verwerfen, man ist jedoch nicht verpflichtet, sich allein mit ihren Resultaten zufrieden zu geben. Was bringt und hält unsere verschiedenen Organe und zahllosen Funktionen in Harmonie und Zusammenhalt? Und was hat die Medizin zu der leichtgläubigen Trennung von Seele und Körper zu sagen? Was macht ein Individuum zu dem, was dieses Wort selbst aussagt, zu einem „Undividierten?" Die Notwendigkeit erweiterten Wissens erscheint in diesem Punkte als eine überwältigende Augenfälligkeit. Über die bloße Notwendigkeit hinausgehend zeichnen sich kommende Veränderungen bereits ab. Die Psychiatrie ist aufgestöbert, die Neurophysiologie liegt in Geburtswehen, die Neurochirurgie blüht, und immer noch hängt ein Stern über der Wiege der Endokrinologie. . . Beiträge aus anderen Gebieten sind in der Psychologie, der Kulturanthropologie, der Soziologie und der Philosophie genau so wie in der Chemie, Physik und Inneren Medizin zu suchen, um die Dichotomie von Geist und Körper aufzulösen, die uns Descartes hinterlassen hat."

So zerfiel die moderne klinische Medizin in zwei heterogene Teile: in einen, der für den fortschrittlicheren und wissenschaftlicheren angesehen wurde und der alle in physiologischen und allgemein-pathologischen Begriffen (z. B. organische Herzfehler, Diabetes, Infektionskrankheiten usw.) erklärbaren Störungen, und den anderen, als weniger wissenschaftlich betrachteten Teil, der eine große Ansammlung von unbestimmt dunklen Leiden häufig psychischen Ursprungs umfaßt. Charakteristisch für diese dualistische Einstellung — eine typische Manifestation der Trägheit des menschlichen Geistes — ist die Neigung, mehr und mehr Krankheiten in das ätiologische Schema der Infektion hineinzuzwängen, in dem pathogene Ursache und pathologischer Effekt in einer verhältnismäßig einfachen Beziehung zueinander zu stehen scheinen. Wo immer die infektiöse oder eine andere organische Erklärung versagt, da ist der moderne Kliniker nur zu bereit, sich mit der Hoffnung zu trösten, daß irgendwann einmal in der Zukunft, wenn mehr Einzelheiten über die organischen Vorgänge bekannt sind, der widerwillig zugelassene psychische Faktor sich eliminieren lassen wird. Und doch sind allmählich mehr und mehr Kliniker mit weiterem Horizont zu der Erkenntnis gekommen, daß selbst bei physiologisch gut verstandenen Störungen, wie Diabetes oder essentiellem Hypertonus, nur die letzten Glieder der Ursachenkette bekannt sind, und daß die primären ätiologi-

---

[2]) Allan Gregg, "The Future of Medicine", Harvard Medical Alumni Bulletin, Cambridge, Oktober 1936.

schen Faktoren immer noch im Dunkel verbleiben. Bei diesen scheint, wie bei anderen chronischen Zuständen, das Erfahrungsgut auf „zentrale“ Faktoren hinzuweisen, wobei der Ausdruck „zentral“ offenbar ein bloßer Euphemismus für „psychogen“ ist.

Bei diesem Stand der Dinge erklärt sich leicht die eigenartige Diskrepanz zwischen der offiziell-theoretischen und der tatsächlich-praktischen Haltung des Arztes in seiner Praxis. Bei seinen wissenschaftlichen Vorträgen, seinen Ansprachen an medizinische Versammlungen betont er die Notwendigkeit, mehr und mehr Einzelheiten über die zugrunde liegenden physiologischen und pathologischen Prozesse in Erfahrung zu bringen und lehnt es ab, ernsthaft an eine psychogene Ätiologie zu glauben. In seiner privaten Praxis jedoch wird er ohne Zögern einem an essentiellem Hypertonus leidenden Patienten raten, auszuspannen, zu versuchen, das Leben weniger ernst zu nehmen und Überarbeitung zu vermeiden, und wird trachten, seinen Patienten zu überzeugen, daß dessen übermäßig aktive und übermäßig ehrgeizige Haltung dem Leben gegenüber die wahre Quelle seines hohen Blutdrucks ist. Diese „doppelte Persönlichkeit“ des modernen Klinikers enthüllt deutlicher als irgend etwas anderes die schwache Stelle der Medizin unserer Tage. Innerhalb der medizinischen Gemeinde kann es sich der Praktiker leisten, eine „wissenschaftliche“ Haltung anzunehmen, die im wesentlichen nichts als eine dogmatische antipsychologische Haltung ist. Weil er nicht genau weiß, wie diese seelischen Faktoren wirken, weil sie allem widersprechen, was er während seiner medizinischen Ausbildung gelernt hat, und weil die Anerkennung des seelischen Faktors scheinbar die Beständigkeit der physikochemischen Theorie des Lebens antastet, versucht ein solcher Praktiker, den psychischen Faktor so weit als möglich zu vernachlässigen. Als Arzt jedoch kann er ihn nicht vollständig außer Acht lassen. Wenn er seinen Patienten gegenübersteht, zwingt ihn sein therapeutisches Gewissen, diesem verachteten Faktor primäre Aufmerksamkeit zu schenken, weil er dessen Bedeutung instinktiv erfühlt. Er muß sich mit ihm auseinandersetzen. Dabei entschuldigt er sich vor sich selbst mit der Phrase, daß ärztliches Heilen nicht nur eine Wissenschaft, sondern ebenso sehr eine Kunst ist. Er wird es nicht gewahr, daß das, was er als ärztliche Kunst anspricht, nichts anderes ist als das tiefere, intuitive — das heißt nicht in Worte gefaßte — Wissen, das er während der langen Jahre seiner klinischen Erfahrung gewonnen hat. Die Bedeutung der Psychiatrie, insbesondere der psychoanalytischen Methode, für die Entwicklung der Medizin liegt in der wirksamen Technik zum Studium der psychologischen Faktoren in Krankheiten, die sie uns gegeben hat.

KAPITEL II

Die Rolle der modernen Psychiatrie bei der Entwicklung der Medizin

Es blieb der am stärksten vernachlässigten und am wenigsten fortgeschrittenen Spezialität der Medizin, der Psychiatrie, vorbehalten, eine neue synthetische Richtung in die medizinische Wissenschaft einzuführen. Während des größten Teils der Laboratoriumsperiode der medizinischen Entwicklung blieb die Psychiatrie eine weitgehend isolierte Domäne, die wenig Kontakt mit anderen medizinischen Fachgebieten besaß. Die Psychiatrie beschäftigte sich mit den geistig und seelisch Erkrankten, also mit einem Gebiet, auf dem die allgemein akzeptierten Heilmethoden am wenigsten wirksam waren. Die Symptomatologie geistiger Störungen unterschied sich in einer unliebsamen Weise von der körperlicher Krankheiten. Die Psychiatrie hatte es zu tun mit Wahnvorstellungen, Halluzinationen und Störungen des Gefühlslebens, Symptome, die nicht in den gebräuchlichen Ausdrücken der Medizin beschrieben werden können. Eine Entzündung läßt sich in physikalischen Begriffen, wie Schwellung, Temperatursteigerung und definitiven mikroskopischen Veränderungen fassen. Die Tuberkulose wird an definitiven Veränderungen in den betroffenen Geweben und durch den Nachweis eines wohl bekannten Mikroorganismus diagnostiziert. Pathologische geistige Funktionen müssen jedoch in einer psychologischen Terminologie beschrieben werden, weswegen ein auf den geläufigen medizinischen Vorstellungen beruhendes ätiologisches Verständnis schwerlich auf geistige Störungen Anwendung finden konnte. Dieser Unterschied trennte die Psychiatrie von der übrigen Medizin. Bei dem Versuch, diese Kluft zu überbrücken, versuchten manche Psychiater, psychische Symptome dadurch zu erklären, daß sie ohne ausreichende Begründung hypothetische Störungen von Körperfunktionen unterstellten, eine Tendenz, die sich in gewissem Ausmaß auch heute noch bemerkbar macht.

Mit dem Wesen der Wissenschaft viel besser vereinbar erschien es, dieses Dilemma durch den Versuch überwinden zu wollen, in die psychologische Beschreibung von Geisteskrankheiten mehr Präzision und Systematik hineinzubringen. Wenn so der Psychiater nicht in der Lage war, die Symptome psychischer Störungen mit den

Methoden anderer medizinischer Disziplinen zu erklären, so versuchte er zumindest, seine Beobachtungen in einer detaillierten und systematischen Weise darzubieten. Dies geschah in der Periode der deskriptiven Psychiatrie unter der Führung von Männern wie *Kahlbaum, Wernicke, Babinski* und schließlich *Kraepelin,* die der modernen Psychiatrie ihr erstes umfassendes und verläßliches deskriptives System der Geisteskrankheiten schenkten.

Zur gleichen Zeit wurde von den führenden medizinischen Köpfen des 19. Jahrhunderts hartnäckig der Versuch fortgesetzt, die von *Morgagni* und *Virchow* aufgestellten Prinzipien der Lokalisation von Krankheiten auf die Psychiatrie anzuwenden. Es war, wenn auch in einer unbestimmt allgemeinen Weise, schon den Ärzten des antiken Griechenland bekannt, daß das Gehirn Sitz psychologischer Funktionen sei. Mit wachsendem Wissen von Hirnphysiologie und Hirnanatomie wurde es nun möglich, verschiedene perzeptive und motorische System in bestimmten kortikalen und subkortikalen Bezirken des Gehirns zu lokalisieren. Diese Ergebnisse ließen im Verein mit ständig verbesserten histologischen Arbeitsmethoden die Hoffnung aufkommen, daß sich ein Verständnis psychischer Funktionen und psychischer Erkrankungen aus dem verbesserten Wissen um die komplexe Zellenstruktur des Gehirns (Cytoarchitektonik) erreichen lassen würde. Die Untersuchungen von *Cajal, Golgi, Nissl, Alzheimer, Apathy,* von *Lenhossek* und vielen anderen, die äußerst verfeinerte und detaillierte Informationen über die histologische Hirnstruktur brachten, können für diese Bemühungen als Beispiel dienen. Diese Untersuchungen waren alle durch ihre vorwiegend deskriptive Natur charakterisiert, wobei die funktionelle Bedeutung anatomischer Strukturen, besonders der höheren Hirnzentren, in relativem Dunkel blieb. In keinem anderen Zweig der Medizin entstand daher eine so große Spaltung zwischen morphologischem und funktionellem Wissen wie auf dem Arbeitsfeld, dem das Studium des Gehirns zugehörte. An welcher Stelle des Gehirns Denkprozesse und Empfindungen statthaben und wie Gedächtnis, Willensbildung und Überlegung an Hirnstrukturen geknüpft sind — all dieses war nahezu vollständig unerforscht und bleibt selbst bis auf den heutigen Tag nur wenig verstanden.

Aus all diesen Gründen waren viele der großen Psychiater jener Aera in erster Linie Hirnanatomen und erst in zweiter Linie Kliniker. Ihre wissenschaftliche und medizinische Tätigkeit war von dem vergeblichen Bemühen beherrscht, ihre klinischen Beobachtungen mit ihrem Wissen um die Anatomie und Physiologie des Gehirns in Einklang zu bringen. Einige von ihnen versuchten, diese Lücke durch Spekulationen über die psychologische Bedeutung der Hirnstruktur zu schließen, Spekulationen, die von dem deutschen

Physiologen *Max Verworn* als Hirnmythologie bezeichnet wurden. Das Auseinanderklaffen von morphologischer und physiologischer Kenntnis des Gehirns kommt außerdem sehr gut in der Bemerkung eines Physiologen zum Ausdruck, der nach Anhören eines ausführlichen histologischen Vortrages des anerkannten Hirnanatomen und Psychiaters *Karl Schaffer* sagte: „Ihr Hirnanatomen erinnert mich immer an den Briefträger, der die Namen und Adressen von allen Leuten kennt, aber keine Vorstellung davon hat, was diese Leute tun."

Um die Jahrhundertwende war der Zustand der Psychiatrie ganz und gar von dieser Kluft zwischen anatomischem und funktionellem Wissen beherrscht. Auf der einen Seite stand die hochentwickelte Wissenschaft der Neuroanatomie und Neuropathologie, und auf der anderen Seite ein verläßliches deskriptives System von geistigen Erkrankungen — beides völlig voneinander isoliert. Anders lagen die Dinge jedoch, soweit es sich um ein rein „organisches" Verständnis des Nervensystems handelte. Die Neurologie als Schwester der Psychiatrie kam bei der Vereinigung von anatomischem Wissen mit der Funktion der Organe zum Erfolg. Die Lokalisation der Zentren von willkürlichen und Reflexbewegungen war sorgfältig ausgearbeitet worden. Störungen von so komplex koordinierten Bewegungen wie Sprechen, Greifen und Laufen konnten weitgehend entweder auf Schäden an den Teilen des Nervensystems bezogen werden, in denen die Koordinierung dieser Innervationen vor sich geht, oder aber auf Schäden der peripheren Nervenverbindungen zwischen den zentralen Umschaltstellen des Nervensystems und den betroffenen Bewegungsorganen. In dieser Weise wandte die Neurologie das Prinzip von *Morgagni* und *Virchow* an und wurde zu einer angesehenen exakten medizinischen Disziplin, während die Psychiatrie ein dunkles Feld blieb.

Währenddessen blieb die visionäre Idee der neuroanatomischen Forscher, eine Brücke zwischen Psyche und Hirn, zwischen Psychiatrie und Hirnanatomie und -physiologie bauen zu können, eine Utopie und bleibt eine solche bis auf den heutigen Tag.

Das *Virchowsche* Prinzip hat sich auf dem Gebiet der Geisteskrankheiten nicht so wirksam erwiesen, wie in anderen Zweigen der Medizin. Die verbreitetsten schweren Störungen der Persönlichkeit — Schizophrenie und manisch-depressive Psychosen —, die von *Kahlbaum, Kraepelin, Bleuler* und anderen großen Klinikern beschrieben waren, konnten nicht mit Hilfe des Mikroskops identifiziert werden. Sorgfältige histologische Untersuchungen des Hirngewebes verstorbener Psychotiker enthüllten keinerlei signifikante mikroskopische Veränderungen. Der Mediziner stand so einem Rätsel gegenüber. Warum zeigte das Hirn eines Patienten, dessen äußeres Verhalten und dessen emotionale Reaktionen sich so auffällig von denen gesunder Personen unterschieden, selbst bei peinlichst genauem Arbeiten keine charakteristischen histologischen Abweichungen? Die gleiche Frage erhob sich bei vielen anderen psychiatrischen Zuständen, wie bei den Psychoneurosen und Psychopathien. Ein erster Hoffnungsschimmer, die Kenntnis der Hirnarchitektonik mit geistigen Störungen in Verbindung bringen zu können, tauchte mit der Entdeckung auf, daß die progressive Paralyse, deren Ursache schon seit längerem in der Syphilis vermutet wurde, auf einem Gewebsschaden im Zentralnervensystem beruht. Als *Noguchi* und *Moore* unzweifelhaft den syphilitischen Ursprung der progressiven Paralyse beweisen konnten, erwuchsen neue Hoffnungen, die Psychiatrie vielleicht doch noch auf das Niveau der anderen medizinischen Disziplinen erheben zu können. Obwohl das Vorliegen von Strukturveränderungen im Hirngewebe bei der Dementia senilis und bei der *Alzheimer*schen Krankheit seit Jahren bekannt gewesen war, eröffnete *Noguchi*s Entdeckung des Mikroorganismus Treponema pallidum im Hirn der progressiven Paralytiker den Weg zu einer ätiologisch orientierten Therapie.

Die Ätiologie besitzt ein allgemein anerkanntes klassisches Schema: Das Krankheitssyndrom ist Folge der Fehlfunktionen einiger Organe, die ihrerseits wieder als Ergebnis einer Schädigung der Zellstrukturen zustande kommt. Diese Schädigung läßt sich mikroskopisch erkennen. Unter der Schädigung wird eine Reihe von Ursachen verstanden, von denen die bedeutendste die Infektion ist — d. h. die Invasion eines Organes durch Mikroorganismen — wie bei der Tuberkulose, oder aber die Einwirkung chemischer Stoffe wie bei der Vergiftung oder die Wirkung mechanischer Schäden, wie bei Brüchen oder Prellungen. Zusätzlich war auch das Altern — der chronische Verfall aller lebenden Organismen — als ein bedeutender kausaler Faktor bei Krankheiten anerkannt worden.

Im Beginn des Jahrhunderts herrschten diese ätiologischen Ansichten auch in der Psychiatrie vor. Beispiele der mechanischen Verursachung gestörter geistiger Funktionen waren Hirnerschütterungen und Druckerhöhung verursachende Blutungen; Alkoholismus und andere toxische Psychosen dienten als Beispiel für die chemische Ätiologie, und die Dementia senilis, ein gut definierter, auf fortschreitender Entartung des Hirngewebes basierender Zustand, war das Ergebnis des Alterns. Schließlich konnte, als *Noguchi* 1913 seine Entdeckung der syphilitischen Zustände des Nervensystems, insbesondere der progressiven Paralyse mit ihren tiefgreifenden Veränderungen der Persönlichkeit verkündete, darin das Gegenstück der bakteriellen Invasion anderer Organe, wie der Tuberkulose der Lungen, gesehen werden.

Jetzt konnte der Psychiater sein Haupt erheben. Jetzt

konnte er endlich seinem Patienten mit den Labormethoden der Diagnose und Behandlung entgegentreten. Vor der Zeit der *Ehrlich*schen Chemotherapie spätsyphilitischer Krankheiten bestand die Rolle des Psychiaters in bloßer verwahrender Pflege und, wenn es hoch kam, sorgfältiger Beobachtung des Patienten. Was immer an Therapie existierte, beruhte entweder auf magischen Vorstellungen, wie in der Austreibung böser Geister der vorwissenschaftlichen Aera, oder war vollständig wirkungslos, wie die am Ende des letzten und im Anfang dieses Jahrhunderts so beliebten Methoden der Elektro- und Hydrotherapie. *Ehrlich*s Entdeckung des Salvarsans trug in unvorstellbarem Maße zur Hebung des Prestiges der Psychiatrie bei. Als eine wirklich kausale Therapie befriedigte sie alle Anforderungen der modernen medizinischen Philosophie. Sie war auf die Beseitigung der erkannten spezifischen Ursache der Krankheit, eines pathogenen Mikroorganismus, ausgerichtet. Sie folgte der Methode, eine starke chemische Substanz zu applizieren, die so geartet ist, daß sie den Organismus unbehelligt ließ, den pathogenen Keim jedoch ausrottete. Unter dem Einfluß dieser Entdeckung wurde die Hoffnung mächtig beflügelt, daß bald das ganze Gebiet der Psychiatrie sich den in anderen Zweigen der medizinischen Forschung und Therapie gebräuchlichen Methoden eröffnen würde. (Inzwischen hat sich gezeigt, daß die therapeutischen Ergebnisse mit der Chemotherapie des Salvarsans bei der progressiven Paralyse viel weniger befriedigend sind als anfangs erwartet worden war. Diese Therapie wurde erst von der wirksameren Fieberbehandlung und noch später vom Penicillin abgelöst.)

Aber noch andere eindrucksvolle Entdeckungen stützten den hoffnungsvollen Ausblick, der sich ergab. Die Erklärung der Symptome des geistigen Zurückgebliebenseins beim Myxödem als Ausdruck einer Unterfunktion der Schilddrüse und die bemerkenswerten Heilerfolge *Horsley's* mit Transplantationen von Schilddrüsen (später ersetzt durch orale Gaben von Schilddrüsenextrakt) ist ein anderes klassisches Beispiel kausaler organischer Behandlungsmethoden bei psychiatrischen Zuständen.

Ebenso konnten bei der Hyperthyreose die psychischen Symptome durch chemische und chirurgische Methoden beeinflußt werden. Diese beiden Krankheiten zeigten unzweifelhaft, daß die endokrinen Drüsen einen definitiven Einfluß auf psychische Vorgänge ausüben. Es erschien deshalb nicht unvernünftig, zu hoffen, daß mit weiteren Fortschritten der physiologischen Chemie, insbesondere mit genauerem Wissen um das komplizierte Zusammenspiel der endokrinen Drüsen die physiologischen Ursachen von Psychosen und Psychoneurosen verstanden und einer wirksamen Therapie zugänglich gemacht werden könnten.

Wenn die wesentliche Gruppe der schizophrenen Störungen, bei denen ein tiefgreifender Persönlichkeitszerfall ohne irgendwie erkennbare organische Ursachen besteht und die noch größere Gruppe der Psychoneurosen nicht gewesen wäre, so hätte die Psychiatrie in der zweiten Dekade dieses Jahrhunderts zu einem Zweig der Medizin werden können, der genau wie die Innere Medizin auf pathologischer Anatomie und Physiologie basierte und die traditionellen Behandlungsmethoden anwendete. Wir werden jedoch sehen müssen, daß die Entwicklung der Psychiatrie einen anderen Verlauf genommen hat. Die Psychiatrie ließ sich nicht zu einem ausschließlich organischen Standpunkt bekehren. Viel eher kann man sagen, daß die allgemeine Medizin anfing, eine Orientierung anzunehmen, die in der Psychiatrie ihre Grundlage hat. Das ist es, was man den psychosomatischen Gesichtspunkt nennt, und er leitete eine neue Ära der Medizin ein, die psychosomatische Ära. Wie all dieses zustande kam, ist von besonderem Interesse für das Verständnis der gegenwärtigen Tendenzen in der medizinischen Evolution.

KAPITEL III

Der Einfluß der Psychoanalyse auf die Entwicklung der Medizin

Sporadischen Erfolgen, wie der Erklärung und Behandlung der progressiven Paralyse und des Myxödems mittels der traditionellen Methoden der Medizin zum Trotz, widersetzte sich die Mehrzahl der psychiatrischen Zustände, die schizophrenen Psychosen und die Psychoneurosen, hartnäckig allen Anstrengungen, sie in das akzeptierte Gebäude der Wissenschaft einzuordnen. Schwerere Störungen der Persönlichkeit ebenso wie die leichteren Formen emotionaler Alteration wurden mehr und mehr als „funktionelle" Krankheiten angesehen, im Gegensatz zu progressiver Paralyse oder Dementia senilis, die wegen der nachweisbaren Strukturveränderungen im Hirngewebe „organisch" genannt werden. Diese terminologische Differenzierung änderte jedoch nichts an der peinlichen Tatsache, daß die Desintegration psychischer Funktionen in der Schizophrenie sich allen Arten der Therapie, wie pharmakologischen und chirurgischen Methoden, widersetzte und zur gleichen Zeit sich nicht zu einer Erklärung nach traditionellen Wegen des Verständnisses hergab. Doch der rasante Fortschritt in der Anwendung von Labormethoden auf dem gesamten übrigen Gebiete der Medizin war so vielversprechend, daß die Hoffnung auf ein endgültiges Verständnis aller psychiatrischen Störungen auf einer anatomischen physiologischen und physiologisch-chemischen Grundlage nicht aufgegeben wurde.

In allen Forschungszentren der Medizin wurden im letzten Jahrzehnt des vergangenen Jahrhunderts histopathologische, bakteriologische und biochemische Versuche zur Lösung des Problems der Schizophrenie und anderer funktioneller Geistesstörungen mit unerschöpflicher Energie fortgesetzt, zu einem Zeitpunkt, als eine vollständig neue Methode der Forschung und Therapie von *Siegmund Freud* eingeführt wurde. Der Üblichkeit entsprechend wird der Ursprung der Psychoanalyse der französischen Schule zugeschrieben, nämlich den Untersuchungen über Hypnose von *Charcot, Bernheim* und *Liébault. Freud* selbst führt in seinen autobiographischen Schriften die Anfänge seiner Ideen auf Einflüsse zurück, die er während seines Studiums in der Salpetriére bei *Charcot* und später in Nancy bei *Bernheim* und *Liébault* empfangen habe. Vom Gesichtspunkt der Biographie ist dies sicherlich eine einwandfreie Darstellung. Vom Gesichtspunkt der Geschichte wissenschaftlichen Denkens jedoch muß der Anfang des psychodynamischen Angriffs auf Geisteskrankheiten *Freud* selbst zugeschrieben werden.

Wie *Galilei* der erste war, der wissenschaftliches Denken auf die Phänomene terrestrischer Bewegung anwandte, so war *Freud* der erste, der es beim Studium der menschlichen Persönlichkeit anwandte. Persönlichkeitsforschung und Motivationspsychologie als Wissenschaft beginnen mit *Freud.* Er war der Erste, der konsequent das Postulat einer strikten Determiniertheit psychologischer Prozesse durchführte und der die grundsätzlichen dynamischen Prinzipien der psychologischen Kausalität aufstellte. Nachdem er entdeckt hatte, daß ein großer Teil des menschlichen Verhaltens durch unbewußte Motivierungen determiniert ist und nachdem er eine Technik entwickelt hatte, mit der unbewußte Motivierungen bewußt gemacht werden können, war er in der Lage, erstmalig die Entstehung psychopathologischer Prozesse zu demonstrieren. Mit Hilfe dieser neuen Methodik konnten die bizarren Phänomene psychotischer und neurotischer Symptome ebenso wie die anscheinend sinnlosen Träume als sinnvolle psychische Bildungen verstanden werden. Im Laufe der Zeit sind einige Einzelheiten seiner ursprünglichen Ansichten modifiziert worden, aber die meisten seiner grundsätzlichen Vorstellungen sind durch spätere Beobachtungen gesichert. Das Beständigste an seinem Beitrag zur wissenschaftlichen Entwicklung ist die Methode zur Beobachtung menschlichen Verhaltens und die Art des Denkens, die er zu dessen psychologischem Verständnis anwendete.

In historischer Sicht kann die Entstehung der Psychoanalyse als eines der ersten Zeichen einer Reaktion gegen die einseitige analytische Entwicklung der Medizin in der zweiten Hälfte des 19. Jahrhundert betrachtet werden, einer Reaktion gegen das spezialisierte Interesse an detaillierten Mechanismen, gegen die Vernachlässigung der grundlegenden biologischen Tatsache, daß der Organismus eine Einheit ist und die Funktion seiner Teile nur vom Gesichtspunkt des ganzen Systems aus verstanden werden kann. Der labormäßige Angriff auf den lebenden Organismus hatte eine unglaublich große Sammlung von mehr oder weniger unzusammenhängenden Einzelheiten bloßgelegt, was unvermeidlicherweise zum Verlust von Überblick und Perspektive führte. Die Betrachtung des Organismus als eines höchst genialen Mechanismus, in dem jeder Teil für definitive Zwecke zusammenarbeitet, war entweder ignoriert oder als unvernünftig-teleologisch verworfen worden. Es wurde behauptet, daß der Organismus sich infolge gewisser natürlicher Ursachen, aber nicht zu einem bestimmten Zweck entwickelt. Eine von Menschen konstruierte Maschine konnte natürlich auf einer teleologischen Basis verstanden werden; der menschliche Geist schuf sie für einen gewissen definitiven Zweck. Aber der Mensch war nicht durch einen überlegenen Geist geschaffen worden — das war nur die mythologische Vorstellung, vor der die moderne Biologie floh, wobei sie darauf bestand, daß der Tierkörper nicht auf einer teleologischen, sondern auf einer kausalen und mechanistischen Grundlage verstanden werden sollte.

Sobald sich jedoch die Medizin *nolens volens* dem Problem des erkrankten Geistes zuwandte, mußte diese dogmatische Haltung — wenigstens auf diesem Gebiet — aufgegeben werden. Beim Studium der Persönlichkeit ist die Tatsache, daß der Organismus eine unteilbare koordinierte Einheit darstellt, in so überwältigender Weise offenbar, daß man sie nicht übersehen kann. *William White* drückte diese Tatsache in folgenden einfachen Worten aus[1]):

„Die Antwort auf die Frage: Worin besteht die Funktion des Magens? - ist: Verdauung, die aber nur einen geringen Teil der Tätigkeit des gesamten Organismus darstellt und nur in indirekter, wenn natürlich auch bedeutsamer Weise zu seinen vielen anderen Funktionen in Beziehung steht. Aber wenn wir es unternehmen, die Frage zu beantworten: Was tut der Mensch? so antworten wir in Begriffen des gesamten Organismus, indem wir z. B. sagen, daß er die Straße entlang geht oder in einem Wettlauf rennt oder ins Theater geht oder Medizin studiert oder was auch immer tut . . . Wenn das Psychische der Ausdruck einer Gesamtreaktion als Unterschied von einer Teilreaktion ist, dann muß man jedem lebendigen Organismus psychische, d. h. totale Reaktionsweisen zugestehen . . . Was wir als Psyche in all ihrer vorhandenen unendlichen Komplexheit kennen, ist der Höhepunkt einer Art von Reaktion auf den lebenden Organismus, die historisch genau so alt ist wie die körperlichen Reaktionsweisen, mit denen wir vertrauter sind . . ."

Die Persönlichkeit kann so als der Ausdruck der Einheit des Organismus definiert werden. Wie eine Maschine nur verstanden werden kann aus ihrer Funktion und ihrem Zweck, so kann die synthetische Einheit, die wir Körper nennen, nur vom Gesichtspunkt der Persönlichkeit aus voll begriffen werden, der Persönlichkeit, deren Bedürfnissen und Erfordernissen in letzter Analyse alle Teile des Körpers in einer intelligiblen Koordination zu Diensten sind.

Mit der Erforschung der kranken Persönlichkeit mußte daher die Psychiatrie zur Eintrittspforte für den synthetischen Gesichtspunkt in die Medizin werden. Doch die Psychiatrie konnte diese Funktion erst erfüllen, nachdem sie das Studium der Persönlichkeit als ihre zentrale Aufgabe begriffen hatte, was durch *Siegmund Freud*'s

---

1) William White, "The Meaning of Disease", Baltimore, Williams and Wilkins, 1926.

Leistung ermöglicht wurde. Die Psychoanalyse besteht in der exakten und detaillierten Untersuchung der Entwicklung und der Funktionen der Persönlichkeit. Obwohl der Ausdruck „Psychoanalyse" das Wort „Analyse" enthält, besteht ihre historische Bedeutung nicht in ihrem analytischen, sondern in ihrem synthetischen Gesichtspunkt.

KAPITEL IV

Die Beiträge der Gestaltpsychologie, Neurologie und Endokrinologie

Die Psychoanalyse war allerdings nicht die einzige wissenschaftliche Bewegung auf die Synthese hin. Ein ähnlicher Zug kam um die Jahrhundertwende auf allen wissenschaftlichen Gebieten zum Vorschein. Während des 19. Jahrhunderts hatte die Entwicklung wissenschaftlicher Methoden eine Sammlung von Einzeltatsachen zum Ergebnis; die Aufdeckung neuer Tatsachen war zum höchsten Ziel geworden. Die Auslegung und Verbindung dieser Tatsachen in der Form synthetischer Vorstellungen wurde jedoch mit Mißtrauen als ungesunde Spekulation oder Philosophie, im Gegensatz zur Wissenschaft, angesehen. Als eine Reaktion auf diese exzessiv-analytische Orientierung kam als allgemeine Tendenz der letzten Dekade des Jahrhunderts ein starkes Bedürfnis nach Synthese zum Vorschein.

Der neue synthetische Zug durchdrang die nichtmedizinische Psychologie. Auch hier hatte die Tradition des 19. Jahrhunderts in der analytischen Art des Vorgehens bestanden. Nach der Einführung der experimentellen Methoden in die Psychologie durch *Fechner* und *Weber* schossen überall psychologische Laboratorien auf, in denen die menschliche Psyche in ihre Teile zerlegt wurde. Da entwickelte sich eine Psychologie des Sehens, des Hörens, des Tastsinns, des Gedächtnisses und des Wollens. Doch der Experimentalpsychologe versuchte auch niemals nur, die Wechselbeziehungen zwischen all diesen verschiedenen geistigen Fähigkeiten und deren Integration zu dem, was wir die menschliche Persönlichkeit nennen, zu verstehen. *Köhlers*, *Wertheimers* und *Koffkas* Gestaltpsychologie kann als eine Reaktion gegen diese partikularistische analytische Orientierung angesehen werden. Wahrscheinlich liegt die bedeutendste Leistung dieser Gestaltpsychologen in der klaren Formulierung der These, daß das Ganze nicht die Summe seiner Teile ist, sondern etwas, was von diesen verschieden ist, und daß aus dem Studium der Teile allein das ganze System niemals verstanden werden kann; daß in Wirklichkeit gerade das Gegenteil wahr ist — die Teile können gründlich nur begriffen werden, nachdem der Sinn des Ganzen entdeckt worden ist.

In der Medizin hat eine ähnliche Entwicklung stattgefunden. Fortschritte auf dem Gebiet der Neurologie hatten die Wege geebnet für ein umfassenderes Verständnis der Beziehungen zwischen den verschiedenen Teilen des Körpers. Es wurde offenbar, daß alle Teile des Körpers direkt oder indirekt mit einem zentralen Regierungssystem verbunden sind und unter der Kontrolle dieses Zentralorgans funktionieren. Die willkürlichen Muskeln ebenso wie die vegetativen Organe, letztere auf dem Wege über das vegetative Nervensystem, werden von den höheren Zentren des Nervensystems beeinflußt. Die Einheit des Organismus drückt sich in klarer Weise in den Funktionen des Zentralnervensystems aus, die sowohl die inneren vegetativen Vorgänge des Organismus wie auch seine äußeren Angelegenheiten, seine Beziehungen zur Umwelt regulieren. Dieses zentrale Regime wird von den höchsten Zentren des Nervensystems repräsentiert, deren psychologische Aspekte wir beim Menschen Persönlichkeit nennen. In der Tat ist es jetzt offenbar, daß physiologische Untersuchungen über die höchsten Zentren des Zentralnervensystems und psychologische Studien der Persönlichkeit mit verschiedenen Seiten von ein und derselben Sache zu tun haben. Während die Physiologie die Funktionen des Zentralnervensystems in Begriffen von Raum und Zeit angeht, findet die Psychologie ihren Zugang dazu in Begriffen einer Reihe von subjektiven Phänomenen, die die subjektiven Spiegelungen (Reflektionen) physiologischer Prozesse sind.

Ein weiterer Anstoß für das Gewinnen des synthetischen Gesichtspunktes ergab sich aus der Entdeckung der inkretorischen Drüsen, die einen weiteren Schritt in Richtung auf das Verständnis der äußerst komplizierten Wechselbeziehungen zwischen den verschiedenen vegetativen Funktionen des Organismus darstellte. Das System dieser endokrinen Drüsen kann ähnlich wie das Nervensystem als ein regulierendes System angesehen werden. Während der steuernde Einfluß des Zentralnervensystems in der Leitung regulierender nervöser Impulse über die peripheren Nervenbahnen zu den verschiedenen Teilen des Körpers zum Ausdruck kommt, läuft die chemische Regulation durch die inkretorischen Drüsen über den Transport spezifischer chemischer Substanzen auf dem Blutwege ab.

Es ist jetzt bekannt, daß die Größe des Stoffwechsels primär durch das Produkt der Schilddrüse reguliert wird, daß der Kohlehydratstoffwechsel durch die antagonistischen Einflüsse der inneren Sekretion der Bauchspeicheldrüse auf der einen und der Hormone des Hypophysenvorderlappens und der Nebennieren auf der anderen Seite reguliert wird und daß die herrschende Drüse, die

die Sekretion aller anderen peripheren endokrinen Drüsen aufeinander abstimmt, die Hypophyse ist.

In jüngster Zeit häuft sich bereits mehr und mehr Material dafür, daß die meisten Funktionen der inkretorischen Drüsen wahrscheinlich letzten Endes den Funktionen der höchsten Zentren des Hirns unterworfen sind, d. h. mit anderen Worten dem Seelenleben.

Diese physiologischen Entdeckungen haben uns Einsicht verschafft in die Mechanismen, wie die Psyche den Körper beherrscht und wie periphere Körperfunktionen ihrerseits die zentralen Funktionen des Nervensystems rückwirkend beeinflussen können. Die Erkenntnis, daß die Psyche den Körper beherrscht, ist all ihrer Vernachlässigung durch die Biologie und Medizin zum Trotz die fundamentalste Tatsache, die wir über den Lebensvorgang kennen. Wir beobachten diese Tatsache unentwegt während unseres ganzen Lebens von dem Augenblick an, wo wir jeden Morgen erwachen. Unser gesamtes Leben besteht in der Ausführung willkürlicher Bewegungen, die die Verwirklichung von Ideen und Wünschen, die Befriedigung von subjektiven Gefühlen wie Durst und Hunger zum Ziel haben. Unser Körper, diese komplizierte Maschine, führt die verwickeltsten und feinsten motorischen Tätigkeiten unter dem Einfluß psychologischer Phänomene wie Gedanken und Wünschen aus. Die typisch menschlichste aller körperlichen Funktionen, die Sprache, ist nichts als der Ausdruck von Ideen durch ein verfeinertes musikalisches Instrument, den Stimmapparat. Alle unsere Emotionen bringen wir durch physiologische Vorgänge zum Ausdruck, Kummer durch Weinen, Vergnügen durch Lachen und Scham durch Erröten. Alle Emotionen sind von physiologischen Veränderungen begleitet: Furcht von Herzklopfen, Ärger von gesteigerter Herzleistung, Steigerung des Blutdruckes und Veränderungen im Kohlehydratstoffwechsel; Verzweiflung von einer tiefen Inspiration und Expiration, die man Seufzen nennt. Alle diese physiologischen Phänomene sind das Ergebnis komplexer muskulärer Wirkungsabläufe unter dem Einfluß von nervösen Impulsen, die zu den Ausdrucksmuskeln des Gesichts und zum Zwerchfell beim Lachen, zu den Tränendrüsen beim Weinen, zum Herzen bei der Furcht und zu den Nebennieren und zum Gefäßsystem bei der Wut gelangen. Die nervösen Impulse entstehen bei gewissen emotionalen Situationen, die ihrerseits aus unseren wechselwirkenden Beziehungen mit anderen Menschen entspringen. Die entstehenden psychologischen Situationen können nur in Begriffen der Psychologie verstanden werden — als totale Reaktionsweisen des Organismus auf seine Umgebung.

KAPITEL V

Konversionshysterie, vegetative Neurose und psychogene organische Störungen

Die Anwendung dieser Überlegungen auf gewisse krankhafte Vorgänge im Körper haben allmählich eine neue Richtung in der Medizin entstehen lassen, die „psychosomatische Medizin".

Der psychomotische Gesichtspunkt bedeutete einen neuen Zugang für die Erforschung der Verursachung von Krankheiten. Wie bereits erwähnt, gehört die Tatsache, daß akute Affekte einen Einfluß auf körperliche Funktionen haben, der alltäglichen Erfahrung an. Entsprechend jeder emotionalen Situation gibt es ein spezifisches Syndrom physischer Veränderungen, psychosomatischer Reaktionen wie Lachen, Weinen, Erröten, Veränderungen der Herztätigkeit, der Atmung usw. Da diese psychomotorischen Vorgänge jedoch unserem alltäglichen Dasein zugehören und keine schädlichen Wirkungen haben, hat die Medizin bis in die allerletzte Zeit hinein ihnen im Sinne einer detaillierten Untersuchung wenig Aufmerksamkeit geschenkt[1]). Diese körperlichen Veränderungen als Reaktionen auf akute Emotionen sind vorübergehender Natur. Wenn die emotionale Regung aufhört, dann verschwinden auch die entsprechenden physiologischen Prozesse Weinen oder Lachen, Herzklopfen oder Steigerung des Blutdruckes, und der Körper kehrt zu seinem Gleichgewichtszustand zurück.

Bei der psychoanalytischen Untersuchung von neurotischen Patienten erhellte jedoch, daß unter dem Einfluß andauernder emotionaler Störungen sich chronische körperliche Störungen entwickeln können. Solche chronischen körperlichen Veränderungen unter dem Einfluß von Emotionen wurden zuerst bei Hysteriekranken beobachtet. *Freud* führte die Vorstellung der „Konversionshysterie" ein, bei der sich körperliche Symptome als Ausdruck chronischer emotionaler Konflikte entwickeln. Diese Veränderungen wurden in der willkürlichen Muskulatur und im Sinneswahrnehmungssystem bemerkt. Es ist eine der bedeutendsten Entdeckungen *Freuds*, daß Affekte, die sich nicht auf normalen Wegen willkürlicher Tätigkeit ausdrücken und abführen lassen, zur Quelle chronischer psychischer

[1]) Eine der bemerkenswerten Ausnahmen davon ist Darwin (59).

und physischer Störungen werden können. Wo immer Emotionen wegen psychischer Konflikte verdrängt werden — das will heißen, vom Bewußtsein ausgeschlossen und so von einer adäquaten Abfuhr abgeschnitten werden —, da geben sie die Quelle für eine chronische Spannung ab, die die Ursache der hysterischen Symptome bildet.

Vom psychologischen Gesichtspunkt ist ein hysterisches Konversionssymptom seiner Natur nach ähnlich jeder beliebigen willkürlichen Innervation, Ausdrucksbewegung oder Sinneswahrnehmung. Bei der Hysterie ist nur der motivierende psychologische Anstoß unbewußt. Wenn wir jemanden angreifen oder irgendwo hingehen, so werden unsere Arme und Beine unter dem Einfluß bewußter Motive und Ziele in Bewegung gesetzt. Die sogenannten Ausdrucksbewegungen wie Lachen, Weinen, Grimassieren, Gestikulieren, beruhen auf ähnlichen physiologischen Prozessen. Bei den letzteren finden die Innervationen jedoch nicht unter dem Einfluß bewußter Ziele, sondern auf den Reiz einer emotionalen Spannung statt, die in einem komplexen physiologischen Geschehen abgeführt wird. Bei einem Konversionssymptom, etwa hysterischen Lähmungen oder Kontrakturen, unterscheidet sich „der Sprung vom Psychischen in das Somatische“ nicht von dem Sprung, der bei jeder beliebigen motorischen Innervation stattfindet, wie etwa willkürlichen Bewegungen oder Lachen oder Weinen. Abgesehen von der Tatsache, daß der motivierende psychologische Inhalt unbewußt ist, bleibt es der einzige Unterschied, daß die hysterischen Konversionssymptome in höchstem Maße individuelle, bisweilen einzigartige Schöpfungen des Patienten sind, die er zum Ausdruck seiner ihm eigentümlichen verdrängten psychologischen Inhalte erfunden hat. Ausdrucksbewegungen wie Lachen sind im Gegensatz dazu standardisiert und universal (*Darwin* 59).

Eine grundsätzlich andersartige Gruppe von psychogenen körperlichen Störungen wird von den Krankheitsbildern dargestellt, bei denen die inneren vegetativen Organe beteiligt sind. Frühere psychoanalytische Autoren haben wiederholt versucht, die ursprüngliche Vorstellung der hysterischen Konversion auf alle Formen psychogener körperlicher Störungen auszudehnen, einschließlich derer, die sich in den viszeralen Organen abspielen. Einer solchen Ansicht entsprechend hat eine Blutdruckerhöhung oder eine Magenblutung eine symbolische Bedeutung wie jedes Konversionssymptom. Der Tatsache, daß die vegetativen Organe vom (autonomen) vegetativen Nervensystem gesteuert werden, das keine direkte Verbindung mit Denkprozessen besitzt, wurde keine Beachtung geschenkt. Ein symbolischer Ausdruck psychologischer Inhalte ist nur auf dem Gebiet willkürlicher Innervationen wie der Sprache oder der Ausdrucksbewegungen wie Grimassieren, Gestikulieren, Lachen, Weinen usw. bekannt. Möglicherweise kann das Erröten in diese Gruppe einbezogen werden. Es ist jedoch höchst unwahrscheinlich, daß innere Organe wie die Leber oder die kleinen Arteriolen der Niere in symbolischer Weise Ideen auszudrücken vermögen. Das will nicht heißen, daß sie nicht durch emotionale Spannungen beeinflußt werden können, die ja über kortiko-thalamische und autonome Bahnen zu jeder beliebigen Körperstelle hingeleitet werden können. Es erscheint genügend bewiesen, daß emotionale Einflüsse die Funktion eines jeden Organs anregen oder hemmen können. Beim Nachlassen der emotionalen Spannung kehren die Körperfunktionen zu ihrem normalen Gleichgewichtzustand zurück. Wann immer eine solche emotionale Erregung oder Hemmung einer vegetativen Funktion chronisch und exzessiv wird, so bezeichnen wir sie als eine „Organneurose“. Dieser Ausdruck umfaßt die sogenannten funktionellen Störungen der vegetativen Organe, die zumindest teilweise von nervösen Impulsen verursacht werden, deren eigentliche Quelle emotionale Prozesse sind, die irgendwo in den kortikalen und subkortikalen Bezirken des Hirns ablaufen.

Der Begriff der funktionellen Störung wurde anfänglich nicht etwa von Psychiatern, sondern von Internisten entwickelt. Als erstes wurden die neurotischen (oder funktionellen) Störungen des Magen- und Darmtraktes und des Herzkreislaufsystems unter den Bezeichnungen gastrischer, intestinaler oder kardialer Neurosen bekannt. Der Ausdruck „funktionelle Störung“ spielt auf die Tatsache an, daß in solchen Fällen selbst bei sorgfältigster Untersuchung der Gewebe keine erkennbaren morphologischen Veränderungen zu finden sind. Die anatomische Struktur des Organs ist nicht verändert. Nur das Zusammenspiel und die Intensität im Ablauf seiner Funktionen sind gestört. Solche Störungen sind weitgehend reversibel und werden als weniger schwerwiegend betrachtet als Krankheiten, bei denen sich an den Geweben nachweisbare morphologische Veränderungen finden, durch die häufig eine irreversible Schädigung angezeigt wird.

Wir können jetzt den Unterschied zwischen Konversionssymptomen und vegetativer Neurose definieren. Ein Konversionssymptom ist ein *symbolischer* Ausdruck eines emotional geladenen psychologischen Inhalts: Es ist ein Versuch, die emotionale Spannung zu entladen. Es spielt sich daher in den willkürlichen neuromuskulären oder den sensorisch-perzeptiven Systemen ab, deren primäre Funktion es ist, emotionale Spannungen auszudrücken und abzuführen. Eine vegetative Neurose bedeutet nicht einen Versuch, eine Emotion zum Ausdruck zu bringen, sondern ist die physiologische Reaktion der vegetativen Organe auf anhaltende oder periodisch wiederkehrende emotionale Zustände. Eine Blutdruckerhöhung zum Beispiel unter dem Einfluß von Wut führt den Affekt nicht ab, sondern ist eine physiologische Komponente des Gesamtphänomens der Wut. Wie später gezeigt werden wird, stellt diese physiologische Komponente einen Anpassungsvorgang des Organismus dar, der damit in Bereitschaft gesetzt wird, einem Ausnahmezustand ohne Verzug zu begegnen. In ähnlicher Weise ist eine gesteigerte Magensaftsekretion unter dem Einfluß gefühlsmäßigen Verlangens nach Nahrung nicht ein Ausdruck oder eine Abfuhr dieser Gefühle; es ist die adaptative Vorbereitung des Magens auf die Einverleibung von Nahrung.

Die einzige Ähnlichkeit zwischen hysterischen Konversionssymptomen und vegetativen Reaktionen auf Emotionen besteht in der Tatsache, daß beides Reaktionen auf psychologische Reize sind. Sie sind jedoch in ihrer Psychodynamik und in ihrer Physiologie etwas grundsätzlich Verschiedenes.

Mit dem Zugeständnis, daß emotionale Faktoren in funktionellen Störungen eine kausale Bedeutung haben, gewann die Psychotherapie einen legitimen Zugang zur eigentlichen Medizin und konnte nicht mehr länger ausschließlich auf das Gebiet der Psychiatrie beschränkt bleiben. Die chronischen emotionalen Konflikte des Patienten als letzte Ursache der Störung mußten durch psychologische Behandlung aufgelöst werden. Da diese emotionalen Konflikte aus den Beziehungen des Patienten zu anderen Menschen entstanden, wurde die Persönlichkeit des Patienten zum Gegenstand der Therapie. Mit dieser Gewichtsverlagerung im ätiologischen Denken wurde dem emotionalen Einfluß des Arztes auf den Patienten, der ärztlichen Kunst, ihr Platz in der wissenschaftlichen Medizin zugeteilt. Sie konnte nun nicht mehr länger als ein Anhängsel der Therapie, eine letzte künstlerische Nuance im therapeutischen Können betrachtet werden. Bei Fällen von Organneurosen erwies sich der emotionale Einfluß des Arztes auf den Patienten als der hauptsächlichste therapeutische Faktor.

Die Rolle der Psychotherapie blieb in dieser Entwicklungsphase jedoch beschränkt auf die funktionellen Fälle, die im Gegensatz zu den echten organischen, auf nachweisbaren Gewebsveränderungen basierenden Störungen als leichtere Entgleisungen angesehen wurden. Auch bei solchen organischen Störungen ist in dem emotionalen Zustand des Patienten schon seit langem ein bedeutender Faktor anerkannt worden; doch ein wirklicher kausaler Zusammenhang zwischen psychischen Faktoren und echten organischen Störungen wurde weitgehend abgelehnt.

Allmählich zeigte sich jedoch immer stärker, daß die Natur solche strikten Einteilungen wie „funktionell" gegenüber „organisch" nicht kennt. Bei den Klinikern regte sich der Verdacht, daß langdauernde funktionelle Störungen allmählich zu schweren organischen Störungen führen können, die mit morphologischen Veränderungen einhergehen. Einige wenige Beispiele dieser Art waren seit langem bekannt, wie die Tatsache, daß Überbeanspruchung des Herzens zu Hypertrophie des Herzmuskels, oder daß hysterische Lähmung eines Gliedes zu bestimmten degenerativen Veränderungen der Muskeln und Gelenke, zur Inaktivitätsatrophie, führen können. Man mußte daher mit der Möglichkeit rechnen, daß eine langdauernde funktionelle Störung in einem beliebigen Organ schließlich zu definitiven anatomischen Veränderungen führen und damit das klinische Bild einer schweren organischen Krankheit auslösen kann. Intensive psychologische und physiopathologische Untersuchungen an Fällen von Magenulcus brachten überzeugendes Beweismaterial für die Anschauung zutage, daß langdauernde emotionale Konflikte zu einer Magenneurose führen können, als deren Ergebnis mit der Zeit ein Ulcus entstehen kann. Es finden sich auch Anzeichen, daß emotionale Konflikte dauernde Blutdruckschwankungen auslösen können, die im Laufe der Zeit das Gefäßsystem überbeanspruchen. Diese funktionelle Phase des nicht fixierten Hochdrucks kann im Laufe der Zeit organische Gefäßveränderungen auslösen, denen schließlich eine irreversible maligne Form von Hypertonus folgen kann.

Diese Beobachtungen haben ihren Kristallisationspunkt in dem Begriff der „psychogenen organischen Störungen" gefunden. Solche Störungen entwickeln sich nach dieser Ansicht in zwei Phasen: Erst wird die funktionelle Störung eines vegetativen Organs durch eine chronische emotionale Störung ausgelöst. Als zweites führt die chronische funktionale Störung allmählich zu Gewebsveränderungen und zu einer irreversiblen organischen Krankheit.

KAPITEL VI

Fortschritte im ätiologischen Denken

Früher wurde jede Funktionsstörung als Folge einer strukturellen Störung erklärt. Jetzt ist ein anderer kausaler Ablauf aufgestellt worden: Funktionsstörung als Ursache von Strukturveränderungen. Obwohl diese ätiologische Anschauung nichts absolut Neuartiges ist, sind viele der in der Tradition *Virchow*scher Grundsätze aufgewachsenen und noch immer unter dem überwältigenden Eindruck der einfachen und experimentell gesicherten ätiologischen Entdeckungen der Bakteriologie stehenden Kliniker nicht geneigt, sie ohne Vorbehalt anzunehmen. Wenn man eine Funktionsstörung als Folge eines emotionalen Konfliktes beschreibt, so wird diese Vorstellung von dem traditionsgebundenen Kliniker im allgemeinen mit einigem Zweifel akzeptiert, wobei er die Hoffnung zum Ausdruck bringt, daß weitere und genauere histologische Untersuchungen eines Tages doch für die Krankheit verantwortliche Gewebsveränderungen zutage fördern werden. Er neigt dazu, in die klassische Vorstellung, nach der die Funktionsstörung Folge und nicht Ursache eines veränderten morphologischen Substrates ist, zurückzufallen.

Ein sehr anschauliches Beispiel dafür ist der Fall *von Bergmanns* (30), der zu einem so frühen Zeitpunkt wie 1913 bereits die Behauptung aufstellte, daß Magengeschwüre wahrscheinlich aus einer chronischen Magenneurose, die durch emotionale Faktoren ausgelöst wird, entstehen, 14 Jahre später es jedoch für nötig hielt, seine Ansichten zu revidieren und zu einer konservativeren Haltung zurückzukehren, womit er gleichzeitig große Zurückhaltung betreffs der Diagnose einer „Organneurose“ empfahl. Er gab seinem Glauben Ausdruck, daß in den meisten derartigen Fällen weitere Forschung organische Ursachen zutage fördern würde (31).

Für lange Zeit ist es das wissenschaftliche Glaubensbekenntnis der Medizin gewesen, daß weitere histologische Forschung eine anatomische Basis für alle sogenannten funktionellen Störungen enthüllen würde. Heute möchten wir meinen, daß in vielen Fällen eine sorgfältige Untersuchung der Lebensgeschichte des Patienten Licht auf den Ursprung früher funktioneller Störungen werfen könnte, bevor die Funktionsstörung histologisch erkennbare organische Veränderungen hervorgerufen hat. Der Widerstand gegen diese Vorstellung basierte auf dem irrigen Dogma, daß eine Funktionsstörung i m m e r das Ergebnis struktureller Störung ist, und auf einer Mißachtung der umgekehrten Kausalkette.

Augenblicklich ist es schwierig, zu entscheiden, welche organischen Krankheiten nach dem letzterwähnten ätiologischen Schema ablaufen. Es ist höchstwahrscheinlich, daß in dem riesigen Abschnitt der Medizin, den man „chronische Krankheiten unbekannter Ursache“ nennen könnte, viele pathologische Erscheinungen in diese Kategorie zu rechnen sind. Bei zahlreichen endokrinen Störungen geben chronische emotionale Störungen wahrscheinlich bedeutsame ätiologische Faktoren ab. Dies trifft sicherlich bei Fällen von Thyreotoxikose zu, deren Beginn häufig auf ein emotionales Trauma zurückgeführt werden kann. Der Einfluß von Emotionen auf den Kohlehydratstoffwechsel läßt es möglich erscheinen, daß bei der Entstehung des Diabetes emotionale Faktoren eine bedeutsame ursächliche Rolle spielen.

Diese funktionelle Theorie der organischen Störungen bedeutet im wesentlichen die Anerkennung chronischer, i n n e r l i c h e r Ursachen von Krankheiten neben akuten ä u ß e r l i c h ursächlichen Faktoren. Mit anderen Worten: Viele chronische Störungen werden primär nicht von äußerlichen mechanischen oder chemischen Faktoren oder von Mikroorganismen verursacht, sondern durch die anhaltenden funktionellen Belastungen, die sich im Alltagsleben des Individuums bei seinem Existenzkampf ergeben. Jene emotionalen Konflikte, die die Psychoanalyse als Grundlage von Psychoneurosen und als letzte Ursache bestimmter funktioneller und organischer Störungen erkannt hat, entspringen während unseres täglichen Lebens aus unserer Berührung mit der Umwelt. Furcht, Aggression, Schuld, versagte Wünsche rufen, wenn sie verdrängt werden, anhaltende chronische emotionale Spannungen hervor, die die Funktionen vegetativer Organe in Unordnung bringen. Wegen der Verwicklungen unseres sozialen Lebens können viele Emotionen nicht frei durch willkürliche Tätigkeiten zum Ausdruck und zur Abfuhr gebracht werden, sondern bleiben verdrängt und werden unter Umständen in ungeeignete Bahnen abgelenkt. Statt als willkürliche Innervationen zum Ausdruck zu kommen, beeinflussen sie die vegetativen Funktionen, wie Verdauung, Atmung und Kreislauf. Gerade so wie Völker, die in ihren nach außen gerichteten Ansprüchen eingeengt werden, oft innerlich soziale Aufstände über sich ergehen lassen müssen, so kann auch der menschliche Organismus in seiner Innenpolitik, in seinen vegetativen Funktionen, in Unordnung kommen, wenn seine Beziehungen zur äußeren Welt durcheinandergekommen sind.

Es spricht dabei viel dafür, daß, genau wie bestimmte pathogene Mikroorganismen eine spezifische Affinität für bestimmte Organe besitzen, auch bestimmten emotionalen Konflikten eine Spezifität zukommt, und daß diese dementsprechend dazu neigen, ganz bestimmte innere Organe zu affizieren. Gehemmte Wut scheint eine spezifische Beziehung zum Herzkreislaufsystem zu haben (*Cannon; Fahrenkamp; Hill; K. Menninger; K. Menninger* und *W. Menninger; Wolfe; Dunbar; Draper; Saul; Alexander; Dunbar* — 43, 81, 118, 152, 154, 256, 71, 67, 202, 7, 73); Anlehnungsbedürfnisse und hilfesuchende Tendenzen scheinen eine spezifische Beziehung zu Ernährungsfunktionen zu besitzen (*Ruesch* et. al.; *Kapp* et. al.; *Alexander; Bacon; Levey* — 199, 129, 9, 20, 136). Weiter scheint ein Konflikt zwischen sexuellen Wünschen und Anlehnungsbedürfnissen einen speziellen Einfluß auf die Atmungsfunktionen auszuüben[1]). (*French, Alexander* et. al. — 89). Das wachsende Wissen um die Zusammenhänge zwischen Emotionen und normalen und gestörten Körperfunktionen verlangt vom modernen Arzt, emotionale Konflikte als genau so wirklich und konkret zu betrachten, wie sichtbare Mikroorganismen. Als wichtigste Bereicherung der Medizin hat die Psychoanalyse dem optischen Mikroskop ein psychologisches Mikroskop hinzugefügt — das will heißen, eine psychologische Technik, mit deren Hilfe das emotionale Leben des Patienten einer detaillierten Untersuchung unterworfen werden kann.

Dieser psychosomatische Zugang zu den Lebens- und Krankheitsproblemen bringt innere physiologische Prozesse in eine Synthese mit den Beziehungen des Individuums zu seiner gesellschaftlichen Umwelt. Er liefert eine wissenschaftliche Basis für empirische Beobachtungen, wie etwa die, daß ein Patient bisweilen eine wunderbare Gesundung zeigt, wenn er aus seinem Familienmilieu entfernt wird, oder wenn er seine alltäglichen Beschäftigungen unterbricht und so jener emotionalen Konflikte enthoben wird, die in seinen familiären oder beruflichen Beziehungen wurzeln. Ein detailliertes Wissen um die Beziehungen zwischen Gefühlsleben und Körpervorgängen erweitert die Funktion des Arztes: Die physische und psychische Versorgung des Patienten kann zu einem einheitlichen Ganzen an medizinischer Therapie zusammengeschweißt werden. Das ist die wahre Bedeutung der „psychosomatischen Medizin“.

[1]) Die Frage einer Spezifität psychologischer Funktionen wird genauer auf den Seiten 44 ff. besprochen.

KAPITEL VII

Methodologische Betrachtungen im Zusammenhang mit psychosomatischen Gesichtspunkten

Dem Ausdruck „Psychosomatik" ist mit einem gut Teil Kritik begegnet worden, in der Hauptsache, weil er eine dualistische Spaltung zwischen Leib und Seele zu enthalten scheint. Diese Entzweispaltung ist aber genau das, was der psychosomatische Gesichtspunkt zu vermeiden trachtet. Und wenn wir die psychischen Phänomene als die subjektive Seite gewisser physiologischer (Hirn-) Prozesse verstehen, so verschwindet diese Entzweispaltung auch. Abgesehen davon sind die meisten Ausdrücke doppelsinnig, die einen komplexen Begriff umschreiben. Um nur einen zu erwähnen, so hat der heute so gut fundierte und definierte Begriff Psychoanalyse vom sprachlichen Standpunkt aus ein überflüssiges „o" in sich und — was noch bedeutsamer ist —, er läßt nicht erkennen, daß das Ziel der psychoanalytischen Therapie viel stärker einen synthetischen als einen analytischen Charakter hat. Der erstere besteht nämlich in dem Ziel, die integrativen Fähigkeiten des Ichs zu verstärken. In einem so komplexen Gebiet wie dem hier zur Diskussion stehenden bedarf jeder beliebige Ausdruck, den wir wählen könnten, der Definition, sei es nun „dynamische Medizin" oder „holistische Betrachtungsweise". Die heute mit dem Ausdruck „Psychosomatik" verbundenen Vorstellungen sind in das medizinische Denken und die medizinische Literatur tief eingedrungen. Man sollte deshalb den Ausdruck beibehalten, ihn aber klar und unmißverständlich zu definieren trachten. Wenn wir uns einmal darüber geeinigt haben, was wir meinen, so ist es von untergeordneter Bedeutung, welches sprachliche Symbol wir verwenden.

Der Ausdruck „Psychosomatik" sollte nur benutzt werden, um eine Methode des Vorgehens in Forschung wie in Praxis zu kennzeichnen, eine Methode nämlich, die sich auf die gleichzeitige und koordinierte Verwertung von somatischen — das heißt physiologischen, anatomischen, pharmakologischen, chirurgischen und diätetischen — Methoden und Vorstellungen auf der einen Seite und psychologischen Methoden und Vorstellungen auf der anderen Seite stützt. Besonderer Wert muß auf den Ausdruck „koordinierte Verwertung“ gelegt werden, mit dem gesagt sein soll, daß die beiden Methoden innerhalb des Begriffsgebäudes der kausalen Abläufe angewendet werden sollen. Um es konkret auszudrücken, so kann man z. B. das Studium der Magensaftsekretion auf physiologische Methoden beschränken, mit denen die lokalen Vorgänge untersucht werden. Diese Untersuchungen können auch ausgedehnt werden auf die Physiologie der nervösen Impulse, die die Magensaftsekretion steuern. Das wäre dann immer noch rein somatische Forschung. Psychosomatische Erforschung der Magensaftsekretion erfaßt hingegen nicht nur einen Teil dieses komplexen Prozesses, sondern tritt ihm in seiner Totalität entgegen. Sie schließt deshalb zentrale kortikale Reize ein, von denen die Magensaftsekretion beeinflußt wird und die nur mit psychologischen Methoden beschrieben und untersucht werden können. So regen z. B. Heimwehgefühle und das Verlangen nach Hilfe und Zuneigung ebenfalls die Magentätigkeit an. Sie stellen gewisse Hirnprozesse dar, die jedoch nur in psychologischen Ausdrücken sinnvoll beschrieben werden können, weil rezeptive Sehnsüchte zum gegenwärtigen Zeitpunkt nicht mit biochemischen, elektrischen oder irgendwelchen anderen nichtpsychologischen Techniken identifiziert werden können. Diese Hirnprozesse werden subjektiv wahrgenommen als Emotionen und können anderen mit Hilfe der Sprache vermittelt werden. Sie lassen sich daher mit psychologischen Methoden erforschen, und, was noch bedeutsamer ist, sie können in adäquater Weise n u r mit psychologischen Mitteln untersucht werden.

Es kann daher die Frage aufgeworfen werden, ob das psychosomatische Vorgehen nur als eine vorübergehende Methode betrachtet werden soll, die wieder fallen zu lassen ist, sobald wir in der Lage sind, mit verbesserten elektroencephalographischen und anderen physiologischen Methoden diejenigen Hirnprozesse zu untersuchen, die sich zum gegenwärtigen Zeitpunkt nur mit psychologischen Methoden erfassen lassen. Wenngleich diese Frage nicht mit Sicherheit beantwortet werden kann, dürfte es doch wahrscheinlich sein, daß Hirnprozesse, die zwischenmenschlichen Beziehungen zugehören, nur in psychologischen und soziologischen Ausdrücken adäquat beschrieben werden können. Selbst verbesserte physiologische Methoden werden nur die Untersuchung von Vorgängen innerhalb des Organismus möglich machen. Eine biochemische Formel, die ein rezeptives Verlangen irgendwo in der Hirnrinde beschreibt, wird niemals zwischenmenschliche Umstände, denen zufolge dieses Verlangen auftrat oder verstärkt wurde, ausweisen. Ebenso wenig wird sie diejenigen Veränderungen innerhalb der zwischenmenschlichen Beziehungen erkennbar machen können, durch die die Stärke des Verlangens abgeschwächt und dessen schädliche Wirkung auf die Magentätigkeit vermindert werden kann.

Eine andere umstrittene Frage ist der diagnostische bzw. klassifikatorische Begriff der „psychomatischen Krankheit", wie er von *Halliday* (110, 111, 112, 115) vorgeschlagen worden ist. Unter diesen Krankheiten wären das Magengeschwür, die Arthritis rheumatica, die Hyperthyreose, der essentiele Hochdruck und viele andere eingeschlossen. Diese Auffassung beruht auf der Annahme, daß bei solchen Krankheiten der entscheidende ätiologische Faktor psychologischer Natur sei. Alle vorliegende Erfahrung weist jedoch auf multikausale Bedingtheiten in allen Zweigen der Medizin hin (*Alexander* — 12). Wir können uns nicht mehr damit begnügen, zu sagen, daß die Tuberkulose durch Exposition gegen den *Koch*schen Bazillus verursacht wird, sondern müssen anerkennen, daß das Phänomen der spezifischen und unspezifischen Immunität, der Widerstand des Organismus gegen die Infektion, einen komplexen. Charakter hat und zum mindesten zum Teil von emotionalen Faktoren abhängt. Dementsprechend ist Tuberkulose eine psychosomatische Krankheit. Andererseits kann die bloße psychogene Erklärung solcher Krankheiten wie Magengeschwür in Anbetracht der Tatsache nicht aufrecht erhalten werden, daß die typischen emotionalen Konstellationen, wie sie bei Ulcuspatienten gefunden werden, auch bei einer großen Zahl von Patienten zur Beobachtung kommen, die nicht an Ulcus leiden. Es müssen deshalb lokale oder allgemeine, noch schlecht definierte, somatische Faktoren angenommen werden, und nur das gleichzeitige Bestehen beider Faktorenreihen, sowohl der emotionalen wie auch der somatischen, kann die Ulcusentstehung dem Verständnis zugänglich machen. Ebenso wichtig ist die Tatsache, daß im individuellen Fall die relative Bedeutung von somatischen und emotionalen Faktoren in weiten Grenzen variiert. Multikausalität und die variable Verteilung psychologischer und nichtpsychologischer Faktoren vom einen zum anderen Fall macht den Begriff der „psychosomatischen Krankheit" als spezifische diagnostische Einheit wertlos. Theoretisch hat jede Krankheit einen psychosomatischen Charakter, weil emotionale Faktoren sämtliche körperlichen Vorgänge auf nervösen und humoralen Bahnen beeinflussen. Die folgenden Faktoren können bei Krankheiten von ätiologischer Bedeutung sein:

K (Krankheit) = f (Funktion von) [a. b. c. d. e. g. h. i. j. . . . n]
a — Erbanlage
b — Geburtstraumen
c — organische Krankheiten der frühen Kindheit, die die Anfälligkeit gewisser Organe erhöhen

d — Art der Säuglingspflege und Kleinkinderziehung (Abstillgewohnheiten, Reinlichkeitstraining, Schlafzimmeranordnung usw.)
e — akzidentelle physikalische traumatische Erlebnisse der frühen und späteren Kindheit
g — akzidentelle emotionale traumatische Erlebnisse der frühen und späteren Kindheit
h — seelisches Familienklima und spezifische Persönlichkeitszüge von Eltern und Geschwistern
i — spätere physische Verletzungen
j — spätere emotionale Erlebnisse bei nahegehenden persönlichen und beruflichen Beziehungen.

Diese Faktoren sind zu verschiedenen Anteilen in sämtlichen Krankheiten von ätiologischer Bedeutung. Vom psychosomatischen Gesichtspunkt aus sind die Faktoren d, g, h und j den anderen Faktoren hinzugefügt worden, denen von der Medizin schon seit langem Aufmerksamkeit geschenkt worden ist. Nur die Einbeziehung aller dieser Kategorien und ihrer Wechselwirkungen kann ein vollständiges ätiologisches Bild abgeben.

In diesem Zusammenhang muß als ein weiteres methodologisches Postulat hervorgehoben werden, daß psychosomatische Untersuchungen eine detaillierte und exakte Beschreibung von psychologischen Folgeabläufen genau so erfordern wie eine exakte Beobachtung der zugehörigen physiologischen Prozesse. Detaillierte physiologische Beobachtungen, die zu bruchstückhaften, auf den bloßen Eindruck gegründeten, psychologischen Beschreibungen korreliert werden, können unsere ätiologischen Kenntnisse nicht voranbringen. Eine Störung der Herztätigkeit exakt zu beschreiben und sie als durch Nervosität verursacht zu erklären, ohne daß eine exakte Beschreibung des emotionalen und ideellen Inhalts gegeben wird, ist vollständig sinnlos.

KAPITEL VIII

Grundzüge des psychosomatischen Vorgehens

1. PSYCHOGENIE

Das Problem der Psychogenie ist mit der althergebrachten Leib-Seele-Dualität verknüpft. Psychologische und somatische Phänomene finden in demselben Organismus statt und sind nur zwei Seiten des gleichen Vorganges. Im lebenden Organismus werden gewisse physiologische Vorgänge subjektiv als Gefühle, Ideen und Antriebe wahrgenommen. Wie schon früher betont wurde, können diese Vorgänge am besten mit psychologischen Methoden angegangen werden, die mit der sprachlichen Übermittlung der subjektiv wahrgenommenen physiologischen Prozesse arbeiten. Im Grunde ist daher der Gegenstand psychologischer Studien in nichts von dem der Physiologie unterschieden; die beiden Wissenschaften unterscheiden sich nur in der Art des Vorgehens.

Es ist wichtig, daß wir genau festlegen, was mit dem Begriff „Psychogenie" gemeint ist. Zunächst soll ein Beispiel dienen. Im Fall der emotional verursachten Blutdruckerhöhung heißt Psychogenie nicht, daß die Kontraktion der Blutgefäße durch irgendeinen nichtsomatischen Mechanismus bewirkt wird. Wut besteht in physiologischen Prozessen, die irgendwo im Zentralnervensystem ablaufen. Die physiologische Wirkung der Wut besteht in einer Kette von Ereignissen, in der jedes Glied — zum mindesten theoretisch — in physiologischen Ausdrücken beschrieben werden kann. Eine Eigenart psychogener Faktoren, wie Emotionen oder Ideen und Phantasien, ist es, daß sie a u c h psychologisch durch Selbstbetrachtung oder durch wörtliche Mitteilung des Trägers dieser physiologischen Prozesse untersucht werden können. Die wörtliche Mitteilung ist daher eines der mächtigsten Werkzeuge der Psychologie und aus demselben Grunde auch der psychosomatischen Forschung. Wenn wir von Psychogenie sprechen, so denken wir dabei an physiologische Prozesse, die aus zentralen Erregungsabläufen im Nervensystem bestehen und die mit psychologischen Methoden untersucht werden können, weil sie subjektiv in der Form von Emotionen, Ideen oder Wünschen wahrgenommen werden. Psychosomatische Forschung hat es mit Abläufen zu tun, in denen gewisse Glieder der Kausalkette sich beim augenblicklichen Zustand unseres

Wissens leichter psychologischen als physiologischen Untersuchungsmethoden unterwerfen lassen. Dies deshalb, weil die wissenschaftliche Erfassung von Emotionen als Hirnprozessen nicht weit genug fortgeschritten ist. Selbst wenn die physiologische Basis von psychologischen Phänomenen besser bekannt sein wird, ist es nicht wahrscheinlich, daß wir auf ein psychologisches Studium verzichten können. Es ist kaum vorstellbar, daß die verschiedenen Züge von zwei Schachspielern jemals in biochemischen oder neurophysiologischen Ausdrücken klarer verstehbar sein werden als in psychologischen.

2. PHYSIOLOGISCHE FUNKTIONEN, DIE AUS PSYCHOLOGISCHEN QUELLEN BEEINFLUSST WERDEN

Diese können in drei Hauptgruppen unterteilt werden:

a) Willkürliche Verhaltensweisen
b) Ausdrucksinnervationen
c) Vegetative Reaktionen auf emotionale Zustände.

Koordiniertes Willkürverhalten

Willkürliches Verhalten wird unter dem Einfluß von psychologischen Motivierungen ausgeführt. Bei der Wahrnehmung von Hunger werden zum Beispiel gewisse koordinierte Bewegungen ausgeführt, die geeignet sind, Nahrung zu erhalten und den Hunger zu stillen. Jeder Schritt wird unter dem Einfluß eines bestimmten psychologischen Prozesses unternommen. Man erinnert sich zum Beispiel daran, wo man Essen aufbewahrt hat oder an die Lage des Restaurants usw. Diese zwischengeschalteten psychologischen Glieder können einfach sein wie bei der Erinnerung, daß im Eisschrank kalter Braten steht. Oder sie können kompliziert sein: Ein Landstreicher wacht des Morgens mit Hungergefühl auf und hat kein Geld in der Tasche. Er muß erst schnell eine Gelegenheitsarbeit suchen und kann nur nach Erhalt des Lohnes für seine Arbeit den Hunger stillen. In unserer komplexen Zivilisation besteht ein großer Teil unseres Daseins in der Vorbereitung, wirtschaftlich produktive Mitglieder der Gesellschaft zu werden zum Zwecke einer Sicherung der biologischen Grundbedürfnisse an Nahrung, Unterkunft usw. Die Lebensgeschichte eines Menschen kann daher als ein komplexer psychosomatischer Prozeß betrachtet werden, ein zielstrebiges willkürliches Verhalten, das unter der Herrschaft gewisser psychologischer Einflüsse (Motivierungen) durchgeführt wird.

Das dynamische System von psychologischen Kräften, deren Funktion es ist, diese komplizierte Koordinationsaufgabe auszuführen, nennt man das I c h. Versagen von dessen Funktionen läßt die verschiedenen Formen von Psychoneurosen und Psychosen entstehen. Diese Störungen gehören dem Gebiet der eigentlichen Psychiatrie an.

Ausdrucksinnervationen

Es sind dies physiologische Prozesse wie Weinen, Seufzen, Lachen, Erröten, Gestikulieren und Grimassieren, die unter dem Einfluß spezifischer emotionaler Spannungen stattfinden. Alle diese komplexen Bewegungen drücken bestimmte Emotionen aus und entlasten zur gleichen Zeit eine spezifische emotionale Spannung wie Trauer, Selbstbemitleidung, Humor usw. Mit Ausdrucksinnervationen werden keine nützlichen Ziele verfolgt. Sie dienen nicht der Befriedigung irgendeines fundamentalen biologischen Bedürfnisses. Ihre einzige Funktion ist die Erleichterung einer emotionalen Spannung. Lachen zum Beispiel tritt unter dem Einfluß gewisser emotionaler Situationen, die eine komische Wirkung haben, auf. Einige unserer besten Köpfe — *Bergson, Lipps* und *Freud,* um nur einige wenige zu nennen — haben zu definieren versucht, wie eine komische Wirkung zustande kommt, indem sie versuchten, einen gemeinsamen Nenner für die zwischenmenschlichen Situationen zu finden, auf die das Lachen als universale Reaktion auftritt. Ein großer und ein kleiner Mann marschieren Seite an Seite. Plötzlich stolpert der Große und fällt hin. Die Wirkung ist in hohem Maße komisch. Je aufrechter der Große ging, umso größer ist die komische Wirkung seines plötzlichen Falles. Hier ist es leicht, zu erkennen, daß der Zuschauer in seinem Lachen irgendeine aufgestaute Bosheit fahren läßt. Er lacht auf Kosten des großen Mannes. Ein jeder von uns hat in seiner Kindheit manchmal Neid und Ärger auf die „Großen" empfunden, mit denen er verzweifelt Schritt zu halten versuchte, als er neben ihnen die Straße entlangtrottete. Sie waren Riesen, die uns ganz nach ihrem Belieben herumstoßen konnten, und wir waren vollständig hilflos ihnen gegenüber. Jeder Zuschauer identifiziert sich unbewußt mit dem kleinen Mann, der unbeirrt weiterläuft, während sein großer Begleiter plötzlich entwürdigt auf dem Boden liegt. In meisterlicher Weise konnte *Freud* zeigen, daß verstärkte feindselige Tendenzen eine Seite der komischen Wirkung bilden (95).

Aber noch weitere feine psychologische Faktoren müssen hinzukommen, um das Lachen auszulösen, dieses höchst komplizierte, in spasmodischen Kontraktionen des Zwerchfells und der Gesichtsmuskeln bestehende Phänomen. Es ist nicht meine Aufgabe, hier die feineren psychologischen Einzelheiten herauszuarbeiten. Ich wählte das Lachen als Beispiel, um zwei bedeutsame Tatsachen anschaulich zu machen: Erstens die komplexe und spezifische Natur der psychologischen Reize, die solche Ausdrucksbewegungen wie das Lachen motivieren, und zweitens die Entladungsnatur dieser Art von Innervation, die keinem Nützlichkeitsziel unterstellt ist. In einem Klassenzimmer flackern Lichtpünktchen über die Glatze des Lehrers. Eine Zeitlang können die Jungen ihren Drang zum Lachen beherrschen. Dann fängt einer von ihnen zu kichern an, und im nächsten Augenblick explodiert die ganze Klasse in unbeherrschbarem Gelächter. Ganz offensichtlich finden die aggressiven Impulse gegen den Lehrer, die in jedem Schuljungen aufgestaut sind, einen plötzlichen explosiven Auslaß. Das Lachen nimmt seinen Verlauf; ein gewisser Betrag von muskulärer Energie ist erforderlich, um die psychologische Spannung zu entlasten. In ähnlicher Weise haben Weinen, Lachen, Seufzen und Stirnrunzeln keinen Nutzen. Sie dienen ausschließlich dazu, spezifische emotionale Spannungen zu entladen.

Vom Standpunkt der Physiologie gehören die sexuellen Phänomene in diese Kategorie. Sie sind ebenfalls Entladungsphänomene, die der Entlastung spezifischer Triebspannungen dienen.

Pathologische Veränderungen, die solche Ausdrucksprozesse enthalten, gehören üblicherweise in das Gebiet der Psychiatrie. Emotionen, die verdrängt werden, weil sie mit den ethischen Standarden der Persönlichkeit in Konflikt geraten, können nicht auf den gewöhnlichen Kanälen der Ausdrucksinnervationen entladen werden. Der Kranke muß daher seine eigenen individuellen Ausdrucksinnervationen in der Form von Konversionssymptomen erfinden, die teilweise dazu dienen, den verdrängten Emotionen Abfuhr zu verschaffen, zum anderen Teil aber gleichzeitig Abwehrmaßnahmen gegen deren direkten Ausdruck darstellen. Manchmal findet die Abfuhr durch die gewöhnlichen und geeigneten Ausdrucksvorgänge statt, wie es im Falle des hysterischen Lachens oder Weinens vorkommt. Hier sind die zugrunde liegenden Emotionen verdrängt. Der Kranke weiß nicht, warum er lacht oder weint. Wegen der Abspaltung der Ausdrucksbewegungen von der zugrunde liegenden Emotion können sie die Spannungen nicht abführen. Deshalb die Unbeherrschbarkeit und das nicht Aufhörenwollen des hysterischen Lachens oder Weinens.

Vegetative Reaktionen auf emotionale Zustände

Diese Gruppe besteht in viszeralen Reaktionen auf emotionale Reize und ist von besonderer Bedeutung für die Innere Medizin und andere medizinische Fachgebiete. Das psychosomatische Vorgehen in der Medizin hatte sich ursprünglich am Studium der vegetativen Störungen entwickelt, die unter dem Einfluß gewisser emotionaler Störungen zustande kommen. Bevor wir jedoch in die Diskussion der vegetativen Störungen eintreten können, müssen wir uns mit den normalen körperlichen Reaktionen auf Emotionen beschäftigen. Diese dienen als physiologische Basis für die verschiedenen, die einzelnen vegetativen Organe treffenden Störungen.

Die Gesamtfunktion des Nervensystems kann aufgefaßt werden als Ausrichtung auf die Aufrechterhaltung konstanter Bedingungen innerhalb des Organismus (Homöostase). Das Nervensystem erfüllt diese Aufgabe nach dem Prinzip der Arbeitsteilung. Während das willkürliche Zentralnervensystem mit der Regulierung der Beziehungen zur äußeren Welt betraut ist, beherrscht das vegetative Nervensystem die inneren Angelegenheiten des Organismus, das heißt, die inneren vegetativen Vorgänge. Der parasympathische Anteil des vegetativen Nervensystems ist vorwiegend für das Erhalten und Aufbauen, das heißt, für die anabolischen (stoffwechselsynthetischen) Vorgänge zuständig. Sein anabolischer Einfluß zeigt sich in Funktionen wie der Anregung der gastrointestinalen Verdauungstätigkeit und der Zuckerspeicherung in der Leber. Seine Erhaltungs- und Schutzfunktion kommt zum Beispiel in Pupillenverengungen als Schutzmaßnahme gegen Licht oder in Bronchiolarspasmen als Schutzmaßnahme gegen reizende Stoffe zum Ausdruck.

Wie von *Cannon* (43) postuliert, besteht die Hauptaufgabe der sympathischen Anteile des vegetativen Nervensystems in der Abstimmung innerlicher vegetativer Funktionen auf die Ansprüche äußerer Aktivität, insbesondere in Überraschungs- und Notsituationen. Mit anderen Worten, dem sympathischen Nervensystem obliegt die Vorbereitung des Organismus für Kampf und Flucht, indem es die vegetativen Prozesse in einer in Notsituationen äußerst zweckmäßigen Weise umstellt. Bei dem Bereitmachen für Kampf und Flucht ebenso wie während solcher Handlungen, hemmt es sämtliche anabolischen Prozesse. So wird es zur hemmenden Instanz für die Tätigkeit des Magendarmtraktes. Es wirkt jedoch steigernd auf die Herz- und Lungentätigkeit und verändert die Blutverteilung. Dabei entleert es das Splanchnikusgebiet von Blut und treibt es zu Muskeln, Lungen und Gehirn, wo durch vermehrte Tätigkeit ein erhöhter Energiebedarf anfällt. Gleichzeitig steigt der Blutdruck, Kohlehydrate werden aus ihren Speichern mobilisiert, und das Nebennierenmark wird gereizt. Sympathische und parasympathische Wirkungen sind sehr weitgehend antagonistisch.

Man kann verallgemeinernd sagen, daß unter parasympathischem Überwiegen sich das Individuum von seinen äußeren Problemen in eine bloße vegetative Existenz zurückzieht, während es in der sympathischen Erregung seine friedlichen Funktionen des Aufbauens und des Wachstums vernachlässigt oder hemmt und seine ganze Kraft der Bewältigung von Problemen zuwendet, die mit seiner äußeren Umwelt zusammenhängen.

Die innere Ökonomie des Organismus während Anstrengung und Erholung verhält sich wie eine Nation in Krieg und Frieden. Kriegswirtschaft bedeutet Bevorzugung von Kriegsproduktion und Bremsung gewisser friedenswirtschaftlicher Produktionen. Tanks werden anstelle von Autos hergestellt, Munition anstelle von Luxusgütern produziert. Im Organismus entspricht der emotionale Zustand des Bereitseins der Kriegswirtschaft und der Erholung der Friedenswirtschaft. Bestimmte Organsysteme, die in der Notsituation gebraucht werden, werden angeregt, während andere Organsysteme Hemmungseinflüssen unterliegen, bzw. umgekehrt.

Bei neurotischen Störungen der vegetativen Funktionen ist diese Harmonie zwischen äußerer Situation und innerlichen vegetativen Prozessen gestört. Die Störung kann verschiedene Formen annehmen. Nur eine beschränkte Zahl von Zuständen ist bisher vom psychodynamischen Gesichtspunkt aus sorgfältig untersucht. Die emotionalen Störungen von vegetativen Funktionen können ganz allgemein in zwei hauptsächliche Kategorien eingeteilt werden. Diese zwei Kategorien entsprechen den zwei grundlegenden oben beschriebenen emotionalen Einstellungen:

1. Vorbereitung auf Kampf oder Flucht in der Notsituation;
2. Zurückziehen von auswärts gekehrter Aktivität.

1. Die zu dem 1. Punkt gehörenden Störungen sind das Ergebnis einer Hemmung oder Verdrängung selbstbestätigender, feindseliger Antriebe. Weil diese Antriebe verdrängt oder gehemmt sind, werden die entsprechenden Verhaltensweisen (Kampf oder Flucht) niemals abgewickelt. Und doch ist der Organismus physiologisch in einer ständigen Bereitschaftsstellung. Mit anderen Worten: Obgleich die vegetativen Vorgänge für konzentrierte aggressive Tätigkeit mobilisiert worden sind, gelangen sie doch nicht zum vollgültigen Einsatz. Als Folge davon bleibt der chronische Zustand der Bereitschaft im Organismus zusammen mit denjenigen physiologischen Reaktionen bestehen, die normalerweise in gefahrvoller Situation benötigt werden, wie gesteigerte Herztätigkeit, erhöhter Blutdruck, Gefäßerweiterung in der Skelettmuskulatur, vermehrte Mobilisierung von Kohlehydratreserven und gesteigerter Stoffwechsel.

In einem normalen Individuum bestehen diese physiologischen Veränderungen nur kurze Zeit, nämlich nur solange wie die Notwendigkeit erhöhter Anstrengungen andauert. Sobald Kampf oder Flucht oder welche Anstrengung erfordernde Aufgabe auch immer überstanden sind, geht der Organismus zum Ruhezustand über und die physiologischen Prozesse kehren zum Normalen zurück. Das ist jedoch nicht der Fall, wenn nach der Aktivierung der bei der Vorbereitung auf einen anstrengenden körperlichen Einsatz angesprochenen vegetativen Vorgänge keine Handlung zustande kommt. Wenn sich dies wiederholt ereignet, bleiben einige der oben beschriebenen adaptiven physiologischen Reaktionen bestehen. Die verschiedensten Formen von Herzsymptomen können als Beispiel für dieses Phänomen dienen. Es sind Symptomreaktionen auf neurotische Angst und verdrängte oder gehemmte Wut. Beim essentiellen Hypertonus wird der erhöhte Blutdruck chronisch unter dem Einfluß von gestauten und nie vollständig entlasteten Emotionen aufrechterhalten, genau so wie es als temporäres Phänomen unter dem Einfluß offen abreagierter Wut bei Normalen abläuft. Emotionale Einflüsse auf die Regulationsmechanismen des Kohlehydratstoffwechsels spielen wahrscheinlich eine entscheidende Rolle beim Diabetus mellitus. Chronisch gesteigerte Muskelspannung, die von anhaltenden aggressiven Erregungen hervorgebracht wird, scheint einen pathogenen Faktor bei der Arthritis rheumatica abzugeben. Der Einfluß dieser Art von Emotionen auf die endokrinen Funktionen kann bei der Thyreotoxikose beobachtet werden. Gefäßreaktionen auf emotionale Spannungen spielen eine bedeutsame Rolle bei gewissen Formen von Kopfschmerzen. Bei all diesen Beispielen werden bestimmte Phasen der vegetativen Vorbereitung auf konzentrierte Anstrengungen chronisch unterhalten, weil die zugrundeliegenden motivierenden Kräfte neurotisch gehemmt sind und nicht in geeigneten Handlungen freigesetzt werden.

2. Eine weitere Gruppe von neurotischen Personen reagiert auf die sich ergebende Notwendigkeit konzentrierter Selbsterhaltungs-Anstrengungen mit einem gefühlsmäßigen Sichzurückziehen vor der Handlung in einen Abhängigkeitszustand. Statt der rauhen Wirklichkeit ins Auge zu gehen, ist es ihre erste Regung, sich hilfesuchend umzukehren, wie sie es taten, als sie hilflose Kinder waren. Dieser Rückzug vor der Handlung ist eine Haltung, die für den ruhenden Organismus charakteristisch ist und kann mit dem Ausdruck „vegetativer Rückzug" belegt werden. Ein verbreitetes Beispiel für diese Phänomen ist der Mann, der in einer Gefahrensituation Durchfall bekommt, statt in einer angebrachten Weise zu handeln. „Er macht sich in die Hosen". Statt einer Not- oder Gefahrensituation handelnd zu begegnen, vollführt er eine vegetative Leistung, für die er als kleines Kind von seiner Mutter Lob und Beifall ernten konnte. Dieser Typ neurotisch vegetativer Reaktion stellt ein vollständigeres Zurückschrecken vor der Handlung dar,

als es in der zuerst besprochenen Gruppe der Fall ist. Diese Gruppe von Typen setzt nämlich die erforderlichen adaptiven vegetativen Reaktionen in Gang; ihre Störung liegt nur in der Tatsache, daß ihre vegetative Vorbereitung auf das Handeln unter sympathischer oder humoraler Erregung chronisch wird. Die zweite Gruppe von Kranken reagiert in paradoxer Weise. Anstatt sich auf nach außen gerichtetes Handeln vorzubereiten, ziehen sie sich in einen vegetativen Zustand zurück, der das genaue Gegenteil des Zweckmäßigen ist.

Dieser psycho-physiologische Prozeß läßt sich an Beobachtungen demonstrieren, wie ich sie z. B. bei einem Magenneurotiker mit chronischer Hyperazidität machen konnte. Dieser Kranke bekam spontan immer dann Sodbrennen, wenn er im Kino den Helden im Kampf mit seinen Widersachern oder bei anderen Tätigkeiten von aggressivem gefährlichem Charakter sah. In seiner Phantasie identifizierte er sich mit dem Helden. Dies verursachte jedoch Angst, und er zog sich vom Kampf zurück, um Sicherheit und Hilfe zu suchen. Wie wir später sehen werden, sind solche abhängigen Strebungen nach Sicherheit und Hilfe eng mit dem Wunsch, gefüttert zu werden, verbunden und lösen so gesteigerte Magentätigkeit aus. Dieser Kranke verhielt sich in seinen vegetativen Reaktionen paradox, weil gerade dann, wenn er kämpfen sollte, sein Magen übermäßig zu funktionieren und sich auf die Aufnahme von Nahrung vorzubereiten begann. Selbst im Leben der Tiere muß der Feind zunächst besiegt sein, bevor er gefressen werden kann.

Die große Gruppe der sogenannten funktionellen Störungen des Magen-Darm-Traktes gehört hierher. Beispielhaft sind alle Formen von nervöser Verdauungsstörung, nervöser Diarrhoe, Kardiospasmus, zahlreiche Formen der Kolitis und gewisse Formen der Obstipation. Man kann diese gastrointestinalen Reaktionen auf emotionale Belastungen als auf „regressiven Bahnungen“ beruhend ansehen, weil sie eine Wiederbelebung körperlicher Reaktionen auf emotionale Spannungen darstellen, wie sie für das Kleinkind charakteristisch sind. Eine der frühesten emotionalen Spanungen, die das Kind erlebt, ist der Hunger, der durch orale Einverleibung befriedigt wird und damit dem Gefühl der Sättigung Platz macht. Die orale Einverleibung wird so zu einer frühen Bahnung für die Entlastung von Unlustspannungen, die von unbefriedigten Bedürfnissen ausgehen. Dieses Kindheitsschema der Auflösung einer schmerzvollen Spannung kann bei Erwachsenen im neurotischen Zustand oder unter dem Einfluß akuter emotionaler Belastungen wiederbelebt werden. Eine verheiratete Frau berichtete, daß sie sich selbst immer beim Daumenlutschen überraschte, wenn sie sich von ihrem Mann vernachlässigt oder abgewiesen fühlte. Diese Phänomene verdienen wahrhaftig die Bezeichnung „Regression". Die nervöse Angewohnheit, in einem Zustand von ungewisser oder ungeduldiger Erwartung zu rauchen oder zu kauen, beruht auf derselben Art von regressiver Bahnung. Emotional bedingte Reaktionen der Darmfunktion sind ebenso solche regressiven Phänomene und können unter extremen emotionalen Belastungen selbst in sonst gesunden Individuen auftreten.

Weitergehend hat dieser Typ von emotionalen Mechanismen eine wichtige ätiologische Bedeutung bei Zuständen, in denen sich grob sichtbare morphologische Veränderungen entwickeln, wie beim Magengeschwür und bei der Colitis ulcerosa. Außerdem gehören dieser Gruppe von neurotischen Reaktionen, abgesehen von den gastro-intestinalen Störungen, noch gewisse Formen von Erschöpfungszuständen an, die mit Störungen des Kohlehydratstoffwechsels verknüpft sind. In gleicher Weise stellt die psychologische Komponente beim Bronchialasthma eine Flucht vor der Handlung in eine abhängige hilfesuchende Haltung dar. Die bei dieser ätiologischen Gruppe gestörten Funktionen werden alle vom parasympathischen Nervensystem gefördert und durch sympathische Reize gehemmt.

Man ist geneigt, in der ersten Kategorie von vegetativen Reaktionen ein sympathisches und bei den letzteren ein parasympathisches Überwiegen im vegetativen Gleichgewicht anzunehmen. Diese Annahme berücksichtigt jedoch die Tatsache nicht, daß jede Verschiebung im vegetativen Gleichgewichtszustand sofortige kompensatorische Reaktionen zur Folge hat. Die Störung kann im Beginn sehr wohl durch ein Übermaß von sympathischer oder parasympathischer Erregung verursacht sein. Sehr bald wird jedoch das Bild durch gegenregulatorische Maßnahmen kompliziert, die auf die Wiederherstellung des homöostatischen Gleichgewichtszustandes abzielen. An allen vegetativen Funktionen sind beide Anteile des vegetativen Nervensystems beteiligt. Und wenn eine Störung erst einmal gesetzt ist, so wird es bald unmöglich, die folgenden Symptome ausschließlich entweder sympathischen oder parasympathischen Einflüssen zuzuschreiben. Nur im Beginn kann der störende Reiz mit dem einen oder anderen Anteil des vegetativen Nervensystems identifiziert werden. Man darf auch nicht vergessen, daß die homöostatischen Regulationen oft einen überschießenden Charakter haben, und daß die Überkompensation den ursprünglich störenden Reiz überschatten kann. Die beiden Teile des vegetativen Nervensystems sind funktionell antagonistisch, doch wirken sie bei jedem vegetativen Vorgang gemeinsam, gerade so, wie Extensoren und Flexoren in der Muskulatur bei jeder Bewegung der Extremitäten zusammenarbeiten, obwohl sie antagonistische Funktionen haben.

Zusammenfassung

Wenn wir die hier besprochenen physiologischen Fakten der psychoanalytischen Neurosenlehre im allgemeinen und der weiter oben vorgetragenen Auffassung der vegetativen Neurose im besonderen gegenüberstellen, so kommen wir zu folgendem fest umrissenen Bild: Jede Neurose besteht gewissermaßen in einem Rückzug vor der Handlung, in dem Unterschieben autoplastischer Prozesse für das Handeln *(Freud)*. Bei Psychoneurosen ohne somatische Symptome werden motorische Tätigkeiten durch psychologische Tätigkeiten ersetzt, durch das Handeln in der Phantasie anstelle vom wirklichen Handeln. Die Arbeitsteilung im Zentralnervensystem wird jedoch nicht gestört. Die psychoneurotischen Symptome beruhen auf der Tätigkeit des Zentralnervensystems, dessen Funktion die Kontrolle der Beziehungen zur Außenwelt ist. Das gilt auch für die Konversionshysterie. Hier sind die Symptome auch in dem motorisch-willkürlichen und sensorisch-perzeptiven System lokalisiert, das mit den auswärtigen Angelegenheiten des Organismus zu tun hat. Jede neurotische Störung vegetativer Funktionen besteht hingegen in einer Störung der Arbeitsteilung innerhalb des Nervensystems. In diesen Fällen wird die nach außen gerichtete Handlung unterlassen und die nicht abgeführte emotionale Spannung ruft chronische innere vegetative Veränderungen hervor. In denjenigen Fällen, die auf einem sympathischen Überwiegen beruhen, ist diese Störung der Arbeitsteilung nicht so ausgeprägt wie in den Fällen, in denen die parasympathische Reizung vorherrscht. Die sympathischen Funktionen nehmen, wie wir gesehen haben, eine Zwischenstellung ein zwischen inneren vegetativen Funktionen und auswärts gerichteten Handlungen. Sie stimmen die vegetativen Funktionen ab und verändern sie in einer dem Handeln zur Lösung äußerer Probleme förderlichen Weise. Bei Störungen mit einer sympathischen Hyperaktivität schreitet der Organismus nicht zum Handeln, wenngleich er sich all den vorbereitenden Veränderungen unterwirft, die für das Handeln förderlich und notwendig sind. Wenn diesen Vorbereitungen die Handlung folgte, wäre der Vorgang normal. Die neurotische Natur des Zustandes besteht darin, daß der ganze physiologische Prozess niemals zu Ende geführt wird.

Bei denjenigen Störungen, die sich unter parasympathischem Überwiegen entwickeln, sehen wir einen vollständigeren Rückzug vor der Lösung äußerer Probleme. Hier entspricht das mit dem Symptom zusammenhängende psychologische Material einem Rückzug auf eine frühere vegetative Abhängigkeit vom Organismus der Mutter. Der an gastro-intestinalen Symptomen Leidende reagiert auf die Notwendigkeit zu Handeln mit paradoxen vegetativen Wirkungen: Zum Beispiel: Er bereitet sich auf die Fütterung vor statt auf den Kampf.

Die Einteilung der vegetativen Symptome in diese zwei Gruppen stellt nur einen vorläufigen Schritt bei der Lösung der Frage der emotionalen Spezifität von Organneurosen dar. Das nun auftauchende Problem wäre die Untersuchung der Frage, welche spezifischen Faktoren über die Wahl der innerhalb der groben Einteilung in parasympathische und sympathische Wirkung speziell betroffenen Organfunktionen entscheiden. Das heißt, zu erklären, warum unbewußte aggressive kämpferische Strebungen, wenn sie verdrängt werden, in manchen Fällen zu chronischem Hypertonus und in anderen zu Herzklopfen oder zu einer Störung des Kohlehydratstoffwechsels oder zu chronischer Obstipation führen. Und warum andererseits passive regressive Strebungen in manchen Fällen zu Magensymptomen, in anderen zu Diarrhoe und in wieder anderen zu Asthma führen.

Psychodynamisch lassen sich die beiden Arten neurotischer Reaktion bei vegetativen Funktionen durch die Abbildung 1 darstellen.

Immer dann, wenn die Ausdrucksmöglichkeit von Konkurrenz-, Aggressions- und Feindseligkeitshaltungen im Willkürverhalten gehemmt ist, gerät das sympathische, adrenergische System in einen Dauererregungszustand. Die vegetativen Symptome entspringen aus der festgehaltenen sympathischen Erregung, die andauert, weil der Vollzug der Kampf- oder Fluchtreaktion nicht auf dem Gebiet koordinierten Willkürverhaltens stattfindet. Dies wird anschaulich gemacht durch den an essentiellem Hochdruck leidenden Kranken, der in seiner Oberflächenstruktur gehemmt und übertrieben beherrscht erscheint. In gleicher Weise kann bei der Migräne der Schmerzanfall innerhalb weniger Minuten enden, wenn der Kranke sich seines aggressiven Affektes bewußt wird und ihm offenen Ausdruck verleiht[1]).

In den Fällen, bei denen die Befriedigung von hilfesuchenden regressiven Strebungen im oberflächlichen Verhalten vermißt wird — entweder wegen innerer Abweisung dieser Neigungen oder aus äußeren Umständen —, können sich die vegetativen Reaktionen in Fehlfunktionen manifestieren, die das Ergebnis gesteigerter parasympathischer Erregung sind. Recht anschaulich wird dies dargetan durch den oberflächlich übertrieben tätigen, energischen Ulcuskranken, der sich die Befriedigung seiner Abhängigkeitsbedürfnisse nicht gestattet, und durch den Kranken, der einen chronischen,

---

1) Siehe Seite 120.

Abb. 1. Schematische Darstellung des Spezifitätsbegriffs bei der Ätiologie von vegetativen Funktionsstörungen.

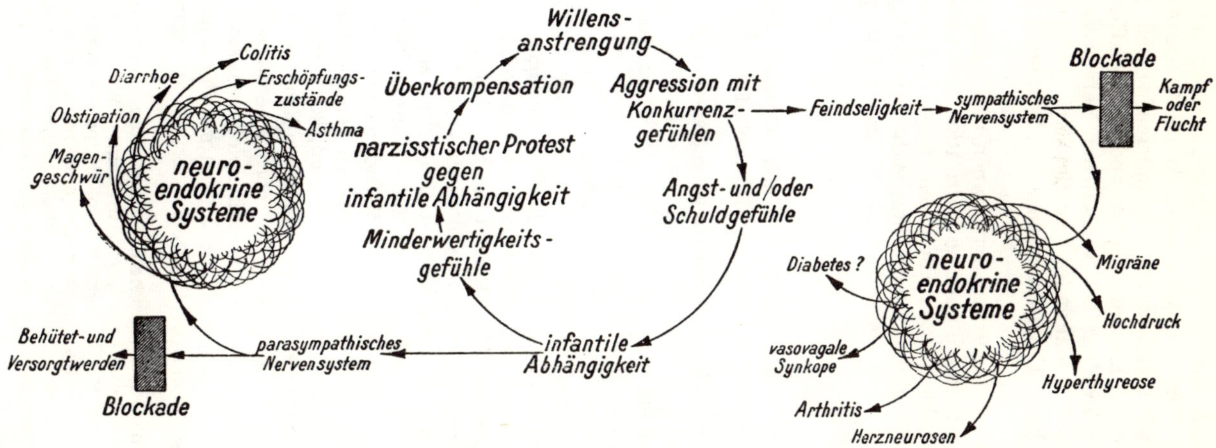

Das Schema zeigt die beiden Arten von vegetativen Reaktionen auf emotionale Zustände. Auf der rechten Seite sind diejenigen Zustände dargestellt, die sich entwickeln können, wenn die Abfuhr feindseliger aggressiver Antriebe (Kampf oder Flucht) blockiert und im Oberflächenverhalten vermißt wird; auf der linken Seite erscheinen diejenigen Zustände, die sich entwickeln, wenn die abhängigen hilfesuchenden Strebungen blockiert sind.

arbeitsunfähig machenden Erschöpfungszustand immer dann entwickelt, wenn er versucht, sich einer, konzentrierte Anstrengung erfordernden, Tätigkeit zu widmen. Mit anderen Worten, diese vegetativen Symptome werden durch eine andauernde Erregung des parasympathischen Zweiges des vegetativen Nervensystems eingeleitet, die von einer anhaltenden emotionalen, im koordinierten Willkürverhalten keine Entlastung findenden, Spannung unterhalten wird.

Diese Korrelationen zwischen Symptomen und unbewußten Haltungen können nicht einfach auf eine Korrelation zwischen Zügen der Oberflächenpersönlichkeit und Symptomen ausgedehnt werden. Überdies können beide Reaktionsarten beim gleichen Individuum zu verschiedenen Zeiten und in manchen Fällen selbst gleichzeitig beobachtet werden.[1])

3. DAS PROBLEM DER SPEZIFITÄT EMOTIONALER FAKTOREN BEI SOMATISCHEN STÖRUNGEN

Die in den vorangehenden Seiten vorgetragenen Anschauungen sind auf das gegründet, was wir die Theorie der Spezifität nennen. Dieser Theorie zufolge variieren die physiologischen Reaktionen auf emotionale Reize sowohl im Normalen wie im Kranken in Abhängigkeit von der Art des auslösenden emotionalen Zustandes. Lachen ist Reaktion auf Heiterkeit, Weinen auf Kummer, Seufzen drückt Erleichterung oder Verzweiflung und Erröten Verlegenheit aus. Die vegetativen Reaktionen auf unterschiedene emotionale Reize variieren ebenso entsprechend der Qualität der Emotionen. Jeder emotionale Zustand hat sein eigenes physiologisches Syndrom. Blutdrucksteigerung und beschleunigte Herztätigkeit sind ein regelmäßiger Bestandteil von Wut und Furcht. Erhöhte Magensaftsekretion kann eine regressive Reaktion auf eine Not- oder Gefährdungssituation sein. Asthmaanfälle sind mit einer unbewußten unterdrückten Regung, nach der helfenden Mutter zu schreien, korreliert.

Wie weit die Spezifität der physiologischen Reaktionen auf unterschiedliche emotionale Reize reicht, ist noch eine offene Frage. Die vorgetragene Theorie unterscheidet prinzipiell zwischen zwei Haltungen: 1. Bereitmachen zum Handeln, um mit der angsterzeugenden Situation durch aktives Eingreifen fertig zu werden, und

[1]) Die hier gemachte Unterscheidung zwischen sympathischem und parasympathischem Überwiegen steht in keiner Weise in Beziehung zu Eppingers und Heß' Begriff von sympathikotoner und vagotoner Konstitution, weil das sympathische oder parasympathische Überwiegen kein konstantes Charakteristikum einer Persönlichkeit ist, sondern nur vorübergehende Zustände charakterisiert.

2. Rückzug vor dieser in erhöhte Abhängigkeitsgefühle, wie beim kleinen Kind, das sich der helfenden Mutter zuwendet, statt zu versuchen, der Schwierigkeiten selber Herr zu werden. In Übereinstimmung mit *Cannons* (43) Auffassung geht die erstere emotionale Haltung mit gesteigerter sympathischer, die zweite mit gesteigerter parasympathischer Erregung einher. Innerhalb dieser beiden großen Kategorien können spezifische Reaktionen auf unterschiedliche Emotionen auseinandergehalten werden. Diese sollen in den folgenden Kapiteln besprochen werden.

Es finden sich noch immer Anhänger einer überholten Ansicht, nach der keine spezifische Korrelation zwischen der Art der emotionalen Belastung und ihren somatischen Folgen bestehen soll. Mit dieser Auffassung wird behauptet, daß eine beliebige Emotion zu jeder beliebigen organischen Störung beitragen kann und daß die lokale Angreifbarkeit des betroffenen Organs für die Lokalisation der Krankheit verantwortlich ist. Die Theorie der emotionalen Spezifität vernachlässigt demgegenüber andere nichtemotionale Faktoren, die über die Art der physiologischen Reaktion entscheiden können, natürlich nicht[1]). Konstitution und Anamnese des beteiligten Organsystems sind ebenfalls bedeutsame Faktoren, die eine spezifisch erhöhte Ansprechbarkeit auf emotionale Reize bedingen können.

Die Kontroverse um die Spezifität der bei vegetativen Störungen wirksamen psychodynamischen Faktoren wird dadurch verwirrt, daß die entscheidenden psychologischen Einflüsse wie Angst, verdrängte feindselige und erotische Antriebe, Versagungen oder Abhängigkeitsstrebungen, Minderwertigkeits- und Schuldgefühle in sämtlichen Störungen dieser Art angetroffen werden. Es handelt sich nicht um das Vorhandensein eines bestimmten oder mehrerer dieser psychologischen Faktoren, sondern die Spezifität muß in der Konfliktsituation gesucht werden, in der die verschiedenen Faktoren in Erscheinung treten. Diese Art der Spezifität ist der in der Stereochemie vergleichbar. Die Bausteine der verschiedenen organischen Verbindungen sind dieselben Atome: Kohlenstoff, Wasserstoff, Sauerstoff und Stickstoff; sie sind jedoch in einer unendlichen Vielzahl von Strukturformeln gebunden, und jede Kombination stellt eine Substanz von höchst spezifischen Eigenschaften dar. Weiterhin findet sich eine Spezifität in der Art, in der sich eine motivierende psychologische Kraft ausdrückt. Feindseligkeit kann sich durch körperlichen Angriff ausdrücken, sei es auf dem Wege über die Extremitätenmuskulatur oder durch Besudeln, Anspeien usw., oder aber durch Beschimpfungen, Vernichtungsphantasien oder andere weniger direkte Angriffsarten. Die physiologischen Reaktionen wer-

---

1) Siehe Besprechung ätiologischer Faktoren auf Seite 30.

den in entsprechender Weise verschieden sein. Der beim vegetativen Rückzug gefundene Wunsch, umhegt und umsorgt zu werden, kann in Erscheinung treten als Wunsch, gefüttert, gestreichelt, umhergetragen, versorgt, gelobt, ermutigt zu werden, oder in jeder beliebigen sonstigen Weise Hilfe von anderen zu empfangen. Wie bei der Besprechung der verschiedenen vegetativen Störungen im einzelnen gezeigt werden wird, entscheiden die psychologischen Inhalte gemeinsam mit der dynamischen Konfiguration dieser motivierenden Kräfte über die physiologischen Funktionen, die einer Aktivierung oder Hemmung unterworfen werden. Ein wertvoller Ansatz zum Studium dieser spezifischen physiologischen Reaktionen auf psychologische Reize ist von *French* ausgearbeitet worden. Da „jede integrierte Tätigkeit die funktionelle Erregung bald dieses, bald jenes Organs entsprechend dem besonderen Ablaufschema der Tätigkeit umfaßt", können sich die verdrängten Motivierungen in Träumen durch körperliche Funktionen ausdrücken, die den psychologischen Reizen entsprechen (88).

Die exakte Rekonstruktion der für die verschiedenen vegetativen Störungen charakteristischen spezifischen psychodynamischen Konfigurationen ist äußerst schwierig und erfordert eine peinlichst genaue vergleichende anamnestische Untersuchung an großen Krankenzahlen der gleichen Krankheitsart. Die aus solchen Untersuchungen gewonnenen Angaben müssen dann mit ausführlichen psychoanalytischen Beobachtungen an einer kleinen Zahl von Fällen in Vergleich gesetzt werden. Die für eine Reihe von Krankheiten charakteristischen spezifischen psychodynamischen Schemata sind jeweils den einzelnen Kapiteln des zweiten Teiles dieses Buches nachgestellt[1]).

4. PERSÖNLICHKEITSTYPEN UND KRANKHEIT

Die Vorstellung einer Prädisposition gewisser Persönlichkeitstypen zu bestimmten Krankheiten findet sich von altersher im medizinischen Denken. Als die Medizin noch einzig auf der klinischen Beobachtung fußte, wurde von aufmerksamen Ärzten die Häufung gewisser Krankheiten bei Menschen von bestimmtem physischem oder geistigem Habitus immer wieder bemerkt. Der gute Kliniker sah seinen Stolz darin, diese Korrelationen aus lebenslanger Erfahrung zu beherrschen. Er wußte, daß der schlanke, hochaufgeschossene, engbrüstige Mensch stärker zu Tuberkulose neigte als

1) Siehe Seiten 81, 92, 114, 141, 163.

der rundlich robuste Typus, und daß der letztere leichter das Opfer einer Hirnblutung wurde. Solchen Korrelationen zwischen Krankheit und physischer Statur liefen Korrelationen zwischen Persönlichkeitszügen und gewissen Krankheiten parallel. Ausdrücke wie „Melancholie“ vermitteln einen Eindruck von dem intuitiven Wissen um die Häufigkeit depressiver Züge unter Gallenblasenleidenden (Melas — schwarz, chole = Galle). *Balzac* (21) gibt in seinem „Cousin Pons“, einem der ersten je geschriebenen psychosomatischen Romane, eine meisterliche Beschreibung eines Junggesellen, der erst melancholisch wurde und späterhin ein Gallenblasenleiden entwickelte. Die Neigung zu kulinarischen Genüssen bei Diabetikern und die Beziehungen zwischen Herzleiden und Angst waren allgemein bekannt. In den USA haben Kliniker wie *Alvarez, George Draper, Eli Moschcowitz* (18, 69, 168, 169, 170) und andere wertvolle Beobachtungen dieser Art zusammengetragen, die in den folgenden Kapiteln genauer besprochen werden sollen. Von *Alvarez* (19) wurde der Begriff der Ulcus-Persönlichkeit, des schwer arbeitenden, überaktiven Menschen-Typs, publik gemacht. *Draper* (68) erkannte, daß viele Ulcus-Kranke unter dieser überaktiven Schale Abhängigkeitszüge und, wie er es ausdrückte, feminine Charakteristika verbergen.

Ein anderes fruchtbares Feld für die Korrelation von Persönlichkeitszügen mit Krankheitsbildern findet sich bei den endokrinen Erkrankungen, wie zum Beispiel bei den Hyper- und Hypothyreosen. Der spannunggeladene, erregbare, empfindsame Hyperthyreotiker bildet einen scharfen Gegensatz zu dem langsamen, phlegmatischen, schwer ansprechbaren Myxödemkranken.

Die meisten dieser Beobachtungen blieben mehr oder weniger anekdotischer Natur, bis *Dunbar* (75) die modernen Methoden der psychodynamischen Diagnose auf dieses fruchtbare Gebiet anwandte. In ihren „Profilstudien“ beschreibt sie gewisse statistische Korrelationen zwischen Krankheit und Persönlichkeitstypus. Die mit ihrer Methode erfaßbaren äußeren Persönlichkeitsbilder zeigen eine so große Streuung innerhalb der einzelnen Krankengruppen, daß es allenfalls zulässig ist, von einer gewissen mehr oder weniger signifikanten statistischen Häufigkeit zu sprechen. Die Tatsache, daß so zahlreiche Ausnahmen bei diesen Korrelationen vorkommen, weist darauf hin, daß die meisten von ihnen nicht wirklich kausaler Natur sind.

Die meiste Gültigkeit unter ihren Profilen kann vielleicht das des Koronarinsuffizienten beanspruchen. Nach *Dunbar* besitzt ein solcher Kranker gewöhnlich eine ausdauernd strebsame Persönlichkeit von großer Beherrschung und Beharrlichkeit, ausgerichtet auf Erfolg und Leistung. Er ist ein Planer von Fernzielen. Er hat oft ein distinguiertes Äußeres. Offensichtlich besitzt er in hohem Ausmaß das, was *Freud* das „Realitätsprinzip" nannte, die Fähigkeit, sein Handeln zugunsten von Fernzielen aufzuschieben und diesen unterzuordnen. *Dunbar* stellte solchen Kranken sehr eindrucksvoll Knochenbruchpatienten gegenüber, die zu Unfällen tendieren. Diese sind nämlich impulsive, unsystematisch lebende, abenteuerliebende Menschen, die für den Augenblick und nicht für die Zukunft leben. Sie neigen dazu, jeder Augenblicksregung nachzugeben und lassen häufig eine schlecht beherrschte Feindseligkeit gegenüber Autoritätspersonen manifest werden; gleichzeitig wird ihr Verhalten von Schuldgefühlen motiviert und zeigt eine Tendenz zur Selbstbestrafung und zum Mißlingen. Diese unfallanfälligen Menschen werden besonders häufig unter Landstreichern und vagabundierenden Typen gefunden, den Hans-guck-in-die-Luft-Leuten, die keine Disziplin ertragen können, weder äußerliche Autorität noch den innerlichen regulativen Einfluß der Vernunft[1]).

Die Korrelation zwischen einer Neigung zu impulsiven Handlungen mit mangelnder äußerer und innerer Diszipliniertheit auf der einen und Unfallneigung auf der anderen Seite scheint eine definitive Kausalbeziehung abzugeben. Es ist leicht zu verstehen, daß ein impulsiver, von Feinseligkeits- und Schuldgefühlen schwangerer Mensch zu Unfällen inkliniert. Er handelt vorschnell und hastig und trägt gleichzeitig Tendenzen zu Selbstbestrafung und Leiden in sich. Er ist einerseits uneinsichtig und andererseits geneigt, für eine Aggression den Preis in Form von physischen Verletzungen zu zahlen.

Die Beziehung zwischen bestimmten Persönlichkeitstypen und koronaren Krankheiten erscheint viel verwickelter. Die Häufigkeit von koronaren Zwischenfällen unter Patienten aus den akademischen Berufsgruppen wie Ärzten, Geistlichen, Rechtsanwälten, Vollzugsbeamten und Menschen, die große Verantwortung tragen, ist den Klinikern wohl bekannt. In diesem Sinne erscheint die Koronarinsuffizienz beinahe als eine Berufskrankheit. Es wäre gut möglich, daß eine gewisse Lebensart, gewisse Arten geistiger Anspannung, somatische Bedingungen schaffen, die gewisse progressive Veränderungen im Gefäßsystem hervorrufen, denen als letzte Folge die koronare Erkrankung sich anschließt. Die wahre Korrelation braucht dann nicht zwischen der Aufmachung der Persönlichkeit und der koronaren Erkrankung zu bestehen, sondern könnte auch in der Lebensweise und der Krankheit zu finden sein. Die *Dunbar*schen Befunde könnten dann aus der Tatsache erklärt werden, daß gewisse Persönlichkeitstypen mehr dazu neigen, solche verantwortungs-

---

1) Siehe Seite 163 ff.

vollen Berufe zu wählen. Es handelte sich dann demnach um eine sekundäre, und nicht um eine direkt kausale Korrelation. Als Pseudokorrelation dieser Art ist die *Dunbar*sche Aussage aufzufassen, daß Koronarinsuffiziente häufig ein distinguiertes Aussehen zeigen. Das distinguierte Aussehen hängt offensichtlich damit zusammen, daß diese Menschen meist gebildete Akademiker sind. Die äußere Erscheinung selbst hat wahrscheinlich mit der Koronarinsuffizienz wenig zu tun.

Pseudokorrelationen dieser Art lassen sich durch das folgende Beispiel anschaulich machen: Es läßt sich mit Gewißheit voraussagen, daß in Italien unter Industriearbeitern mehr blonde Typen vorkommen als unter Landarbeitern. In dieser Beziehung ist nur die Tatsache enthalten, daß das industrialisierte Gebiet Italiens der Norden ist, wo mehr blonde Menschen leben als in Süditalien, wo die Leute dunkelhäutig und überwiegend mit landwirtschaftlichen Arbeiten beschäftigt sind. Diese Korrelation beweist daher keine mystische Beziehung oder Affinität zwischen Industriearbeit und Blondheit. Solange die feineren Mechanismen zwischen emotionalen Faktoren und organischen Krankheiten nicht bekannt sind, kann der Aufstellung gewisser äußerer Korrelationen zwischen oberflächlich zu beobachtenden Persönlichkeitszügen und Krankheiten nur eine begrenzte Signifikanz zugebilligt werden.

Eine andere Art von Korrelation zwischen Persönlichkeitsfaktoren und Krankheit erscheint dagegen von größerer Signifikanz. Sorgfältige psychodynamische Untersuchungen haben gezeigt, daß gewisse Störungen vegetativer Funktionen sich mit spezifischen emotionalen Zuständen direkt korrelieren lassen, viel stärker als mit oberflächlichen Persönlichkeitsbildern, wie sie in den Persönlichkeitsprofilen beschrieben werden. Zum Beispiel können chronisch unterhaltene feindselige Antriebe mit einer chronischen Blutdrucksteigerung korreliert werden, während abhängige, hilfesuchende Züge mit gesteigerter Magensaftsekretion einhergehen. Diese emotionalen Zustände können jedoch in einer großen Zahl von sehr verschiedenen Persönlichkeiten vorkommen. Es trifft zu, daß der umtriebige Typ des geschäftigen Menschen, der seine Abhängigkeitsneigungen verdrängt und überkompensiert, gemeinhin unter den Ulcuskranken gefunden wird. Einige von diesen zeigen jedoch diese Persönlichkeitsstruktur ganz und gar nicht. Sie verdrängen ihre hilfefordernden Haltungen keineswegs, werden aber dauernd durch äußere Umstände an deren Befriedigung gehindert[1]). Diese Patienten sind keine schwer arbeitenden, verantwortungsliebenden Menschen. Sie sind ganz offen abhängig und fordernd. Wir

---

[1]) Siehe die weitere Diskussion dieser Frage auf Seite 71.

wissen jetzt, daß es von sekundärer Bedeutung ist, ob die Abhängigkeitstendenzen durch innere Faktoren, wie Stolz, oder durch äußere Faktoren, wie eine kalte abweisende Ehefrau, auf Versagung stoßen. Die signifikante Korrelation besteht zwischen dem Wunsch, Liebe und Hilfe zu empfangen, und der Magentätigkeit, unabhängig davon, ob diesem Wunsch durch äußere Umstände oder durch den Stolz, der einen Menschen hindert, äußere Hilfe anzunehmen, Versagung widerfährt. In ähnlicher Weise ist der Kernkonflikt in Asthmafällen ganz umschrieben und bestimmt: Furcht vor der Trennung von der Mutter oder ihren Ersatzbildern. Die offen zutage tretenden Persönlichkeitsbilder zeigen jedoch eine ausgeprägte Streuung. Die charakteristische emotionale Anordnung beim Asthmatiker kann bei einer Vielzahl von gegensätzlichen Persönlichkeitstypen vorkommen, die gegen die Angst vor der Trennung die verschiedenartigsten emotionalen Abwehrhaltungen aufgebaut haben.

Eine mysteriöse und unbestimmte Korrelation zwischen Persönlichkeit und Krankheit existiert nicht; immer handelt es sich um eine fest umrissene Korrelation zwischen bestimmten emotionalen Konstellationen und gewissen vegetativen Innervationen. Welche Korrelationen auch immer zwischen Persönlichkeitstypus und somatischer Krankheit gefunden werden sollten, es kann ihnen stets nur ein relativer, statistischer, oft zufällig bedingter Wert beigemessen werden. Unter gegebenen kulturellen Bedingungen treten bestimmte Abwehrhaltungen gegen emotionale Konflikte häufiger auf als andere. Unsere Kultur belegt zum Beispiel Unabhängigkeit und persönliche Leistung mit großer Bedeutung. Infolgedessen die Häufung des überaktiven, übergeschäftigen Typs unter Ulcuskranken. Dieses Oberflächenbild entspricht nur einer Abwehrposition (Überkompensation) gegen ein tiefer liegendes Abhängigkeitsverlangen und trägt keine direkte Korrelation zur Ulcusbildung. Die echten psychosomatischen Korrelationen liegen zwischen emotionalen Konstellationen und vegetativen Reaktionen.

5. BEZIEHUNGEN ZWISCHEN NERVÖSEN UND HORMONALEN MECHANISMEN

Wie bereits erwähnt, kann man die Beteiligung der zwei Anteile des vegetativen Nervensystems an den einzelnen Symptomen nicht exakt isolieren, weil sie, wenn auch antagonistisch in ihrer Funktion, bei der Steuerung jeder vegetativen Funktion zusammenarbeiten. Überdies kann ein anfänglicher Anstoß der sympathischen oder parasympathischen Erregung zufolge des homöostatischen Gleichgewichtsstrebens in der entgegengesetzten Richtung überkompensiert werden. Je länger die Störung andauert, um so verwickelter wird die vegetativ-nervöse Beteiligung. Das Bild wird weiterhin dadurch kompliziert, daß bei chronischen Zuständen die neurogenen Mechanismen immer mehr an Bedeutung verlieren und dafür hormonale Regulationsmechanismen in den Vordergrund treten. So können zum Beispiel gehemmte aggressive Antriebe ursprünglich das sympathico-medullo-adrenale System in Tätigkeit setzen. Dieses Bild wird jedoch bald durch den weiteren Ablauf der Ereignisse verschleiert, zu dem eine gesteigerte Produktion von Corticosteroiden gehört, die eine Nierensymptomatik hervorruft und zur Entwicklung fixierten Hochdrucks führten. In diesem Fall rückt die primäre Rolle des sympathischen Nervensystems wegen sekundärer Phänomene aus dem Gesichtsfeld. Die Theorie der Spezifität trifft nur auf die Gleichgewichtsverschiebungen veranlassenden Faktoren zu, nicht aber auf deren sekundäre Ergebnisse.

Die genaue Wechselwirkung zwischen neurogenen und hormonalen Regulationsmechanismen bei normalen und krankhaften Zuständen ist noch immer problematisch. Die Arbeiten von *Selye, Long* und anderen sind entschiedene Fortschritte auf dem zur Erhellung solcher Mechanismen führenden Wege. *Selye* (211) postulierte in seinem „Anpassungssyndrom", daß Exposition gegenüber beliebigen unspezifischen Noxen von genügender Intensität zur Freisetzung von katabolischen Stoffwechselprodukten in den Geweben führt und das erste Stadium des Syndroms, die „Alarmreaktion" hervorruft. Dieses Stadium gestattet noch eine Unterteilung in zwei fest umrissene Phasen. Die erste, die „Schockphase", wird durch Tachykardie, Abnahme von Muskeltonus und Körpertemperatur, Bildung von gastrischen und intestinalen Ulcera, Bluteindickung, Anurie, Oedem, Hypochlorhydrie, Leukopenie, der Leukozytose folgt, Azidose, einer vorübergehenden Hyperglykämie, und schließlich einem Absinken des Blutzuckers und einer Ausschüttung von Adrenalin/Arterenol aus dem Nebennierenmark charakterisiert. *Selye* postulierte, daß bei nicht zu schwerer Schädigung die katabolischen Stoffwechselprodukte den Hypophysenvorderlappen zur Ausschüttung adrenocorticotropen Hormons anregen, das seinerseits die Sekretion eines Überschusses an Nebennierenrindenhormonen stimuliert, die zur Steigerung der Widerstandskraft des Körpers beiträgt. Dies wird als zweite Phase der Alarmreaktion, als „Gegenschockphase" bezeichnet. Für sie charakteristisch ist eine vergrößerte und hyperaktive Nebennierenrinde, eine eintretende Involution des Thymus und anderer lymphatischer Organe und eine Umkehr bei den meisten für die Schock-Phase charakteristischen Anzeichen. Wenn die schädigende Reizung andauert, geht die Gegenschockphase in das zweite Stadium des allgemeinen Anpassungssyndroms, das „Abwehrstadium“ über. In diesem sind die meisten morphologischen Läsionen, die im ersten Stadium zur Beobachtung kamen, verschwunden, und die Abwehr gegen den fortdauernden Reiz erreicht ihr der Leistung der Corticohormone zuzuschreibendes Maximum. Das dritte und letzte „Stadium der Erschöpfung“ tritt bei langdauernder Exposition gegen den schädlichen Reiz in Erscheinung und wird einer Abnutzung der Anpassungsmechanismen zugeschrieben. Wenn dies geschieht, treten die für die Alarmreaktion charakteristischen Läsionen erneut auf, und der Exitus folgt. Unter besonderen experimentellen Bedingungen kann eine Exposition gegenüber unspezifischen Noxen Hypertonus, Nephrosklerose, Myokardschaden und Arthritis verursachen, die *Selye* den exzessiven Mengen von Vorderlappen- und Nebennierenrindenhormonen zuschreibt, deren vermehrte Produktion ursprünglich der Steigerung der Abwehrkraft dienen sollte. Aus diesen Gründen werden diese Entgleisungen „Anpassungskrankheiten“ genannt. Alles in allem besteht *Selyes* Vorstellung darin, daß der Organismus auf eine Vielzahl von Belastungen und Schädlichkeiten mit physiologischen Abwehrmechanismen reagiert, deren Zustandekommen entscheidend von der Intaktheit der Nebennierenrinde abhängig ist, und daß eine Hyperfunktion dieser Drüse für die Anpassungskrankheiten verantwortlich gemacht werden muß. Der Organismus schädigt sich selbst durch ein Übermaß seiner eigenen Abwehrmaßnahmen.

Long (142) und seine Mitarbeiter ergänzten *Selyes* Beobachtungen, indem sie zeigen konnten, daß die gesteigerte Sekretion von Nebennierenrindenhormon von einer vorhergehenden Tätigkeit des Hypophysenvorderlappens abhängig ist, die ihrerseits wieder primär durch Adrenalin/Arterenol stimuliert wird, das im Nebennierenmark freigesetzt wird. Nach den Beobachtungen *Longs* sieht es so aus, als ob eine hypothalamische Erregung unabhängig von der Art, in der sie hervorgerufen wird, zu einer Kettenreaktion Anlaß gibt. Das erste Glied dieser Kette ist die Erregung des Hypothalamus, die zur Sympathikusreizung führt, der eine gesteigerte Adrenalin/Arterenol-Ausschüttung folgt, die ihrerseits wieder die Absonderung der tropen Hormone des Hypophysenvorderlappens anregt. Das letzte Glied dieser Kettenreaktion ist die Anregung der Hormone der Schilddrüse und der Nebennierenrinde durch die tropen Hormone des Hypophysenvorderlappens. Mit anderen Worten besteht das Endergebnis der hypothalamischen Reizung durch „stress“ (Belastungen und Schädlichkeiten) in den direkten Wirkungen der adrenokortikalen, thyreoidalen und anderer Hormone auf den Zellstoffwechsel.

Neuere Beobachtungen von *Sawyer* (148, 204) und seinen Mitarbeitern lassen die Möglichkeit einer direkteren Beeinflussung des Hypophysenvorderlappens durch den Hypothalasmus vermuten, die durch humorale, im hypothalamischen Gewebe bei nervöser Reizung entstehende Stoffe zustande kommt. Sie konnten nachweisen, daß der beim Kaninchen innerhalb einer Stunde nach der Kopulation zustandekommende Follikelsprung verhindert werden kann, wenn innerhalb von 3 Minuten nach der Kopulation Dibenamin, ein adrenalinhemmendes Medikament, gegeben wird. Es ist erwiesen, daß die Kopulation beim Kaninchen die Absonderung von gonado-

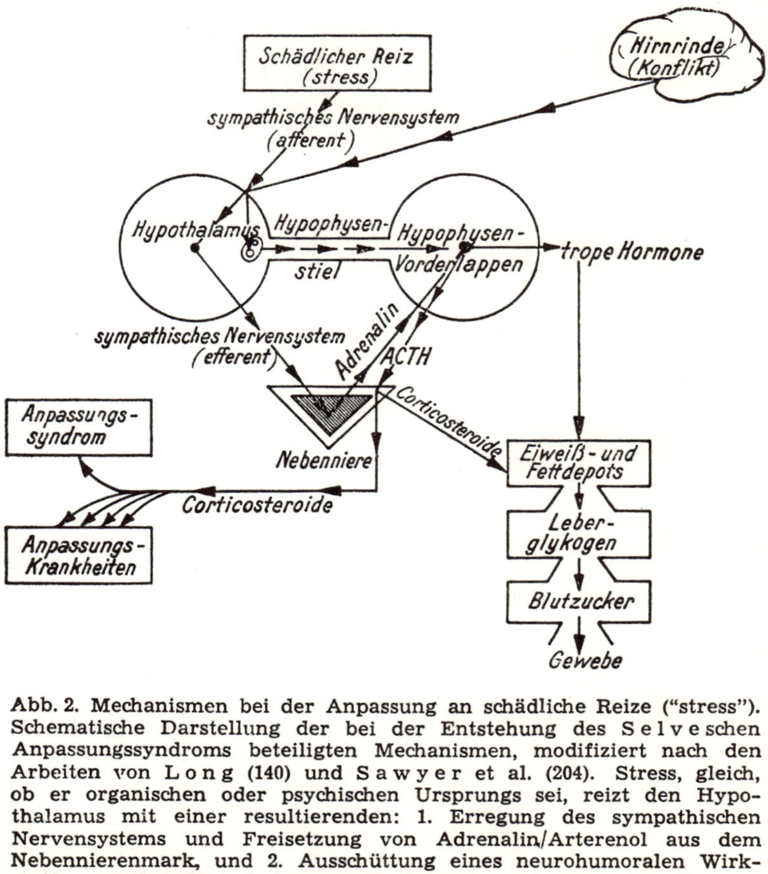

Abb. 2. Mechanismen bei der Anpassung an schädliche Reize ("stress"). Schematische Darstellung der bei der Entstehung des Selyeschen Anpassungssyndroms beteiligten Mechanismen, modifiziert nach den Arbeiten von Long (140) und Sawyer et al. (204). Stress, gleich, ob er organischen oder psychischen Ursprungs sei, reizt den Hypothalamus mit einer resultierenden: 1. Erregung des sympathischen Nervensystems und Freisetzung von Adrenalin/Arterenol aus dem Nebennierenmark, und 2. Ausschüttung eines neurohumoralen Wirkstoffes aus dem Hypothalamus. Als Folge kommt es zu einer Reizung des Hypophysenvorderlappens, die die Sekretion der tropen Hormone steigert (Mirsky).

tropem Hypophysenhormon anregt und der folgende Follikelsprung nur zustande kommt, wenn die sympathische Wirkungskette intakt ist. Adrenalin, intravenös oder in die Karotis injiziert, ist unwirksam im Sinne einer Herbeiführung der Ovulation, während die direkte Applikation dieses Hormons auf den Hypophysenvorderlappen einen Follikelsprung auslöst. Daraus läßt sich schließen, daß bei sympathischer Reizung ein adrenalinähnlicher Stoff lokal im hypothalamischen Gewebe entsteht und auf dem Blutwege zur Hypophyse transportiert wird (Abbildung 2).

Diese Arbeiten geben uns eine Vorstellung von den verwickelten Wechselwirkungen zwischen nervösen und hormonalen Mechanismen, mit deren Hilfe der Organismus sich an „stress", also Belastungen und Schädlichkeiten, anpaßt und überhaupt auf äußere Reize reagiert. Es scheint zu erhellen, daß die neuralen Mechanismen von primärer Bedeutung in der akuten Situation sind, während unter chronischen Belastungen die humoralen Folgezustände allmählich das Bild zu beherrschen beginnen.

Trotz dieser sekundären Komplikationen bleibt die vorstehend vorgetragene Unterscheidung zwischen den zwei Typen von grundsätzlichen Reaktionen gültig: 1. Der Organismus bereitet sich entweder auf eine aktive Überwindung der stress-Situation durch Mobilisierung aller seiner Reserven vor, die eine vegetative Vorbereitung durch die Aktivierung des sympathiko-medullo-hypophysär-adrenalen Systems umschließt, oder 2. der Organismus weicht der stress-Situation aus, indem er Hilfe bei anderen sucht oder durch eine Art von Lähmung seiner Selbsterhaltungsanstrengungen, die die Reizung von parasympathisch-nervös regulierten physiologischen Funktionen umfaßt. Beide Reaktionen zeigen eine Störung des vegetativ-humoralen Gleichgewichts an und provozieren gegenregulatorische Mechanismen, die die ursprüngliche Störung überdecken können. Nur psychodynamische Untersuchungen können uns in die Lage setzen, die Natur der ursprünglichen Störung zu erfassen und können primär darüber Auskunft geben, warum die verschiedenen Individuen auf die Kampfansagen des Lebens in so unterschiedlicher Weise reagieren. Das stellt im wesentlichen den Begriff der Spezifität dar.

TEIL II

EMOTIONALE FAKTOREN BEI VERSCHIEDENEN KRANKHEITEN

Einleitung zum II. Teil

Die systematische Forschung über die wechselseitigen Beziehungen zwischen psychologischen und physiologischen Faktoren bei chronischen Krankheiten des vegetativen Systems ist relativ jungen Datums. Die meisten Internisten sind sich jedoch eines solchen Zusammenhanges bewußt und geben ohne Zögern zu, daß über die Hälfte ihrer Kranken an irgendeiner, für ihre somatischen Beschwerden weitgehend verantwortlichen, emotionalen Störung leiden. Beim Studium der medizinischen Literatur findet man zahlreiche Hinweise auf Einzelbeobachtungen über emotionale Faktoren bei somatischen Krankheiten. *Dunbar* sowie *Weiss* und *English* haben in bewundernswert sorgfältiger Weise die zahlreichen verstreuten und von Internisten, Psychiatern und Psychoanalytikern mitgeteilten Beobachtungen zusammengetragen (71, 75, 242). Die überwiegende Mehrzahl der Beobachter spricht von der emotionalen Störung als Angst, ein Ausdruck, der viel zu häufig benutzt wird, um jegliche Art von emotionaler Spannung zu beschreiben. Doch wenn auch die Korrelation von Angst mit somatischer Störung in Bezug auf die spezifischen psychologischen Faktoren, die betroffen sind, wenig besagt, so haben solche Beobachtungen doch klar gemacht, daß das psychiatrische Eingreifen ein bedeutender und wesentlicher Teil der medizinischen Behandlung eines Kranken ist.

Unverdient wenig Interesse haben Untersuchungen gefunden, die auf das Verständnis der spezifischen Natur der an der Entstehung somatischer Störungen beteiligten emotionalen Faktoren abzielen bzw. auf die Mechanismen, nach denen solche Faktoren Störungen hervorrufen. Ein erster Schritt in dieser Richtung muß in der Sammlung psychanamnestischer Interviews gesehen werden, in denen die entscheidenden emotionalen Faktoren vergangener und gegenwärtiger Lebenssituationen des Kranken herausgearbeitet werden. Dieses eine Wertung der Persönlichkeitsfaktoren und deren Korrelation zu bestimmten Krankheitszuständen erlaubende Vorgehen ist von *Dunbar* (75) ausführlich beschrieben worden.

KAPITEL IX

Emotionale Faktoren bei gastrointestinalen Störungen

Der Vorgang der Nahrungsaufnahme füllt das emotionale Leben des Säuglingsalters fast völlig aus. Des Kindes Welt kreist um die Ernährung, und seine stärksten Gefühle, Unlust und Befriedigung, werden eng mit verschiedenen Aspekten dieser Funktionen liiert. Selbst im späteren Leben bleiben viele Phasen des Verdauungsvorganges an bestimmte emotionale Haltungen gekoppelt. Viele früh gebahnte bedingte Reflexe bleiben mit der Ernährung verknüpft, wie der Speichelfluß und die Magensaftabsonderung beim Anblick oder beim Duft von Nahrung. Ekel, der ganz allgemein eine Ablehnung bestimmter Umweltobjekte zum Ausdruck bringt, stammt von der Ablehnung gewisser Speisen her und ist mit Reflexvorgängen an Speiseröhre und Magen verbunden.

Ganz allgemein läßt sich sagen, daß ein nach außen gekehrtes Interesse, insbesondere intensive Wut oder Furcht, einen hemmenden Einfluß auf den Verdauungstraktus ausübt, und zwar sowohl auf die Sekretionsvorgänge in Magen und Darm als auch auf deren Peristaltik. Diese Hemmung beruht auf der Erregung des sympathisch-adrenalen Systems als Gegensatz zur Erregung des parasympathischen Systems, das die gastro-intestinalen Funktionen fördert. Die normalerweise die gastro-intestinalen Funktionen anregenden emotionalen Haltungen sind Hunger, Anblick oder Duft von Nahrung, das Verlangen, ernährt zu werden und das weniger konkrete Verlangen nach Hilfe und Entspannung. Bei gastro-intestinalen Störungen ist die harmonische Abstimmung der Magen-Darm-Tätigkeit auf den Allgemeinzustand des Organismus gestört. Um den psychodynamischen Hintergrund dieser Störungen verstehen zu lernen, bedarf es eines genauen Überblicks über die normale Psychologie des Verdauungsvorganges.

1. ESS- UND APPETITSSTÖRUNGEN

Psychologie des Ernährungsvorganges

Keine andere vitale Funktion der frühesten Lebensjahre spielt eine so zentrale Rolle im Gefühlshaushalt des Organismus wie das Essen. Das Kind erfährt die erste Linderung physischer Unbehaglichkeit beim Stillen; so kommt es, daß die Befriedigung des Hungers zutiefst mit dem Gefühl von Wohlbefinden und Sicherheit assoziiert wird. Die Angst vor dem Verhungern bleibt der Kern aller Unsicherheitsgefühle (Angst vor dem Morgen), unbeschadet dessen, daß tatsächliches Verhungern in unserer Zivilisation kaum vorkommt.

Bei schwerer Melancholie wird diese Furcht vor dem Verhungern nicht selten offen von den Patienten zum Ausdruck gebracht; auch in vielen Psychoneurosen ist sie kein ungewöhnlicher Zug, selbst wenn der Patient sie nicht ohne weiteres in Worte fassen kann. Über das Gefühl der Sicherheit hinaus wird das Gefüttertwerden zutiefst mit dem Gefühl des Geliebtwerdens in Assoziation gebracht. Für das Kind ist Gefüttertwerden gleichbedeutend mit Geliebtwerden; in der Tat beruht das mit Sättigung verbundene Sicherheitsgefühl auf dieser emotionalen Gleichung (orale Rezeptivität).

Eine andere mit Essen und Hunger in der frühen Kindheit verknüpfte emotionale Haltung von grundlegender Bedeutung ist das Besitzstreben (Possessivität) mit all seinen Komponenten, wie Gier, Eifersucht und Neid. Für das Kind ist Besitzen gleichwertig mit körperlicher (oraler) Einverleibung. Vereitelung dieser possessiven Strebung und des Wunsches, etwas zu bekommen, löst aggressive Impulse aus, die darauf gerichtet sind, das mit Gewalt zu nehmen, was nicht freiwillig gegeben wird. So wird das Beißen zur ersten Manifestation von Feindseligkeit (orale Aggression). Es ist nur natürlich, wenn diese um die orale Einverleibung kreisenden, possessiv-aggressiven Antriebe zur Quelle der ersten Schuldgefühle werden, sobald sich das Gewissen entwickelt. Damit erklärt sich, warum die Psychoanalyse bei an mannigfaltigen Eßstörungen leidenden Neurotikern mit einiger Regelmäßigkeit grundlegende Schuldgefühle als zentrales emotionales Problem zutage fördert.

Ein weiterer bedeutsamer emotionaler Zusammenhang ist der zwischen Saugen und Lustgefühlen, die in der Schleimhaut von Mund, Lippe und Zunge lokalisiert sind und die der Säugling durch Daumenlutschen zu reproduzieren versucht. Diese frühen oralen Lustgefühle dürfen als Vorläufer späterer genitaler Erregungen betrachtet werden. Diese frühe libidinöse Rolle des Mundes bleibt beim Küssen bis ins Erwachsenendasein erhalten.

Diese Überlegungen klären die Bedeutung von Besitzenwollen, Gier, Eifersucht, Neid und des Strebens nach Sicherheit bei Störungen der Ernährungsfunktionen. Sobald die beschriebenen Emotionen verdrängt und damit in ihren Ausdrucksmöglichkeiten durch das bewußte Willkürverhalten blockiert werden, schaffen sie eine anhaltende Spannung und können einen chronisch störenden Einfluß über die vegetativen Bahnen auf die verschiedenen Phasen des Verdauungsprozesses ausüben. Die asoziale aggressive Natur dieser Emotionen macht sie in besonderem Maße geeignet, zu Konflikten mit der Umgebung Anlaß zu geben, was zu ihrer Verdrängung führt. Der Lustcharakter, der mit den frühen Formen der Ernährung (Saugen) verbundenen physischen Sensationen erklärt die Häufigkeit emotionaler Störungen der Ernährungsfunktionen, wenn die gereiften genitalen Sexualfunktionen durch Konflikte gehemmt werden. Die verdrängten sexuellen Triebregungen werden auf regressivem Wege im Ernährungsvorgang zum Ausdruck gebracht, und ihre Abweisung durch das Bewußtsein manifestiert sich daher in Eß-Störungen.

Die Kenntnis dieser fundamentalen psychologischen Tatsachen ist unentbehrlich zum Verständnis des emotionalen Hintergrundes von neurotischen Eß-Störungen. Die Kompliziertheit des psychischen Lebens verhindert allerdings starre schematische Verallgemeinerungen; jeder Fall erfordert sein individuelles Verständnis. Aus praktischen Gründen sollen die verschiedenartigen Krankheitsformen im Rahmen der üblichen klinischen Einteilung abgesprochen werden.

Eß-Hemmungen

Anorexia nervosa

Periodischer oder chronischer Appetitverlust ist ein häufiges Vorkommnis bei Psychoneurosen und Psychosen, insbesondere bei reaktiven Depressionen, während der depressiven Phase des manisch-depressiven Irreseins und bei der Schizophrenie. Wo der Appetitverlust das maßgebliche Symptom ist und sich nicht gleichzeitig Anzeichen einer echten Psychose finden, wird oft die Diagnose „Anorexia nervosa" gestellt, obwohl dieses Symptom nur eine Manifestation einer neurotischen Störung der Gesamtpersönlichkeit ist. Bei schwerer Anorexie kann der Kranke erhebliche Gewichtsabnahme und starke Entkräftung zeigen. Bei Frauen, insbesondere bei Mädchen nach der Pubertät, wird dieses Symptom öfter gefunden als bei Männern. Die differential-diagnostische Abgrenzung gegen die *Simmondsche* Kachexie, bei der die Appetitstörung sekundär als hypophysäres Symptom zustande kommt, ist entscheidend, aber leider nicht immer einfach zu treffen (*Richardson* — 187).

Unabhängig von den für den Appetitverlust im Einzelfall verantwortlichen Mechanismen, erzeugt herabgesetzte Nahrungsaufnahme einen merklichen Gewichtsverlust, der zu schwerer Auszehrung führen kann. Gleichzeitig mit der Appetitabnahme oder dieser vorauslaufend kann es zu Stillstand des Wachstums, Ausbleiben der Menstruation, gesteigerter Ermüdbarkeit, Ausgehen der Achselhaare, Schwinden sexueller Bedürfnisse und anderer Anzeichen geschädigter endokriner Funktionen kommen. Aus diesen Gründen ist es oft sehr schwierig, Unterernährungssymptome von den Wirkungen einer Unterfunktion des Hypophysenvorderlappens zu unterscheiden.

Der Hypophysenvorderlappen produziert die für die Anregung des allgemeinen Körperwachstums, der Keimdrüsen und der Schilddrüse verantwortlichen Hormone. Bei Fehlen dieser Hormone kommt es zu Wachstumsstillstand und zum Nachlassen der Keimdrüsen- und Schilddrüsentätigkeit. Als Folge dessen wird der mensuelle Zyklus bei Frauen unterbrochen und bei Männern kommt es zur Impotenz. Verminderte Schilddrüsentätigkeit setzt die Stoffwechselprozesse herab und bewirkt Appetitabnahme. Da die Tätigkeit aller Zellen einschließlich derer des Hypophysenvorderlappens weitgehend von der Aufnahme ausreichender Mengen an Kalorien, Vitaminen und Mineralien abhängt, kann relative Unterernährung eine Verminderung der Sekretionstätigkeit des Hypophysenvorderlappens hervorrufen. Dies konnte experimentell an Tieren nachgewiesen werden, die verschiedenen Graden von Unterernährung unterworfen wurden. Als weiterer Beweis kann die häufige Amenorrhoe und die Impotenz bei Männern in Hungersnöten angesehen werden.

Bei Arbeiten über zwergwüchsige Kinder beobachteten *Talbot* und Mitarbeiter (232) vermindertes Wachstum als Ergebnis einer durch emotionale Störungen verursachten Anorexie. Der Beseitigung dieser emotinalen Störungen folgte in einigen Fällen Appetitzunahme und merkliche Steigerung der Wachstumsgeschwindigkeit. Andere, auf Verbesserung der Diät nicht ansprechende Kinder konnten durch Zuführung von Wachstumshormon gebessert werden. Diese Beobachtungen erweisen, daß Herabsetzung der Tätigkeit des Hypophysenvorderlappens gelegentlich als Ergebnis ungenügender Kalorienzufuhr auftreten kann. Aus diesen Zusammenhängen erklären sich die Schwierigkeiten der Differentialdiagnose einer primären Insuffizienz des Hypophysenvorderlappens gegen deren sekundäres Auftreten bei Unterernährung.

Beim Verhungern können Verhaltensanomalien auftreten, die den bei Kranken mit Anorexia nervosa beobachteten charakteristischen Symptomen nahekommen. Die Arbeiten von *Schiele* und *Brozek* (206) illustrieren diesen Zusammenhang. Sie beobachteten bei Hunger und schwerer Unterernährung ausgeprägte psychologische Störungen, die den bei Kranken mit nervöser Anorexie ähnlich sind. Wahrscheinlich entsteht, sobald sich als Folge einer psychologischen Störung eine Anorexie entwickelt, ein Circulus vitiosus, der in einer Funktionsherabsetzung verschiedener endokriner Drüsen endet.

Es folgt daraus, daß wegen der starken und verwickelten Wechselwirkung zwischen psychischen und endokrinen Funktionen, jeder Versuch, rigoros einen „primären" Faktor aufzustellen, scheitern muß. Bei einer 28 jährigen Frau, die sich mit schwerer Anorexia nervosa in meiner Beobachtung befand, entwickelte sich Amenorrhoe als sekundäre Folge der Unterernährung, und nach der Wiederherstellung traten die Menses wieder auf. Die gynäkologische Untersuchung zeigte jedoch eine infantile Gebärmutter. *Rahman, Richardson* und *Ripley* (184) fanden bei im ganzen 12 Fällen viermal einen unterentwickelten und fünfmal einen atrophischen Uterus. Möglicherweise inklinieren Typen mit unterentwickelter Keimdrüsenfunktion stärker zu diesem Zustand.

Als frühester Vorläufer der Anorexie kann vielleicht das hartnäckige Verweigern der Brust, das bei manchen Kindern sofort nach der Geburt beobachtet wird, angesehen werden. Wir haben es in solchen Fällen mit einem Widerstand des Organismus gegen die Anpassungsaufgabe zu tun, die von den durch die Geburt veränderten Lebensbedingungen gestellt wird. Manche Organismen sind weniger biegsam beim Übergang vom intrauterinen zum postnatalen Leben und legen eine Vielzahl von physiologischen Funktionsstörungen als Ergebnis verzögerter Anpassung an den Tag. Der Icterus neonatorum, bei dem die Leber an ihrem intrauterinen Funktionstyp festhält, ist ein weiteres Beispiel einer solchen verzögerten Anpassung (*Cserna* — 53).

Eingehende psychiatrische Untersuchung von Erwachsenen und älteren Kindern, bei denen sich der Appetitsverlust nicht aus einer Hypophysenunterfunktion erklären läßt, bringt die zugrundeliegenden emotionalen Faktoren an den Tag. Selbst eine oberflächliche psychiatrische Untersuchung kann eine große Vielfalt von neurotischen Zügen aufdecken. *Rahman, Richardson* und *Ripley* erwähnen obsessive, depressive, schizoide Züge und gewisse Zwangscharakterzüge, wie Perfektionismus, Eigensinn, Übergewissenhaftigkeit, übertriebene Sauberkeit, Empfindsamkeit und übertriebener Ehrgeiz. *Richardson* (178) und *Farquharson* (82) unterstrichen ebenfalls die Psychoneurose als primäre Ursache. Frühere Autoren wie *Gull* (107) und *Lasègue* (135) hatten die ätiologische Bedeutung psychologischer Einflüsse bereits erkannt. Die wesentlichen psychodynamischen Faktoren traten erst bei Anwendung der psychoanalytischen Technik in Erscheinung.

Psychoanalytische Beobachtung zeigt, daß unbewußte aggressive Besitzstrebungen wie Neid und Eifersucht die vorherrschenden Faktoren bei der Anorexie sind. Diese Antriebe können, wenn sie durch Gewissenseinflüsse gehemmt werden, zu schweren Eß-Hemmungen Anlaß geben. Es läßt sich leicht verstehen, daß, weil Essen als Befriedigung dient, das Vorhandensein eines schlechten Gewissens so stark den Appetit stören kann, daß sich der Patient nicht das Vergnügen der Sättigung gestattet. Beispielhaft für dieses Prinzip ist die bekannte Tatsache, daß Fasten eine verbreitete Form der Buße ist. Der Anorexie kann außerdem ein gesteigertes Interesse am Essen vorausgehen, das das Ausmaß einer Bulimie erreichen kann..

Ein weiterer verbreiteter psychologischer Faktor bei Kranken mit Appetitlosigkeit ist eine unbewußte Trotzreaktion. Bei diesem Symptom verhält sich der Kranke wie ein maulendes Kind, daß die Nahrung verweigert, um seine Eltern zu zwingen, ihm besondere Aufmerksamkeit zu schenken und sich Sorgen zu machen. Der nachfolgende Fall kann zur Demonstration der verbreitetsten emotionalen Faktoren bei der nervösen Anorexie dienen:

„Bei einem 8 jährigen Mädchen entwickelte sich eine schwere Anorexie während der Sommerferien. Das Kind verweigerte praktisch alle Nahrung, und bei jeder Mahlzeit kam es zu furchtbaren Szenen, in denen es mit Gewalt gezwungen wurde, ein paar Bissen herunterzuschlucken. Das Kind verlor an Gewicht und zeigte bald klinische Anzeichen von Unterernährung. Der Kinderarzt verschrieb die gewöhnlichen Roborantien und übersah die emotionalen Faktoren vollständig. Nachdem der Psychiater sich das Vertrauen des Kindes erworben hatte, fiel es ihm nicht schwer, den emotionalen Hintergrund des Zustandes aufzudecken. Sie hatte eine jüngere, zur Zeit der Erkrankung zweijährige Schwester, die von einem Kindermädchen gewöhnlich in Gegenwart der Mutter gefüttert wurde, während zur gleichen Zeit die Patientin ihre Mahlzeit erhielt. Im psychiatrischen Interview kam starke Eifersucht des älteren Mädchens auf ihre jüngere Schwester an den Tag. Der kleine Eindringling nahm die Aufmerksamkeit der Eltern vollständig in Anspruch. Es wurde offenbar, daß die Nahrungsverweigerung des Kindes zunächst von dem Wunsche motiviert war, die Aufmerksamkeit des Kindermädchens wie auch der Mutter zu erobern und von der kleinen Schwester abzulenken. Mit Hilfe ihres hartnäckigen Symptoms hatte sie dabei auch tatsächlich Erfolg. Das zweite Motiv bestand in einer Schuldreaktion. Sie wollte alle Liebe für sich in Anspruch nehmen und alles ihrer kleinen Schwester wegnehmen und erlegte sich für diesen Neid durch das Nicht-Essen eine Buße auf. Der dritte Faktor in ihrer Appetitstörung war Trotz gegen die Eltern, mit dem sie Rache zu nehmen trachtete für deren ganz der kleinen Schwester zugewendete Aufmerksamkeit. In wenigen psychiatrischen Sitzungen, in denen alle diese Emotionen in dramatischer Weise heraussprudelten, und mit Hilfe einer Änderung in der Anordnung der Tagesgewohnheiten ließ sich das gefährliche Symptom prompt beseitigen. Die Patientin wurde allein von ihren Eltern in ein Restaurant ausgeführt, wo sie ihre Mahlzeiten gemeinsam mit diesen einnahm. Auf diese Weise wurde ihr eine Belohnung für das Ältersein gegeben, was ihr half, die der jüngeren Schwester zugefallene Aufmerksamkeit zu erdulden; sich an den mit dem „das ältere Kind zu sein“ verbundenen Freuden ergötzend, konnte sie leichter auf die Privilegien des Kleinkindes verzichten.“

Die gleichen emotionalen Faktoren werden bei den meisten erwachsenen Kranken dieser Art gefunden, wenngleich sie dort meistens in viel verwickelteren Kombinationen vorkommen. Die oralaggressiven und rezeptiven Strebungen werden häufig erotisiert und verbinden sich dann mit Phantasien von sexuellen Praktiken wie Fellatio und Cunnilingus. Die Assoziation des Hungertriebes mit solchen Ich-fremden sexuellen Antrieben kann ebenfalls zu Eß-schwierigkeiten Anlaß geben. Es ist eine verbreitete Phantasie des Kindes- und frühen Pubertätsalters, daß die Empfängnis auf oralem Wege stattfindet. Unbewußte Schwangerschaftswünsche und angstbesetzte Abweisung dieser Wünsche gehören zu den verbreitetsten unter den emotional geladenen Phantasien, die bei jungen Mädchen für Eß-Schwierigkeiten verantwortlich sind. In wieder anderen Fällen finden sich koprophile Tendenzen.

Andere Formen von Eß-Hemmungen

Bei manchen Kranken kommt es nicht zum Appetitverlust. Sie geraten jedoch in Verlegenheit und fühlen sich gehemmt, wenn sie versuchen, in Gegenwart bestimmter Personen zu essen. In diesen Fällen ist die Eß-Störung weniger generalisiert, tritt nur unter höchst spezifischen Umständen auf und ist nicht mit einem Mangel an Appetit verbunden. Trotz großen Hungers fühlen sich diese Patienten am Essen verhindert, verlegen und empfinden Angst. Bei ihnen spielen gewöhnlich unbewußte sexuelle Phantasien mit aggressiver Tönung (oral-kastrative Wünsche) eine bedeutsame Rolle.

Die folgende Krankengeschichte einer von *Saul* im Chicagoer Institut für Psychoanalyse behandelten Patientin kann der Demonstration dieser Zusammenhänge dienen.

„Ein anziehendes 26jähriges Mädchen klagt, daß sie seit sechs Jahren nicht mehr in der Lage sei, öffentlich zu speisen; jedesmal kommt es zu Verlegenheit, Angst, Übelkeit und Ohnmachtsneigung. Ihr gesellschaftliches Leben und ihre Beziehungen zu Männern wurden dadurch ernsthaft behindert. Sie ist die Älteste von sieben Geschwistern. Noch während die Kinder klein waren, gab der Vater alle Versuche, den Familienunterhalt zu erwerben, auf, und die Familie verfiel in Armut. Die Patientin blieb äußerlich heiter und großzügig und begann bald, Geld zu verdienen. Unbewußt verabscheute sie jedoch mit Bitterkeit die wiederholten, von dem faulen abhängigen Vater erzeugten Schwangerschaften der Mutter. Jedes weitere Kind entzog ihr noch mehr von der mütterlichen Zuwendung und vergrößerte ihre Bürde, weil wieder ein weiterer Mund zu füttern hinzugekommen war. Sie drückte ihre Gefühle vorzugsweise in Begriffen von Essen und Nahrung aus. Es war für sie der überzeugendste Liebesbeweis, wenn ihr etwas zu Essen geschenkt wurde, und wenn sie in ihren Träumen einen Menschen angriff, dann geschah dies durch Beißen. Die verdrängte Verbitterung gegen ihre Mutter manifestierte sich in einem alles durchdringenden Schuldgefühl.

Diese Schuld wurde aus ganz bestimmten Gründen an Essen und Sexualität geheftet, so daß beide gehemmt waren. Die Eßphobie begann, als sie von einem Jungen zum Essen geladen worden war. Sie fürchtete, daß der Mutter diesen Jungen nicht passe. Ungehemmt essen konnte sie nur, was die Mutter zuhause auf den Tisch brachte. Denn dann tat sie nur, was die Mutter von ihr verlangte, womit sie die Zustimmung und Liebe der Mutter erwarb, was Verbitterung und Schuldgefühle verkleinerte."

Bei den mehr generalisierten Anorexien und bei den mehr spezifisch-neurotischen Eß-Störungen läßt sich die Ursache durch Psychoanalyse aufdecken. Ausreichende Erfahrung ist für die Behandlung unerläßlich. Unangebrachte psychotherapeutische Maßnahmen, wie den Kranken mit Schärfe zum Essen zu zwingen, können genau so gefährlich sein wie künstliche Ernährung. Das selbst auferlegte Fasten des Kranken ist ein Mittel zur Erleichterung tiefliegender Schuldgefühle, und das Brechen des Symptoms ohne systematische Psychotherapie kann noch gewaltsamere selbstzerstörerische Tendenzen provozieren, wie z. B. Selbstmordversuche (*Richardson* — 187). Die Anwendung von Medikamenten oder Insulininjektionen darf als von nur symptomatischem Wert betrachtet werden.

Bulimie

Während beim Anorexiepatienten eine Appetitabnahme wegen unbewußter emotionaler Faktoren besteht, ist bei der Bulimie der Appetit übertrieben gesteigert. Nur selten spielen organische Faktoren bei der Bulimie eine Rolle, wie bei der Hyperthyreose, bei der der vermehrte Appetit das Ergebnis gesteigerten Stoffwechsels ist. Bei der psychogenen Bulimie ist der dauernde Hunger nicht Ausdruck des gesteigerten Nahrungsbedarfes des Organismus; das Essen wird zu einer Ersatzbefriedigung für versagte emotionale Tendenzen, die im Grunde nichts mit dem Ernährungsvorgang zu tun haben. Eine Fülle verschiedener emotionaler Faktoren ist von zahlreichen Psychoanalytikern wie *Wulff* (259), *Schmied* (207), *Coriat* (50), *Benedek* (27) und anderen beschrieben worden. Alle stimmen in der Auffassung überein, daß die Eß-Störung im allgemeinen eine Reaktion auf emotionale Versagungen ist. Ein intensives Verlangen nach Geliebtwerden und aggressive Tendenzen, zu verschlingen oder zu besitzen, bilden die unbewußte Grundlage des krankhaft gesteigerten Appetits. Unbewußte feminine Sexualstrebungen, Schwangerschaftsphantasien und Kastrationswünsche können ebenfalls eine bedeutsame Rolle spielen. Die resultierende Fettsucht dient oft als Abwehr gegen die weibliche Rolle, die die Kranken wegen ihrer masochistischen Tönung ablehnen. Die Häufigkeit des Vorkommens von nervöser Anorexie bei Kranken, die früher an einer Bulimie gelitten haben, zeigt den engen Zusammenhang zwischen den beiden Zuständen.

Wie es bei anderen psychogenen Appetitstörungen der Fall ist, kann auch hier nur die Psychotherapie die Ursachen der Störung aufdecken. Das Ziel der Therapie muß es dabei sein, verdrängte emotionale Spannungen in das Bewußtsein zu heben und ihnen zu einem adäquaten und annehmbaren Ausdruck in den zwischenmenschlichen Beziehungen zu verhelfen. Wie alle anderen psychogenen Störungen der Ernährungsvorgänge ist auch die Bulimie nur das Symptom einer neurotischen Störung der Gesamtpersönlichkeit.

Nervöses Erbrechen

Während bei der Anorexie die Einverleibungsfunktion gehemmt ist, wird bei Kranken mit nervösem Erbrechen die bereits einverleibte Nahrung wegen eines emotionalen Konfliktes wieder hinausbefördert. Die psychoanalytische Technik ermöglicht es im allgemeinen, intensive Schuldgefühle wegen aggressiver, habsüchtiger und einverleibenwollender Strebungen aufzudecken. Das nervöse Erbrechen ist der Ausdruck von Schuldgefühlen, die durch diese Wünsche ausgelöst werden. Es drückt die Tendenz aus, das wieder zurückzugeben, was der Kranke in seinen unbewußten Phantasien sich einverleibt. Während der Anorexiekranke wegen seiner Schuldgefühle keine Nahrung zu sich nehmen kann, muß der an Erbrechen Leidende die bereits einverleibte Nahrung wegen der aggressiven symbolischen Bedeutung des Eß-Aktes wieder zurückgeben. Dieser Mechanismus konnte eindeutig von *Levine* (137) in einem Fall von chronischem Erbrechen nachgewiesen werden. *Bond* (33) beobachtete ebenfalls neurotisches Erbrechen, bei dem ein schlechtes Gewissen ein hervorstechendes Merkmal war. Ein weiterer häufig gefundener Faktor ist die Abweisung unbewußter Schwangerschaftswünsche. Die Krankengeschichte einer von *Massermann* analysierten Patientin kann hier als Beispiel dienen:

„Eine intelligente, 30 jährige, dem Mittelstand angehörende Frau begab sich mit der Klage in Analyse, daß sie es seit 12 Jahren mit Menstruationsstörungen, Nahrungsmittelüberempfindlichkeit, leichter Appetitlosigkeit und insbesondere mit Übelkeit und Erbrechen beim Versuch gesellschaftlichen Umganges mit Männern außerhalb ihres eigenen Hauses zu tun habe. Sie war durch ihre Krankheit gezwungen worden, viele geschätzte zerstreuende und kulturelle Beschäftigungen aufzugeben und hatte fast vollständig alle Hoffnungen auf eine Ehe aufgegeben. Die Psychoanalyse zeigte, daß die Patientin von ihrer possessiven, ehrgeizigen, bisweilen tyrannischen Mutter beherrscht worden war, deren Gunst sie sich durch demonstrative persönliche Ergebenheit, durch heftiges Bemühen um intellektuelle und musikalische Leistungen und später auch durch finanzielle Unterstützung der Familie zu erwerben trachtete. Diese erhoffte Sicherheit wurde während der späteren Kindheit bedroht, als die Mutter eifersüchtig wurde auf die der Patientin von dem freundlichen aber untüchtigen Vater bezeigte Bevorzugung und anfing, sie offen zurückzustoßen und ihre drei älteren Geschwister zu bevorzugen. Unglücklicherweise reagierte die Patientin auf dieses Trauma mit einer noch stärkeren Fixierung der oralen Abhängigkeit von ihrer Mutter und einer Hemmung aller Sexualbestrebungen, von denen sie eine Verstärkung der Feindseligkeit ihrer Mutter befürchtete. Diese Hemmung gemeinsam mit der infantilen Fixierung der Patientin an ihre Mutter nahm die Form einer Störung des Ernährungsaktes an. Weil die Mutter die ursprünglich Nahrungsspendende war, zeigten sich Schuld und Angst vor der Mutter in der Zurückweisung der einverleibten Nahrung. So erinnerte sich die Patientin zum Beispiel daran, daß sie schon im Alter von 10 Jahren Erbrechen hatte, als ein Junge ihr von einer Kindergesellschaft etwas zu essen mitbrachte. Zur gleichen Zeit fing die Patientin an, ihre Schularbeiten, ihre musikalischen Studien und ihre gesellschaftlichen Bindungen zu vernachlässigen und lebte so also ihre ambivalente Haltung gegenüber der Mutter durch Beschneidung ihrer Ambitionen aus. Fünf Jahre vor dem Beginn der Analyse, als die Angst und die Schuldgefühle der Patientin durch die beunruhigenden Aufmerksamkeiten eines Verehrers anwuchsen, nahmen die Menstruationsstörungen, die Anorexie, Übelkeit, Nahrungsmittelempfindlichkeit und Erbrechen ein solches Ausmaß an, daß sie in wenigen Monaten 28 Pfund an Gewicht verlor und sich in eine diagnostische Klinik begeben mußte. Dort waren die physikalischen, labormäßigen und röntgenologischen Befunde normal, und man gab der Patientin den Rat, auf alle Medikamente zu verzichten und statt dessen ein tatkräftigeres und normaleres Leben zu führen. Bemerkenswerter Weise mißverstand die Kranke unter diesem Rat sexuelle Hemmungslosigkeit und spann, nachdem sie sich vorher die ausdrückliche Zustimmung und aktive Unterstützung ihrer Mutter gesichert hatte, eine Liebesaffäre mit dem Sohn ihres Arbeitgebers an. Während der sieben Monate dieser Liebesbeziehung besserten sich die Symptome der Patientin, obgleich sie in gewissem Ausmaße frigide blieb und es weiterhin schwierig fand, in Gegenwart ihres Liebhabers zu essen. Als dieser sie jedoch zum Schluß verließ, um zu heiraten, traten die neurotischen Symptome erneut auf, und die Patientin gab alle weiteren Versuche heterosexueller Einordnung auf, um weiter ausschließlich mit ihrer Mutter zu leben. Im ersten Jahr der Analyse gelang es der Patientin unter großen Schwierigkeiten, eine gewisse Einsicht in ihre extreme Abhängigkeit von der Mutter und in ihre angstgetriebene Verzichtleistung auf oral-inkorporative, aggressive und genitale Wünsche zu erwerben. Die Patientin konnte später ihre Beziehungen außerhalb der Familie gesellschaftlich und in heterosexueller Beziehung ausweiten und hat seit dieser Zeit nur gelegentlich und in minimaler Form unter ihren früheren Symptomen zu leiden."

Nervöses Erbrechen muß wie alle neurotischen Symptome des Magen-Darm-Traktes als nur eine der Manifestationen einer allgemeinen psychoneurotischen Störung angesehen werden. Der emotionale Hintergrund ist dabei ähnlich dem bei den neurotischen Eß-Störungen, und das therapeutische Vorgehen daher ebenfalls das gleiche. Das Symptom selbst, nicht jedoch die neurotische Störung der Gesamtpersönlichkeit, läßt sich oft durch Suggestion oder Hypnose, Persuasion, Ruhebehandlung und Sedativa bekämpfen. Weil diese therapeutischen Maßnahmen die Ursachen nicht beseitigen, sind sie nur zu empfehlen, wenn das chronische Erbrechen so hartnäckig ist, daß die Dringlichkeit eines unmittelbaren Eingriffes besteht. Bloße Symptombeseitigung kann natürlich nicht als Heilung der Neurose angesehen werden, die nach dem Verschwinden des Erbrechens in weniger auffälligen, aber ebenso eindeutigen Symptomen oder in abnormem Lebensverhalten wieder in Erscheinung treten kann.

2. STÖRUNGEN DES SCHLUCKAKTES

Ösophagusneurosen

Während bei den Anorexien und anderen Eß-Schwierigkeiten der Akt des Essens selbst gehemmt ist und beim nervösen Erbrechen die einverleibte Nahrung nicht einbehalten werden kann, ist bei den Ösophagusneurosen der eigentliche Schluckakt gestört. Der Kranke verschluckt sich am Nahrungsbissen und kann ihn nicht herunterbekommen. Bei manchen Kranken stellt sich ein Fremdkörpergefühl meist im oberen Teil des Ösophagus ein, das unabhängig vom Essen existiert (Globus hystericus).

Kronfeldt (134) unterschied auf der Grundlage einer systematischen psychiatrischen Untersuchung zwei Formen der Ösophagusneurose. Eine sensorisch-hyperalgetische und eine reflektorisch-spastische Form. Die sensorisch-hyperalgetische Form ist häufig einer lokalen Störung aufgepfropft, was bei der spastischen Art nicht vorkommt. Als emotionale Basis der Symptome findet sich eine unbewußte Verwerfung der Einverleibung, die eine Folge aggressiver, mit Essen und Verschlingen zusammenhängender Antriebe häufig sexueller Natur (Kastrationswünsche) ist. *Kronfeld* hat den Versuch unternommen, den emotionalen Hintergrund von Anorexie, Ösophagusneurose und hysterischem Erbrechen zu differenzieren. Er vergleicht den Ösophagusneurotiker mit einem Spieler, der bei seinem Einsatz Dinge sich einverleibt oder nimmt, und sich einem phantasierten Risiko aussetzt. Der Appetitgestörte lehnt es einfach ab, zu essen, und beim hysterischen Erbrechen kommt die Reaktion erst, nachdem das durch das Essen symbolisierte Verbrechen begangen worden ist. *Kronfeld* fand, daß der Ekel eine bedeutsame Rolle bei dieser Störung spielt. Diesen definiert er als Legierung von Versuchung und Ablehnung mit einer ambivalenten Haltung gegenüber der Einverleibung. *Kronfelds* Beobachtungen erwarten noch ihre Bestätigung, obgleich sie sich in guter Übereinstimmung mit den allgemeinen psychologischen Kenntnissen des Eß- und Schluckaktes befinden.

Kronfeld betonte die Notwendigkeit schneller Hilfe bei schweren Ösophagusneurosen und empfahl deshalb alle Methoden, die das Symptom vertreiben. Dazu rechnet er die Applikation von Spasmolyticis, Diathermie und Kurzmethoden der Psychotherapie.

Wie bei anderen Störungen ist es auch hier nach Überwindung des Symptoms angezeigt, psychoanalytisch vorzugehen, um die tieferen emotionalen Störungen der Gesamtpersönlichkeit aufzulösen. Das Ösophagussymptom ist nur eine Manifestation dieser allgemeinen Störung.

Kardiospasmus

Eine wohldefinierte Störung der Schlingfunktion stellt der Kardiospasmus dar — ein Terminus, der durch *von Mikulicz* bereits im 19. Jahrhundert in die Literatur eingeführt worden ist. Das Symptom besteht in einer Kontraktion des unteren Ösophagusendes, die eine Dilatation des proximalen Anteiles herbeiführt. Aus der psychosomatischen Untersuchung von 9 Kranken schloß *Eduard Weiß* (240), daß der Kardiospasmus eine Erkrankung mit somatischer Prädisposition und auslösenden emotionalen Faktoren ist. Er ordnete den Kardiospasmus oberflächlich als eine der Konversionshysterien ein und stellte die Vermutung auf, daß er als solche eine unbewußte symbolische Bedeutung zum Ausdruck bringt, die sich folgendermaßen formulieren läßt: „Das kann ich nicht schlucken" (I cannot swallow the situation). Das Symptom tritt auf, wenn der Patient sich emotional von seiner äußeren Lage in die Enge getrieben fühlt. In tieferen Schichten sind sexuelle, feindselige und Selbstbestrafungstendenzen von emotionaler Bedeutung. *Weiß* schlägt kombiniertes Vorgehen mit mechanischer Dilatation der Enge und Psychotherapie vor. Er betont, daß man die Behandlung der emotionalen Faktoren nicht vernachlässigen dürfe. In seinem Beobachtungsgut findet sich ein Patient, der unmittelbar nach mechanischer Dilatation in einen depressiven Zustand verfiel.

3. STÖRUNGEN DER VERDAUUNGSFUNKTIONEN

Magenneurosen

Die Magenneurosen bieten eine enorme Vielfalt von Symptomen, die auf Störungen der sekretorischen und motorischen Funktionen von Magen und Zwölffingerdarm beruhen. Es ist dabei oft schwierig, neurogene (zentrale) und organische (lokale) Faktoren auseinanderzuhalten. Viele funktionell-gastrische Symptome sind sekundär als Ergebnis falscher Eßgewohnheiten aufzufassen. Solche Gewohnheiten, wie zum Beispiel schlechtes Kauen, zu schnelles Essen, Luftschlucken, Maßlosigkeit und Wahllosigkeit in der Zusammenstellung der Nahrung, sind häufig Ausdruck emotionaler Konflikte. Diese Störungen können daher ebenfalls als psychogen angesehen werden. Die Überlastung des Magens durch andauernde ungesunde Eßgewohnheiten kann zu lokalen Störungen (Gastritis) führen. Die große Buntheit und Komplexität der Symptome macht eine strenge Differenzierung zwischen psychogenen (funktionellen) und lokalen (organischen) Faktoren unmöglich. Nervöse Magenstörungen können alles umfassen, was zwischen leichten Schmerzen nach dem Essen, Sodbrennen, Appetitverlust und Aufstoßen bis zu schwerer Gastralgie und unstillbarem Erbrechen liegt. Die physiologische Basis dieser verschiedenen Symptome ist genau so verschiedenartig wie die Symptome selbst. Während depressiver Zustände und im Zusammenhang mit Ermüdung scheint häufig Subazidität vorzukommen. Chronische Hyperazidität mit den zugehörigen Symptomen hat meist einen psychologischen Hintergrund, der dem des Magengeschwürs ähnelt. Vergleichende klinische Studien im Chicagoer Institut für Psychoanalyse haben gezeigt, daß bei allen Kranken mit psychogenen Magenstörungen verdrängte hilfesuchende Anlehnungstendenzen eine beherrschende Rolle spielen. Eine starke Fixierung an die frühe Abhängigkeitssituation der Kleinkindzeit gerät mit dem erwachsenen Ich in Konflikt, was verletzten Stolz zum Ergebnis hat; da diese Abhängigkeitshaltung dem Verlangen nach Unabhängigkeit und Selbstbestätigung widerspricht, muß sie verdrängt werden (*Alexander* et al. — 14). Dieser Konflikt ist höchst augenfällig in Fällen von Magengeschwür (s. Seiten 70, 71).

Daß alle funktionellen Magensymptome von Sorgen, Ängsten, Familienzank und geschäftlichen Rückschlägen beeinflußt werden, ist jedem allgemeinen Praktiker bekannt. Die ausgedehnten Erfahrungen des letzten Krieges haben gezeigt, daß ständige Überbeanspruchung und Gefährdung ursächliche Faktoren sind. Der gemeinsame Nenner in all diesen emotionalen Spannungen wird von einem intensiven Verlangen nach Ruhe, Sicherheit und Hilfe gebildet. Dementsprechend lassen sich nervöse Magensymptome am erfolgreichsten besiegen durch Ruhe, Umgebungswechsel und Ausspannung aus emotional angreifenden Lebenssituationen. Die Symptome können sich gegen jede Form medikamentöser Therapie resistent verhalten, so lange der Patient den Belastungen seines täglichen Lebens ausgesetzt ist. In den Ferien oder in einem Sanatorium findet derselbe Kranke jedoch schnelle Erholung und kann auf alle Diätbeschränkungen schadlos verzichten. Trotz alledem können Ruhekuren oder Veränderungen der Lebenssituation nur als symptomatische Maßnahmen betrachtet werden, weil die zugrunde liegenden pathogenen emotionalen Konflikte nicht gelöst werden. Die meisten Kranken müssen in ihren beruflichen und gesellschaftlichen Beschäftigungen beharren und können sich nicht für die Dauer von den Realitäten des täglichen Lebens zurückziehen. Bei allen schwereren Fällen ist daher eine auf die grundsätzlichen Probleme der Gesamtpersönlichkeit gerichtete Psychotherapie indiziert. Die Magensymptome sollten nur als Indikatoren der zugrunde liegenden Persönlichkeitsstörung angesehen werden. Wird den Symptomen unnötige Beachtung geschenkt, so unterstützt man nur das Ausweichen des neurotischen Patienten vor den emotionalen Problemen, die den Symptomen zugrunde liegen und verhärtet damit die Schwierigkeiten. Es ist in solchen Fällen eine Pflicht des Arztes, den Kranken auf die sekundäre Natur seiner Symptome hinzuweisen und seine Flucht in die organische Krankheit durch den Zwang zu endgültiger Offenheit vor sich selbst zu verhindern — das heißt mit anderen Worten: sich in psychotherapeutische Behandlung zu begeben, die es ihm ermöglichen kann, seine emotionalen Probleme zu bereinigen. Bestimmte Fälle, bei denen sich dieses Vorgehen nicht empfiehlt, werden in dem Kapitel über die Therapie besprochen.

Das Magengeschwür

Die Bedeutung emotionaler Faktoren bei der Verursachung von Magengeschwüren gewinnt in steigendem Maße an Beachtung. Die Veröffentlichungen der letzten Zeit sind eigentlich nichts weiter als systematische Bestätigungen verstreuter Beobachtungen einer großen Zahl von Klinikern, die seit vielen Jahren die Bedeutung psychogener Faktoren bei der Ätiologie dieser Krankheit vermutet haben. *Von Bergmann* (30) und *Westphal* (246) kamen zu dem Schluß, daß die meisten Magengeschwüre als die „letzte unerfreuliche Komplikation" funktioneller Magenneurosen von langer Dauer angesehen werden können.

Daß eine funktionelle Störung eines Organes mit der Zeit zu strukturellen (organischen) Gewebsveränderungen führen kann, ist eine ätiologische Tatsache von primärer Bedeutung, die die Lösung vieler ätiologischer Rätsel der modernen Medizin bringen kann. Dies ist im einzelnen bereits in Kapitel VI besprochen worden.

Mit Hilfe des *Wolf-Schindler*schen Gastrokops konnte *Taylor* (234) beobachten, daß sich Magengeschwüre in einer Magenschleimhaut entwickeln, die bereits im Sinne einer diffusen hyperplastischen Gastritis verändert ist. Es ist jedoch recht wahrscheinlich, daß solche hyperplastischen Veränderungen von sich aus schon das Ergebnis einer langdauernden funktionellen Störung (Hyperazidität) sind. Das ätiologische Problem dreht sich deshalb darum, den Ursprung dieser chronischen funktionellen Störung aufzufinden.

Zahlreiche Autoren fanden, daß bestimmte Persönlichkeitstypen mehr zum Magengeschwür inklinieren als andere. *Alvarez* (19) spricht von dem tüchtigen aktiven jüdischen Geschäftsmann, dem umtriebigen Typ, der in besonderer Weise für das Magengeschwür prädisponiert ist. *Hartmann* (117) charakterisiert den Ulcustypus als den Menschen, der „sich bei der Begegnung mit Hindernissen entsprechend seiner Natur zu deren Überwindung getrieben fühlt". Er berichtet, daß unter chinesischen Kulis und lateinamerikanischen Indianern Ulcus nicht vorkommt und erklärt dieses aus der stoischen, nahezu apathischen Haltung und dem Mangel an Spannung und Ehrgeiz, der für diese Rassen charakteristisch ist. Nach *Hartmann* ist das Ulcus eine Krankheit der zivilisierten Welt, die vorwiegend die aufstrebenden und ehrgeizigen Männer des westlichen Kulturkreises befällt. *Draper* und *Touraine* (70) fanden als typisch bei vielen Patienten eine Ablehnung unbewußter weiblicher Tendenzen, derselben Tendenzen, die nach den Untersuchungen der Psychoanalyse als oral-rezeptive oder oral-aggressive Antriebe zu beschreiben sind. Die Autoren vervollständigen ihre psychologischen Untersuchungen durch anthropologische Messungen und versuchen den Ulcustyp zu beschreiben als psychologisch charakterisierbar durch das Vorhandensein männlichen Protestes und Ablehnung weiblicher Tendenzen, dem anatomisch der asthenische oder longitudinale Typus entspricht.

Arbeiten am Chicagoer Institut für Psychoanalyse lassen zwar ebenfalls erkennen, daß Magensymptome und selbst Magengeschwüre sich häufiger in einem bestimmten Persönlichkeitstyp entwickeln als in anderen. Doch die Ausnahmen von dieser Regel, denen wir schon in einem frühen Stadium unserer Untersuchungen begegnet sind, lassen es nicht berechtigt erscheinen, eine solche Generalisation weiter zu verfolgen. Es war nicht so sehr ein Persönlichkeitstyp, den wir als Charakteristikum für den Ulcuskranken fanden, als vielmehr eine t y p i s c h e K o n f l i k t s i t u a t i o n, die sich in vielen unterschiedlichen Persönlichkeiten entwickeln kann. Wir fanden, daß der Wunsch, in der abhängigen infantilen Situation zu verbleiben — geliebt und versorgt zu werden — sich in Konflikt mit dem erwachsenen Ich befand, und zwar mit dessen Stolz und Streben nach Unabhängigkeit, Leistung und Selbstgenügsamkeit.

Diese beiden gegensätzlichen Tendenzen verstärken sich gegenseitig in einer charakteristischen Weise. In ihrem äußeren Verhalten zeigen viele Ulcuskranke eine übertrieben aggressive, ehrgeizige und unabhängige Haltung. Sie wollen keine Hilfe annehmen und laden sich alle möglichen Verantwortlichkeiten auf die Schultern — der Typus, den man so oft unter tüchtigen Geschäftsleuten findet. Dies ist eine Reaktion auf ihre starken, aber unbewußten Abhängigkeits- und Anlehnungsbedürfnisse. Der dauernde Kampf und die exzessiven Verantwortlichkeiten verstärken den Wunsch nach menschlichen Beziehungen, in denen sie eine abhängige Rolle spielen können. In den Tiefen seiner Persönlichkeit trägt der Ulcuspatient ein unbewußtes Verlangen nach der behüteten Existenz des kleinen Kindes. Er verbirgt diese Abhängigkeitshaltung jedoch sorgfältig vor sich selbst und verdrängt sie, so daß sie keinen Ausdruck im äußeren Verhalten, in seinen persönlichen Beziehungen finden kann. Das verdrängte Verlangen nach Geliebtwerden ist der unbewußte psychologische Reiz, der direkt mit dem physiologischen Vorgang verknüpft ist, als dessen Endergebnis das Ulcus entsteht. Diese Sehnsucht ist der Grund für die wohltuende Wirkung von Ruhekuren, während derer der Kranke von seinen ständigen Verantwortlichkeiten und dem täglichen Kampf entbunden ist. Wenn die Symptome schwerer oder bedrohlich werden oder wenn gar eine akute Magenblutung aufgetreten ist, kann der Kranke seinem Wunsch, sich von seinen Verantwortlichkeiten zurückzuziehen, offen nachgeben und braucht ihn nicht länger zu verdrängen. Die schwere organische Erkrankung rechtfertigt dann ein solches Sichzurückziehen.

Nicht alle Ulcuskranken überkompensieren ihre Abhängigkeits-Sehnsüchte mit einem äußeren Feuerwerk von Tätigkeiten und der Übernahme von Führerrolle und Verantwortung. Viele von ihnen sind äußerlich anlehnungsbedürftig, fordernd und verhärmt. Bei solchen Menschen wird die Befriedigung der Anlehnungsbedürfnisse nicht durch innere Zurückweisung vereitelt, sondern durch äußere Umstände. Es macht den Eindruck, als sei der Kernfaktor bei der Pathogenese des Ulcus die Versagung der anlehnungsbedürftigen, hilfesuchenden und liebefordernden Sehnsüchte. Wenn diese Sehnsüchte in menschlichen Beziehungen keine Befriedigung finden können, entsteht ein chronischer emotionaler Reiz, der eine spezifische Wirkung auf die Magenfunktionen entfaltet.

Diese bei den ersten gastro-intestinalen Untersuchungen des Chicagoer Instituts für Psychoanalyse entwickelte Ansicht konnte durch weitere Forschung gestützt werden. Eine beträchtliche Zahl von Ulcuspatienten, die im Institut analysiert wurden, zeigte das Vorwiegen versagter oraler Begierden. Zwei von diesen Fällen wurden von *Van der Heide* (237) in ausführlicher Beschreibung veröffentlicht, und ein anderer auf den Seiten 79—80 kurz zitierter Fall stammt von *Alexander* (13). *Kapp, Rosenbaum* und *Romano* führten eine sorgfältige psychodynamische Untersuchung an 20 männlichen Ulcuspatienten durch (129). Sie fanden bei allen eine emotionale Unreife und das Vorliegen starker Abhängigkeitssehnsüchte, die das Ergebnis entweder von Ablehnung oder Verwöhnung in der Kindheit waren. Die Ulcussymptome entwickelten sich als eine Reaktion auf die Versagung von Abhängigkeitsstrebungen. Einige dieser Patienten überkompensierten ihre Wünsche und erschienen schwer arbeitend und ehrgeizig. Die Mehrzahl war jedoch passiv und verweichlicht und brachte ihre oralen Sehnsüchte offen zum Ausdruck. Die Autoren schlossen, daß, „wenngleich die Konfliktsituation bei allen Ulcuskranken ähnlich ist, die resultierende Fassade der Persönlichkeit jedoch von übertriebener Unabhängigkeit bis zu parasitärer Abhängigkeit variieren kann."

Die Versagung einer abhängigen rezeptiven Tendenz provoziert häufig eine aggressive, fordernde Haltung, die sich von der oralrezeptiven Haltung als oral-aggressiver Antrieb unterscheiden läßt. Kürzlich haben *Szasz* et al. (230) den Einfluß solcher aggressiven Einverleibungsantriebe auf die Magenfunktionen bei einem Kranken gezeigt, bei dem die Versagung von Abhängigkeitsbedürfnissen ebenfalls der determinierende Faktor war.

Psychosomatische Überlegungen

Wenn der Wunsch, beschenkt zu werden, geliebt zu werden, von anderen abhängig zu sein, vom erwachsenen Ich abgelehnt oder durch äußere Umstände versagt wird und infolgedessen keine Befriedigung in menschlichen Beziehungen finden kann, dann wird häufig eine regressive Bahn beschritten: Der Wunsch, geliebt zu werden, verschiebt sich in den Wunsch, gefüttert zu werden. Das verdrängte Verlangen nach Liebe und Hilfe mobilisiert die Mageninnervationen, die seit Beginn des extrauterinen Lebens eng mit der primitivsten Form des „etwas empfangen" — nämlich mit dem Vorgang des Empfangens von Nahrung — assoziiert worden sind. Die Aktivierung dieser Prozesse gibt einen chronischen Reiz für die Magenfunktion ab. Da diese Anregung des Magens nichts mit normalen physiologischen Reizen, wie dem Bedürfnis nach Nahrung, zu tun hat, sondern aus emotionalen Konflikten entspringt, die gänzlich unabhängig von dem physiologischen Zustand des Hungers sind, kann sie zu einer Dysfunktion des Magens Anlaß geben. In einer solchen Situation v e r h ä l t s i c h d e r M a g e n s t ä n d i g s o, als ob Speise aufgenommen würde oder vor der Aufnahme stünde. Je größer die Ablehnung jeder rezeptiven Befriedigung ist, um so größer muß auch dieser unbewußte „Hunger“ nach Liebe und Hilfe werden. Der Patient verlangt nach Nahrung als einem Symbol für Liebe und Hilfe viel mehr als nach Sättigung eines physiologischen Bedürfnisses. (Abb. 3.)

Es ist naheliegend anzunehmen, daß diese stete chronische emotionale Reizung des Magens ähnlich derjenigen ist, die vorübergehend bei der Nahrungsaufnahme auftritt, mit dem Ergebnis einer chronischen Hypermotilität und Hypersekretion. Der leere Magen wird so ständig den gleichen physiologischen Reizen ausgesetzt, denen er unter normalen Bedingungen nur periodisch, wenn er mit

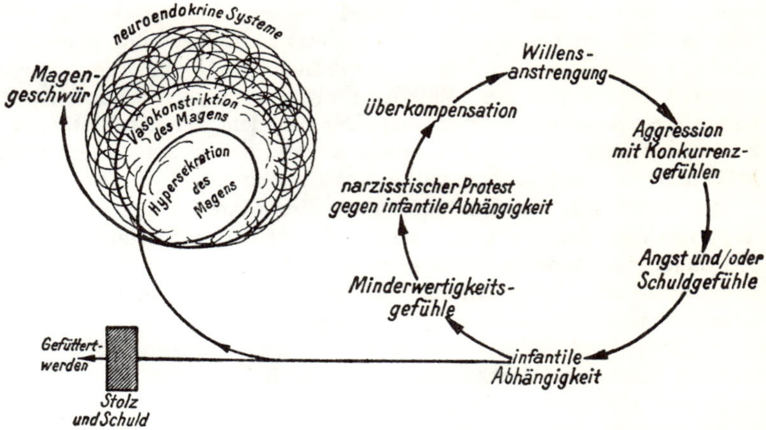

Abb. 3. Schematische Darstellung der Spezifität bei der Ätiologie des Magengeschwürs.

Speisen gefüllt ist oder unmittelbar vor deren Aufnahme steht, ausgesetzt ist. Die Symptome des „nervösen Magens“ — also Magenschmerzen, Sodbrennen und Aufstoßen — sind wahrscheinlich Manifestationen dieser chronischen Reizung, die in manchen Fällen zur Ulcusbildung führen kann (*Alexander* et al. — 14).

Die Tatsache, daß nicht alle Kranken mit Magenneurosen oder chronisch funktioneller Hypersekretion ein Ulcus entwickeln, läßt die Möglichkeit diskutieren, ob eine konstitutionelle oder erworbene Schwäche des Magens bei der Ulcusbildung von Bedeutung ist.

Es findet sich ein ständig wachsendes klinisches und experimentelles Material zur Stützung der oben beschriebenen psychosomatischen Ansichten. Als Internist betrachtet *Alvarez* die chronische Reizung des leeren Magens als einen der ätiologischen Faktoren beim Magengeschwür. Die Experimente von *Silbermann* (212) mit Scheinfütterungen von Hunden ergaben ebenfalls eine Bestätigung. Eine künstliche Ösophagusfistel wurde angelegt, so daß die von dem Hunde verschlungene Nahrung sofort wieder herausfiel und niemals in den Magen gelangte; der Hund schnappte den Bissen sofort wieder auf und wiederholte die Prozedur bisweilen bis zu dreiviertel Stunden. Eine so gewaltige Reizung der Sekretion des leeren Magens führt nach *Silbermann* mit Regelmäßigkeit zur Ulcusbildung. Der ulcuskranke Mensch hat in vieler Beziehung Ähnlichkeit mit Silbermanns Hund; sein Magen ist in einem Zustand ständiger Reizung, nicht als Ergebnis des Essens, sondern als Ergebnis verdrängter psychologischer Antriebe, geliebt und beschenkt zu werden oder mit Gewalt zu nehmen, was nicht freiwillig gegeben wird. Weil diese Tendenzen verdrängt und von der normalen Abfuhr durch das Willkürverhalten abgesperrt sind, unterhalten sie eine ständige Spannung. Der mit dem Wunsch, gefüttert zu werden, eng assoziierte Wunsch, geliebt zu werden, erregt die Magentätigkeit auf parasympathischen Bahnen.

Es findet sich reichlich experimentelles Material zur Stützung der Annahme, daß ein ursächlicher Faktor bei der Ulcusentstehung die dauernde Sekretion unter dem Einfluß chronischer psychologischer Reize sei. Das Maximum der Magensekretion findet sich bei Kranken mit Duodenalulcus in der Nacht (*Palmer* — 178). *Winkelstein* (252) fand hohe Säurewerte bei Ulcuskranken als Reaktion auf Schein- (psychische) Fütterung und höhere nächtliche Säurewerte in Fällen von Ulcus ventriculi oder duodenalis als bei Normalpersonen. Aus diesen Beobachtungen ist zu ersehen, daß der Magen des Ulcuskranken besonders ansprechbar gegenüber nervösen Reizen ist und daß eine Dauersekretion bei ihnen allgemein vorzuliegen scheint. Dem chronischen Erregungszustand des Magens und der chronischen Sekretion von Magensaft dürfte danach eine größere Bedeutung zukommen als dem absoluten Aziditätsgrade.

Der von emotionalen Spannungen ausgehende chronische Erregungszustand des Magens beeinflußt nicht nur die Sekretionsfunktion, sondern in gleichem Maße auch die motorischen Funktionen. Die spezifische Bedeutung der letzteren bei der Ulcusbildung ist noch nicht vollständig aufgeklärt. Pylorospasmus, der ein verlängertes Verweilen des sauren Mageninhaltes verursacht, könnte von ätiologischer Bedeutung sein. Die Blutversorgung des Magens könnte von der Motilitätsstörung ebenfalls beeinträchtigt werden. *Necheles* (175), der die Arbeiten von *Dale* und *Feldberg*

(54) aufgriff, fand, daß Acetylcholin, das bei parasympathischen Reizen in der Magenwand freigesetzt wird, Anoxämie des Gewebes verursacht. Acetylcholin hat auch einen Einfluß auf die Säuresekretion. *Necheles* bestätigte auch die Mitteilungen *Winkelsteins* über die gegenüber Normalen erhöhte parasympathische Reizbarkeit von Ulcuskranken.

Die klinischen Befunde des Chicagoer Instituts für Psychoanalyse haben in den Arbeiten von *Wolff* und *Wolf* (258) eine Bestätigung gefunden. Diese untersuchten einen Patienten mit einer Magendauerfistel und fanden Hyperämie, Hypermotilität und Hypersekretion als eine Reaktion auf Unsicherheit und feindselige aggressive Gefühle, wenn der Patient gehemmt war, und eine Rückkehr zu normalem Funktionieren, wenn er seine emotionale Sicherheit wieder gewonnen hatte. Obwohl diese Autoren primär nur die bewußten psychischen Inhalte für ihre Untersuchungen heranzogen und daher nicht die psychodynamischen Situationen im einzelnen rekonstruierten, läßt sich der Zusammenhang zwischen einer Sehnsucht nach Sicherheit und Hyperaktivität der Magenfunktionen klar aus ihren Beobachtungen erkennen.

B. Mittelmann und *H. G. Wolff* (165) machten den Einfluß von Emotionen auf die Magentätigkeit zum Gegenstand einer experimentellen Untersuchung. Sie riefen akute emotionale Störungen bei Ulcus-, Gastritis- und Duodenitis-Kranken und einer Kontrollgruppe von Normalpersonen hervor (26 Versuchspersonen: 10 Ulcusfälle, 3 Gastritis- und Duodenitisfälle, 13 Normale). In sämtlichen Fällen beobachteten sie einen Anstieg der Salzsäurewerte, der Schleim- und Pepsinsekretion und der Peristaltik; alle diese Wirkungen waren quantitativ in der pathologischen Gruppe ausgeprägter. Die Ulcuskranken reagierten oft mit Schmerz, gesteigertem Gallenfluß und mit Blutungen. Die experimentell erzeugten emotionalen Belastungen werden von den Autoren als Angst, Unsicherheit, Schuld und Versagung beschrieben. Sie beobachteten auch, daß in Situationen, die Gefühle von emotionaler Sicherheit und Zuversicht erzeugten, die Magenfunktion zum Normalen zurückkehrte.

Während die Bedeutung emotionaler Faktoren bei der Ätiologie des Magengeschwürs heute fast durchgängig akzeptiert ist, bestehen noch immer große Meinungsverschiedenheiten über die Spezifität der beteiligten Emotionen. Die von der klinischen Seite an dieses Problem Herantretenden wie *Kapp, Rosenbaum, Romano, Ruesch* und andere (129, 199) zeigen sich von den ausgeprägten oral-rezeptiven Zügen beeindruckt, die sich entweder in offenen Abhängigkeitsbedürfnissen oder in deren Verneinung manifestieren.

Mahl hat kürzlich auf der Grundlage einer experimentellen

Arbeit an Hunden die Ansicht, daß spezifische emotionale Konflikte für die gesteigerte Magensaftsekretion verantwortlich sind, in Zweifel gezogen (144). Nach seiner Auffassung besteht die einzige wohlfundierte Beobachtung in dem stimulierenden Einfluß chronischer Angst auf die Sekretion und Motilität des Magens. Er behauptet, daß dies der *Cannon*schen Theorie widerspricht, nach der Furcht eine sympathische Reizung auslöst, die die Magentätigkeit hemmen und nicht stimulieren sollte. *Mahls* Artikel ist ein gutes Beispiel für die Begriffsverwirrung, die gelegentlich im Gebiet der psychosomatischen Forschung ins Kraut schießt. Viele Autoren ohne Erfahrung oder Ausbildung in der Psychodynamik übersehen mehr oder weniger vollständig die Fortschritte der letzten drei Jahrzehnte und versuchen, die Uhr auf eine Zeit zurückzudrehen, als zwar die somatischen Reaktionen sorgfältig untersucht, die emotionalen Reize aber, die diese Reaktionen auslösen, in einer höchst oberflächlichen Weise behandelt wurden. Sie beziehen sich dann auf psychologische Faktoren in unbestimmten Ausdrücken wie geistige Anstrengung, Furcht oder Angst oder einfach emotionale Störung kurzhin.

Die größten Fortschritte auf diesem Gebiet kamen durch die Anwendung des methodologischen Postulats zustande, daß die psychologische Ereigniskette mit derselben peinlichen Sorgfalt untersucht und beschrieben werden sollte wie ihre somatischen Folgeerscheinungen. Nach der Ansicht *Freuds* ist Angst eine verinnerlichte Furcht, ein Signal für das Ich, daß eine unbewußte verdrängte Tendenz bereit ist, ins Bewußtsein einzutreten und die Integrität des Ichs zu bedrohen. Die Funktion der Angst ist dieselbe wie die der Furcht, die eine Reaktion auf äußere Gefahr ist, mit der das Ich auf die Begegnung mit einer Gefährdungssituation vorbereitet wird. Die Angst erfüllt diese Funktion im Hinblick auf innerliche (Trieb-)Gefahren. Die Abwehrmechanismen des Ichs gegen diese innere Gefährdungssituation sind zahlreich — Überkompensation, Regression, Projektion, nach Außenkehren der Angst und Verschiebung auf eine belanglose umschriebene Situation (Phobien) und viele andere wohlbekannte Mechanismen. Welcher von diesen verschiedenartigen Abwehrmechanismen in Gang gesetzt wird, hängt weitgehend von der Persönlichkeitsstruktur des betroffenen Individuums ab. Die somatischen Reaktionen auf Angst sind entsprechend den psychologischen Abwehrmaßnahmen, die in Gang kommen, verschieden. Diese Zusammenhänge wurden im einzelnen auf den Seiten 45 und 46 bereits besprochen. Bei einer Art von Abwehr gegen Angst wird die innere Gefahr wie eine äußere behandelt, der aggressiv zu begegnen man sich vorbereitet. Dieser Abwehrtyp kann Symptome wie Blutdrucksteigerung, erhöhte Pulsfrequenz, gesteigerten Muskeltonus und andere somatische Zeichen sympathischer oder willkürlicher nervöser Erregung hervorrufen. Ein anderer Reaktionstyp ist regressiv. Er besteht in einem Rückzug in eine hilflose Haltung, im Weglaufen, um Hilfe und Schutz zu finden. Zu diesem Typus der regressiven Reaktion auf Angst und Furcht gehört gesteigerte Magensekretion. Sie ist die Manifestation einer Regression in den infantilen Zustand, in dem sich das Kind um Hilfe an die Mutter wendet. Da eine der ersten Unannehmlichkeiten, die das Kind erlebt, Hunger ist, der durch mütterliche Fütterung beseitigt wird, wird der Wunsch, ernährt zu werden, zu der primitivsten Reaktion auf alle Arten von emotionalen Belastungen.

Dies möge genügen, um zu zeigen, daß es bei dem heutigen Stand unseres Wissens sinnlos ist, allgemein von „Angst" als Ursache somatischer Symptome zu sprechen. Angst setzt verschiedene psychologische Abläufe in Gang, deren Art einer der Faktoren ist, die über den Typus der physiologischen Reaktion, zu der es kommt, entscheiden[1]). Angst als erstes Glied in dieser Ablaufkette ist kein spezifischer Faktor. Jeder Mensch geht mit Angst in einer für ihn charakteristischen Weise um. Das ist der Sinn der Theorie der emotionalen Spezifität bei der Ätiologie von vegetativen Krankheiten.

Die endgültige Beurteilung der herrschenden Vorstellungen von der Rolle psychodynamischer Faktoren bei der Ätiologie des Magengeschwürs können nur Untersuchungen bringen, die Messungen der Magenaktivität bei Menschen über lange Zeitabschnitte mit gleichzeitigen oder vorausgehenden emotionalen Faktoren, wie sie von alltäglichen Lebenssituationen ausgelöst sind, korrelieren. Ein Ansatz zu einem solchen Vorgehen ist von *Mirsky* und Mitarbeitern (37, 163, 180) ausgearbeitet worden, die zeigen konnten, daß die Sekretionstätigkeit des Magens der Ausscheidung von Uropepsin (Pepsinogen) im Harn parallel geht. Nach ihrer Arbeit kann die Größe der Uropepsinausscheidung als Index für die Magensekretion dienen, so daß Patienten mit geringer Sekretion auch geringe Uropepsinausscheidung im Harn zeigen, während diejenigen mit maximaler Magentätigkeit auch hohe Ausscheidungswerte haben. Mittels dieser Technik konnte die sekretorische Tätigkeit des Magens von Normalpersonen und von Patienten mit Ulcus und anderen Störungen über verschieden lange Zeitabschnitte bis zu zwei Jahren laufend registriert werden.

In einem gleichzeitigen Protokoll wurden die entscheidenden Tagesereignisse gesammelt, wobei die dazugehörigen Daten entweder aus Tagebüchern und gelegentlichen Explorationen oder aus

[1]) Siehe auch S z a s z' Erwiderung auf M a h l s Veröffentlichung (223).

psychoanalytischem Material gewonnen wurden. Aus solchen Untersuchungen schloß *Mirsky*, daß offener Ärger, Versagungen, Unwillen und eine Vielzahl von anderen beherrschenden Emotionen, deren sich die Versuchsperson gewahr wurde, die Größe der Magensaftsekretion nicht in eindeutiger Weise beeinflußten. Eine positive Beziehung wurde jedoch beobachtet zwischen einer Vermehrung der Uropepsinausscheidung und der Mobilisierung von oral-rezeptiven und Einverleibungswünschen, die der Versuchsperson unbewußt waren. Wenn gesteigerte Magentätigkeit bei einem Individuum mit bewußtem persönlichen oder sachlichen Ärger oder mit Anzeichen von ausgeprägter Angst zusammentraf, zeigte die Analyse des psychologischen Materials eindeutig, daß bei der Versuchsperson die Mobilisierung des Wunsches nach Versorgtsein oder ihre Furcht vor dem Verlust ihrer Abhängigkeitsbeziehungen der eigentliche dynamische Faktor war.

Therapeutische Überlegungen

Bei der Behandlung des Magengeschwürs muß der erste therapeutische Gedanke der Beseitigung des lokalen Geschehens gelten.

Die psychoanalytische Theorie über die Pathogenese des Magengeschwürs hat durch die kürzlich erschienenen Arbeiten von *Dragstedt* (66) über die Ulcusbehandlung mittels Vagusdurchtrennung in indirekter Weise eine Bestätigung gefunden. Obgleich diese Operation in den letzten Jahren schon von anderen versucht worden ist, wurde die Vagotomie erst durch *Dragstedts* Arbeiten zu einer wohldurchdachten und brauchbaren therapeutischen Technik. Die ständige und gesteigerte Sekretion von saurem Magensaft, die für Kranke mit Duodenalulcus charakteristisch ist, wird über den Vagus vermittelt und bei vollständiger Durchtrennung dieser Nervenbahn beseitigt. Unvollständige Vagotomie ist häufig unwirksam und führt nicht zur Abheilung des Gewebsschadens. Lege artis ausgeführt, scheint diese Operation jedoch eine der wirksamen chirurgischen Techniken bei der Ulcusbehandlung zu sein.

Die Vagotomie verändert jedoch ebenso wenig wie die anderen anerkannten chirurgischen Methoden die psychischen Konflikte der Kranken, die die primäre, in einer Wirkungskette schließlich zur Ulceration im oberen Magen-Darm-Trakt führende Störung abgeben (*Alexander* — 10). Aus diesen Gründen neigen vagotomierte Patienten dazu, eine Reihe von anderen mehr oder weniger schweren Störungen zu entwickeln. Diese Frage wurde zusammen mit den wichtigsten Nebenerscheinungen der Vagotomie von *Szasz* untersucht und in einer Reihe von Veröffentlichungen beschrieben (226, 227, 228, 229).

Die Psychotherapie hat hauptsächlich einen prophylaktischen Wert und zielt auf die Verhinderung von Rezidiven ab. In den meisten Fällen besteht eine verschieden lange Latenzzeit, in der funktionelle Störungen vorhanden sind, bevor sich ein ausgeprägtes Ulcus entwickelt. Chronische Hyperazidität und andere Magensymptome sind die ersten Warnungszeichen, wenn die nervöse Steuerung der Magenfunktion gestört ist. Zu diesem Zeitpunkt ist eine Konzentration auf die lokalen Symptome bei Vernachlässigung der Persönlichkeitsfaktoren ein großer Fehler.

Da das Magengeschwür ein chronischer Zustand ist, erscheint Psychotherapie in Verbindung mit internistischer Versorgung der Störung indiziert. Magengeschwüre entwickeln sich gemeinhin bei Persönlichkeiten mit neurotischen Tiefenkonflikten, die von sich aus schon eine psychoanalytische Behandlung verlangen. Die Psychoanalyse stellt den besten kausalen Zugang zu den emotionalen Komponenten der Ulcusbildung vor. Die Dauer dieser Therapie kann außerordentlich variieren, da es sich in einigen Fällen gezeigt hat, daß aktive psychoanalytische Kurztherapie zu Erfolg führte.

Der nachfolgende Auszug aus einer Krankengeschichte kann zur Demonstration sowohl der beteiligten psychodynamischen Faktoren als auch der psychotherapeutischen Aspekte der Frage dienen:

Ein jetzt 23jähriger Student hatte mit 18 Jahren seine erste Blutung aus einem Duodenalgeschwür. Dieser waren nur kurzzeitig Magenbeschwerden vorausgegangen. Als er fünf Jahre später in psychoanalytische Behandlung kam, bestand ein aktives Ulcus mit typischen Symptomen und Röntgenbefunden. Als auffallendster Charakterzug des Patienten imponierte seine äußerste Nüchternheit, die ihm eigene ausgeprägte Beherrschung aller emotionalen Erregungen. Das hatte teilweise seine Ursache in einer Furcht, weich und schwach zu erscheinen, wenn er irgendeiner Art von Gefühl ausdrucksmäßig nachgäbe. Als Kind war der Patient ruhig und gehorsam, während sein drei Jahre älterer Bruder ein aggressiver und selbständiger Junge gewesen war. Obgleich der Patient stets ein guter Schüler war, fühlte er sich unter seinen Mitschülern nie wohl. Er hielt sich immer in der Gesellschaft seines Bruders und in dessen Altersgruppe auf und stand immer unter der Schirmherrschaft dieses Bruders. Er verbrachte viel Zeit zu Hause bei seinen Eltern, die ihre Zuwendung auf ihn konzentrierten. Als er 13 war, starb der Bruder und zwei Jahre später der Vater. Diese Todesfälle hatten eine zentrale Bedeutung für seine emotionale Entwicklung. Nach dem Tode der beiden älteren männlichen Familienmitglieder kehrte sich die Mutter mit ihren ganzen Anlehnungsbedürfnissen an den Patienten. Sie befragte ihn bei allen wichtigen Entscheidungen und zwang ihn, zu einem Ersatz sowohl für den älteren Bruder als auch für den Vater zu werden — eine Aufgabe, auf die er emotional nicht vorbereitet war. Seine Nüchternheit und sein Zurschautragen einer unerschütterlichen inneren Sicherheit waren nichts als eine Abwehr gegen Unsicherheit und Anlehnungsbedürfnisse, die unter der Wucht der übertriebenen Erwartungen der Mutter überwältigend stark wurden. Dieser Konflikt zeigte sich auch in ausgeprägtem Maße in seinen Beziehungen zu Frauen. Er erlaubte sich keine Gefühlsbeteiligung, hatte nur mehr oder weniger nüchterne sexuelle Beziehungen und brach jede Affäre ab, sobald die Frau eine persönliche Bindung an ihn zu zeigen begann. Er litt unter Ejaculatio praecox. Bei Beginn der Analyse war dem Patienten keineswegs seine tiefe abhängige Bindung, zunächst an die Mutter und später an Vater und älteren Bruder, gewärtig. Ihm waren nur seine Abwehrmaßnahmen gegen diese Gefühle bewußt. An eine Frau oder an einen Mann eine Gefühlsbindung zu entwickeln, bedeutete für ihn Schwäche, und er redete sich und anderen daher seine Indifferenz und sein emotionales Unbeteiligtsein ein. Diese Abhängigkeitssehnsüchte wurden während der Behandlung allmählich bewußt. Als erstes kam ihm seine ablehnende Einstellung gegen die Mutter zum Bewußtsein, die bei ihm Anlehnung suchte, statt ihm Unterstützung zu geben. In einem frühen Traum der Behandlung fuhr er mit seiner Mutter auf einem Fahrrad. Er war an der Lenkstange, verlor aber die Herrschaft und beide stürzten. Die Mutter wurde verletzt und starb anscheinend. Hier ist die Unterstellung der Führerrolle in bezug auf die Mutter klar ausgedrückt. Im Laufe der Analyse kam nicht nur die Abweisung der Verantwortlichkeit, sondern auch seine tiefliegende Sehnsucht nach Anlehnung an die Oberfläche. Die letztere bestand in einer infantilen Bindung an die Mutter, die mit einer passiven homosexuellen Haltung vermischt war, die ursprünglich auf den Vater und den älteren Bruder gerichtet gewesen war. Die homosexuellen Regungen wurden durch aggressive Konkurrenzgefühle überkompensiert, aber sobald diese Verteidigungspositionen durchbrochen waren, zeigten sich die verdrängten Abhängigkeitsregungen offen in seiner Übertragungshaltung. Von diesem Augenblick an wurde er sich seiner verstärkten Abhängigkeitshaltung gegenüber der Mutter bewußt, so daß er in die Lage kam, dieses Gefühl auf der Ebene des Bewußtseins zu bekämpfen, anstatt es zu verdrängen und dadurch zu verneinen, daß er sich eine Fassade von Sachlichkeit zulegte. Mit der Zeit gelang es ihm mehr und mehr, von seiner exzessiven Abhängigkeit abzugehen und eine gereiftere Haltung anzunehmen. In Zusammenhang mit diesen inneren Entwicklungen fand eine tiefgreifende Veränderung seiner Beziehungen zu Frauen statt. Er verliebte sich in eine junge Frau, und zum erstenmal in seinem Leben setzte eine längere glückliche sexuelle Beziehung ein. Er heiratete sie später. Zur gleichen Zeit ließen seine Magenbeschwerden nach, und er wurde fähig, von normaler Diät mit nur gelegentlich auftretenden minimalen Beschwerden zu leben.

Die Behandlung dieses Kranken dauerte zehn Monate und umfaßte 36 Stunden. Sein Zustand wurde während der nächsten drei Jahre noch weiter beobachtet, und er hatte noch gelegentlich einmal eine therapeutische Sitzung. Es gab leichte Rückfälle, deren erster kurz nach der Eheschließung auftrat, als er eine sehr anstrengende Verpflichtung im Ausland übernommen hatte und dort von einer ungeeigneten Diät leben mußte. Das zweite Rezidiv trat wenige Wochen vor der Geburt des ersten Kindes seiner Frau auf, zu einem Zeitpunkt, als seine eigene Mutter sich außerdem gerade mit Heiratsplänen trug. Er entwickelte innere Spannungen und es entstanden gewisse eheliche Schwierigkeiten. Auf seine reizbare und fordernde Haltung reagierte seine Frau mit gefühlsmäßigem Sichzurückziehen. Durch diese beiden zusammentreffenden Ereignisse wurden die Restzustände seiner früheren Abhängigkeitsbindung an seine Mutter, die er in gewissem Ausmaße auf seine Frau übertragen hatte, mobilisiert. Das erwartete Kind bedrohte seine Abhängigkeit von seiner Frau, und die bevorstehende Heirat seiner Mutter belebte die alte Bindung an diese.

In einer kurzen Behandlungsserie arbeitete er dieses Aufflammen des alten Konfliktes durch und gewann sein vorheriges emotionales und physisches Gleichgewicht wieder. Die ehelichen Schwierigkeiten, die zum Teil auf die Reaktion seiner Frau auf ihr erstes Kind zurückzuführen waren, ließen allmählich auch nach. Als er das letztemal zur Behandlung kam, waren die Beschwerden des Patienten auf gelegentlich beim Erwachen auftretende leichte Magenschmerzen beschränkt. Er lebte mit normaler Diät, und sein einziges Medikament war eine abendliche Atropindosis.

In seinem Fall war der durch die psychoanalytische Behandlung erreichte Persönlichkeitswandel recht ausgeprägt. Der Zustand seines Magens hatte sich deutlich gebessert. Der pathologische Prozeß war offensichtlich zum Stillstand gekommen. Die Anfälligkeit des schwergeschädigten Organs dürfte jedoch nicht vollständig reversibel gewesen sein.

Spezifisch dynamische Grundschemen bei der Überfunktion des Magens

I.

Versagung oral-rezeptiver Wünsche → oral-aggressive Reaktion → Schuldgefühle → Angst → Überkompensation für orale Aggression und Abhängigkeit durch real erfolgreiche Leistungen bei verantwortlichen Tätigkeiten → Verstärkung unbewußter oral-abhängiger Strebungen als Reaktion auf exzessive Anstrengungen und Konzentration → Hypersekretion des Magens.

II.

Andauernde Versagung oral-rezeptiver Wünsche → Verdrängung dieser Wünsche → Hypersekretion des Magens.

4. STÖRUNGEN DER AUSSCHEIDUNGSFUNKTIONEN

Psychologie der Ausscheidungsfunktionen

Nächst der Verdauung von Nahrung spielen die Ausscheidungsfunktionen die bedeutendste Rolle im Gefühlsleben des Kindes. Wie bei der Nahrungsaufnahme stellen sich auch zwischen der

Ausscheidungsfunktion und gewissen typischen emotionalen Haltungen der frühen Kindheit bestimmte Assoziationen her. Vor dem Auftauchen der Psychoanalyse waren die psychologischen Seiten dieser Funktionen völlig unbekannt oder wurden vernachlässigt. Derartige Themen, besonders soweit es sich um ihre Psychologie handelte, wurden nicht nur bei der Unterhaltung in der Gesellschaft vermieden, sondern auch von der wissenschaftlichen Untersuchung und selbst von einer medizinischen Betrachtung ausgeschlossen. Ein gewaltiges Register psychoanalytischer Literatur über dieses Objekt hat sich in einem Zeitraum von 30 Jahren angesammelt und umfaßt zahlreiche sorgfältig gestützte Beobachtungen.

Während das Verlangen nach Sicherheit und der Wunsch, etwas zu bekommen oder mit Gewalt zu nehmen, was nicht aus freien Stücken gegeben wird, geliebt zu werden, sich an jemanden anzulehnen, in engster Weise mit den einverleibenden Aspekten der Ernährung assoziiert sind, wird der Ausscheidungsakt im frühen kindlichen Dasein mit den Gefühlen des Besitztums, des Stolzes auf vollbrachte Leistung und der Tendenz zu geben und zurückzuhalten, verknüpft. Gewisse Arten von feindseligen Antrieben (Angreifen, Besudeln) werden ebenfalls mit diesen Funktionen assoziiert.

Die lustvollen Sensationen beim Saugen werden schon sehr früh unterbunden. Das Kind reagiert auf das Abstillen mit Daumenlutschen, das die Eltern im allgemeinen zu unterbinden trachten. Das Kind entdeckt dann, daß es eine ähnlich lustvolle Erregung am anderen Ende des Verdauungstraktes durch Zurückhalten des Kotes erzeugen kann. Hier wird ebenfalls die Schleimhaut eines röhrenförmigen Organs von einem harten Körper erregt. Es ist für die Erwachsenen viel schwieriger, diese Lustquelle abzugraben, und das Kind entwickelt deshalb hier ein Gefühl von Unabhängigkeit, das sehr bald mit dem Akt der Defäkation assoziiert wird. Es muß seine unabhängige Herrschaft über seine Ausscheidungsfunktionen jedoch im Zuge des Reinlichkeitstrainings aufgeben, bei dem die Erwachsenen ihm beizubringen versuchen, seinen Stuhl in regelmäßigen Intervallen abzusetzen. Für das Kind bedeutet dies ein Nachgeben gegenüber den Forderungen der Erwachsenen. Es wird gedrängt, sich von seinen Exkrementen zu trennen, nicht dann, wann es ihm beliebt, sondern wenn die Erwachsenen es für an der Zeit halten. Als Ausgleich erhält es dafür Lob, Liebe und manchmal materielle Güter, wie zum Beispiel einen Bonbon. In einer irgendwie derartigen Weise kommt es zu einer Assoziation zwischen dem Kot und dem Begriff des Besitzes. Daraus erklärt sich dessen enge Beziehung zum Geld, die als eine der am besten fundierten Tatsachen anzusehen ist, die die Psychoanalyse aufgedeckt hat. Jede Defäkation wird von dem Kinde als eine Art Geschenk an die Erwachsenen gewertet, eine Haltung, die durch das große Interesse der Mutter an den Exkrementen des Kindes meist verstärkt wird. (In manchen Teilen des deutschen Sprachgebietes wird der Stuhlgang auch mit dem Ausdruck „Bescherung“[1]) belegt.)

Die erste Einstellung des Kindes gegenüber seinen Ausscheidungen ist eine koprophile. Der Kot ist ein wertvoller Besitz, eine Lustquelle und etwas, was für andere Sachen eingetauscht werden kann. Diese koprophile Einstellung wird jedoch durch Erziehungsmaßnahmen gehemmt und in ihr Gegenteil, Ekel und Mißachtung, verkehrt, was zur Grundlage der sadistischen aggressiven und besudelnden Bedeutung des Defäkationsaktes wird. Der Kot wird zu einer Besudelungswaffe, und der Akt selbst nimmt eine entehrende Bedeutung an. Das wird sehr gut von dem kleinen Straßenjungen demonstriert, der herausfordernd sein Hinterteil zeigt und diese Geste meist mit einer Art von aggressiver Einladung begleitet. Im späteren Leben verschwinden all diese emotionalen Verbindungen mehr oder weniger aus der bewußten Persönlichkeit, verbleiben aber tief im Gefühlsleben verwurzelt, so daß sie in den neurotischen Symptomen seelisch gestörter Kranker und selbst in den Träumen von normalen Erwachsenen in Erscheinung treten können.

Diese frühen Phasen der Gefühlsentwicklung geben eine Erklärung für die Tatsache ab, daß die Ausscheidungsfunktion mit dem Gefühl der Leistung, mit Schenken und Angreifen verknüpft wird, und daß der Kot auch zum Symbol des Besitzes wird. Für das Verständnis des psychologischen Hintergrundes von Störungen der Ausscheidungsfunktionen, sowohl der psychogenen Diarrhoe wie der psychogenen Verstopfung, ist die Kenntnis dieser emotionalen Entwicklung von grundlegender Bedeutung.

Chronische Diarrhoe, spastische Kolitis und Colica mucosa

Es ist eine unentschiedene Frage, ob diese verschiedenen Formen intestinaler Störungen einzelne Phasen oder einzelne Manifestationen desselben Grundzustandes sind. Es besteht kein Zweifel, daß emotionale Faktoren bei all diesen Störungen eine Rolle spielen. Bisweilen können die emotionalen Faktoren eine primäre ätio-

[1]) Am bekanntesten in Ausdrücken wie: Das ist ja eine schöne Bescherung, da haben wir die Bescherung usw.

logische Bedeutung haben. In anderen Fällen aggravieren sie nur eine bestehende örtliche Störung.

Chronische Diarrhoe kann ein Symptom sowohl organischer wie neurotischer Störungen sein, die ebenso gut gleichzeitig vorhanden sein können. Es ist nicht immer möglich, klar zwischen neurogenen und lokalpathologischen Faktoren zu unterscheiden. Die einfache chronische Diarrhoe ist oft der körperliche Ausdruck eines psychoneurotischen Zustandes und tritt in manchen Fällen als vorherrschendes Symptom auf. Tägliche Entleerungen kleiner oder größerer Mengen flüssigen Stuhles können mehr oder weniger häufig mit oder ohne Tenesmen auftreten. In manchen Fällen können zwanzig bis dreißig Entleerungen an einem Tage auftreten, ohne daß sich Anzeichen organischer Veränderungen finden. Viele Kranke reagieren auf die Diarrhoe mit Besorgnis und Angst: Sie warten ängstlich auf den Stuhldrang und ihre Sorge darüber wird häufig zum wesentlichen Inhalt ihres täglichen Daseins. Viele Kranke machen Diätfehler als auslösende Faktoren verantwortlich, anderen jedoch fällt ein gewisser Zusammenhang mit emotionalen Spannungen auf.

Die Colica mucosa wird schon seit langer Zeit als Neurose angesehen. *White, Cobb* und *Jones* (247) schlossen, daß die Colica mucosa eine Störung der physiologischen Funktion des Kolons ist, die durch exzessive Tätigkeit des parasympathischen Nervensystems hervorgerufen wird, die ihrerseits wieder in 92 Prozent ihrer Fälle als Ausdruck emotionaler Spannung angesehen werden konnte. Sie beschrieben gewisse Persönlichkeitszüge, die charakteristisch zu sein scheinen. Ihre psychologischen Befunde deckten sich weitgehend mit denen des Chicagoer Instituts für Psychoanalyse an verschiedenen Formen der Kolitis (*Wilson* — 251). Übergewissenhaftigkeit, Abhängigkeit, Empfindsamkeit, Angst, Schuld und Unwillen sind die emotionalen Züge, die am häufigsten bei Patienten mit Colica mucosa gefunden werden.

Psychoanalytische Studien an Kranken mit chronischer Diarrhoe, spastischer Kolitis und Colica mucosa konnten einen typischen Konflikt aufdecken, der in deren starken fordernden (oral-aggressiven) und rezeptiven Wünschen zentriert ist. Diese Kranken versuchen, ihre Abhängigkeitsregungen durch Aktivität und den Drang, zu schenken, zu kompensieren, indem sie Anfälle von Diarrhoe als Ersatz für reale Leistungen produzieren. Sie wollen damit all jene Dinge kompensieren, die sie von anderen zu erhalten oder diesen wegzunehmen trachten. Dies nimmt oft die Form eines Besorgtseins über gewisse Pflichten und Verpflichtungen an, das Bedürfnis, Geld zu verschenken oder andere zu unterstützen, den

Antrieb, Anstrengungen zu machen und zu arbeiten. Aus diesen Gründen werden die Patienten oft als übergewissenhaft beschrieben. Gleichzeitig besteht jedoch eine heftige Abneigung dagegen, Anstrengungen zu unternehmen, sich auf systematische, rastlose Tätigkeiten einzulassen und all jene Verpflichtungen zu erfüllen, zu denen sie sich gefühlsmäßig getrieben fühlen. Der dem Symptom zugehörige verdrängte psychologische Faktor ist das mächtige Bedürfnis, zu schenken und wiedergutzumachen. Der Kranke kann in ein Abhängigkeitsverhältnis zu anderen kommen, hat jedoch dabei das Gefühl, er sollte etwas tun, um all das, was er empfängt, zu kompensieren. An Stelle von realer Leistung beruhigt er jedoch sein Gewissen mit dieser infantilen Form des Geschenkes — dem Darminhalt.

In dieser Beziehung zeigen die Patienten einen auffälligen Unterschied gegenüber den Ulcuskranken, die ebenfalls für ihre passiven und rezeptiven Neigungen überkompensieren, dies aber durch wirkliche Anstrengungen, durch ihre Tüchtigkeit und ein aggressives, selbstsicheres Verhalten im Leben tun. Der Diarrhoekranke überkompensiert für die Passivität nur durch die unbewußte Symbolik des Defäkationsaktes, also durch einen emotionalen Ersatz für reale Leistungen, Geschenke und Verpflichtungen anderen gegenüber. Die physiologische Grundlage einer so emotional bedingten chronischen Diarrhoe besteht offensichtlich in der chronischen Erregung der peristaltischen Darmtätigkeit, die durch exzessive Reizung parasympathischer Bahnen bewirkt wird. Die emotionalen Antriebe, zu geben und zu vollbringen, die als Kompensation für starke rezeptive oder nehmende Tendenzen auftreten, sobald diese verdrängt oder vom Willkürausdruck abgeschnitten werden, scheinen einen spezifischen Einfluß auf die Darmfunktionen zu besitzen. Feindseligkeitsantriebe tragen zu der Entwicklung von Schuldgefühlen und dem Wunsch nach Wiedergutmachung bei. Zusätzlich können Feindseligkeitsimpulse eine direkte Wirkung auf die Darmsymptome haben.

Ein 48jähriger Patient mit chronischer Diarrhoe. Der Zustand bestand seit acht oder neun Jahren ohne jegliche Anzeichen von Remissionen. Anfangs trat etwas Schleim auf; später entleerte der Patient mehrere wäßrige Stühle täglich, fühlte sich erschöpft und beschäftigte sich außerordentlich mit seinen Darmentleerungen. Jeden Tag fürchtete er sich von neuem vor der Diarrhoe, obwohl diese nicht schmerzvoll war, und erlebte sie in seiner ängstlichen Vorstellung schon im voraus. Nach jeder Entleerung fühlte er sich erschöpft, unfähig zu arbeiten oder sich zu konzentrieren. Es gelang ihm nur selten, sich beständiger Geschäftstätigkeit zuzuwenden, und er hatte häufige Erholungsaufenthalte nötig, während derer sich sein Zustand beträchtlich besserte. Er hielt eine strenge Diät ein, wobei er alkoholische Getränke, schwer verdauliche Speisen, Fette und jegliche schwerere Mahlzeit vermied. Eine ganze Reihe von Medikamenten hatte sich als unwirksam erwiesen. Wie viele Kolitiskranke sprach er auf die psychoanalytische Behandlung kurz nach deren Beginn ausgezeichnet an; die Diarrhoe verschwand nahezu unmittelbar und stellte sich nur gelegentlich wieder ein. Es war offensichtlich, daß die in der Behandlung gegebene emotionale Erleichterung sofortige symptomatische Hilfe brachte. Während der Behandlung kam der Konflikt zwischen einem starken Verpflichtungsgefühl gegenüber seiner Familie und anderen und einer starken passiven abhängigen Einstellung zum Vorschein.

Der Patient hatte in eine reiche Familie eingeheiratet, die ihn sich als Eindringling fühlen ließ, es dem jungen Paar aber gleichzeitig ermöglichte, seinen Lebensstandard so einzurichten, wie ihn seine Frau gewöhnt war. Sie unterstützten ihn auch finanziell, um ein eigenes Geschäft aufbauen zu können. Seit er geheiratet hatte, bestand das Leben des Patienten aus einem verzweifelten Ringen, aus eigenen Kräften alles wieder gutzumachen. Er verfolgte seine geschäftlichen Tätigkeiten sozusagen anfallsweise heftig, erlaubte sich lange Urlaube und revoltierte gleichzeitig innerlich gegen die ganze Anstrengung, wobei er viel lieber ein bequemes Leben mit Reisen, Sport und dem Lesen von guten Büchern — kurz, das Leben eines Gentleman geführt hätte. In den analytischen Sitzungen wurde dieser Konflikt klar zutage gefördert, der bis dahin nicht vollständig bewußt und in Worte faßbar war. Der Patient reagierte immer dann mit Durchfall, wenn der Drang zur Leistung, Arbeit und Erfüllung in ihm sehr intensiv wurde, wobei aber gleichzeitig der Widerstand, diese Dinge in die Wirklichkeit umzusetzen, ebenso mächtig wurde. Es scheint, daß die Diarrhoe eine infantile Methode der Lösung dieses Konfliktes war. Für sein Unbewußtes bedeuteten Darmentleerungen immer noch Leistung und Geben. Das erklärt, warum er nach jedem Stuhlgang das Gefühl völligen Ausgeleert- und Erschöpftseins betonte. Die Darmentleerungen waren nicht nur ein Ersatz für wirkliche Anstrengung im Leben, sondern gaben ihm auch eine Entschuldigung, nachzugeben und für sich sorgen zu lassen.

Ein sehr interessanter Zug an diesem Fall ist es, daß der Patient elf Jahre vor dem Auftreten der Diarrhoe an einem Magengeschwür operiert worden war. Die Ulcussymptome setzten ein, als er in seiner Studienzeit heftige Anstrengungen machte, um den Ehrgeiz seiner Mutter zu befriedigen. Er konzentrierte sich damals vollständig auf das Karrieremachen. Nachdem die Ulcussymptome fünf Jahre bestanden hatten, wurde der Patient wegen einer Perforation zu einem Zeitpunkt operiert, als er sich äußerst aktiv und verbissen auf seine Studien konzentrierte. Die elf Jahre später auftretende Diarrhoe entwickelte sich nach seiner Eheschließung, durch die er reich und in gewissem Grade von der Familie seiner Frau abhängig wurde.

Dieser Fall zeigt deutlich, wie fehlerhaft es ist, gewisse psychologische Störungen nur bei bestimmten Persönlichkeitstypen zu erwarten. Der organische Zustand läßt sich nur zu bestimmten psychodynamischen Situationen, nicht aber zu Persönlichkeitstypen korrelieren. Es ist ganz offenbar, daß in diesem Falle die gleiche Persönlichkeit verschiedenen Konfliktsituationen ausgesetzt war. Als Student arbeitete er schwer und reagierte darauf mit einem starken Abhängigkeitsverlangen, das er sich selbst nicht eingestand. Daraufhin trat das Magengeschwür in Erscheinung. Als er im Überfluß, aber in emotionaler Abhängigkeit von der wohlhabenden Familie seiner Frau lebte, trat ein starkes Gefühl des zu harter Arbeit Verpflichtetseins auf, das er nur mit halber Kraft erfüllte, wobei er seine Arbeit so oft als möglich unterbrach. In diesem Augenblick trat die chronische Diarrhoe in Erscheinung. Sein Durchfall war ein Mittel, dieses Verpflichtungsgefühl durch eine primitive Art des Gebens und Vollbringens zu lindern.

Obgleich diätetische Maßnahmen in diesen Fällen von Nutzen sein können, muß es das primäre Ziel der Therapie sein, die emotionale Störung zu beseitigen. Wie bei allen Organneurosen lassen sich die Symptome durch Ruhekuren und sedative Medikation mildern. Dem Grundzustand kann jedoch nur durch Psychotherapie abgeholfen werden.

In Fällen von chronischer Diarrhoe, spastischer Kolitis oder Colica mucosa ist der Wert des psychotherapeutischen Vorgehens durch die systematischen Untersuchungen des Chicagoer Instituts für Psychoanalyse erwiesen. Es zeigt sich dabei, daß die meisten Kranken auf alle weiteren diätetischen Einschränkungen nach erfolgreicher psychoanalytischer Behandlung verzichten können.

Colitis ulcerosa

Seit den Veröffentlichungen von *Murray* (173, 174) und von *Sullivan* und Mitarbeitern (222, 41) hat die Bedeutung emotionaler Faktoren bei der Auslösung und im klinischen Verlauf der ulcerativen Colitis weitgehend Anerkennung gefunden. Mehr oder weniger systematische Untersuchungen einer Reihe von Fällen sind von *Wittkower* (254), *Daniels* (56, 57, 58), *Lindemann* (141), *Groen* (106) und *Ross* (196) veröffentlicht worden. *Jackson* (123) und *Rosenbaum* und *Kapp* (195) haben über Einzelfälle berichtet. Melitta *Sperling* (218) hat psychoanalytische Beobachtungen mitgeteilt, die aus der Behandlung von zwei Kindern mit Colitis ulcerosa stammen. Aber trotz dieses ansehnlichen klinischen Materials können die zur Charakterisierung dieser Patienten brauchbaren psychodynamischen Faktoren noch nicht klar herausgearbeitet werden[1]). Die für pathologische Vorgänge an der Schleimhaut des Dickdarmes verantwortlichen genauen physiologischen Mechanismen sind ebenfalls noch umstritten.

Bei sorgfältiger Durchsicht der Literatur kann man sich jedoch des Eindrucks nicht erwehren, daß gewisse Beobachtungen und psychodynamische Formulierungen beständig wieder vorkommen. *Murray*, der an zwölf Fällen über die ersten systematischen

1) Es verdient betont zu werden, daß mit Ausnahme eines einzigen von Daniels beschriebenen Falles sich unter all den Kranken kein einziger Erwachsener befindet, der einer tiefgehenden Psychoanalyse unterzogen worden ist.

Untersuchungen berichtete, fand, daß Konflikte, die sich um Ehebeziehungen drehen, die verbreitetsten psychologischen Faktoren bei der Auslösung der Krankheit abgeben. In einer großen Zahl von Fällen treten Konflikte wegen sexueller Beziehungen, besonders im Zusammenhang mit Schwangerschaft und Aborten in Erscheinung. *Sullivan,* dessen sorgfältige Untersuchungen die späteren Forschungen stark beeinflußten, betont, daß keine spezifische Art von auslösender Situation vorhanden ist, „... daß aber in jedem Fall ... der Patient in eine Einpassungssituation verwickelt war, die ihm als Individuum Schwierigkeiten machte und die er mit Spannung und Angst beantwortete."

Es ist von einigen Untersuchern betont worden, daß sich die Kranken mit Colitis ulcerosa von den an anderen Formen der Kolitis Leidenden im Hinblick auf die narzißtische Organisation ihrer Persönlichkeiten unterscheiden. Zusätzlich bemerkte *Daniels* das Vorliegen einer selbstzerstörerischen Suizidkomponente. *Lindemann* war von den verarmten zwischenmenschlichen Beziehungen dieser Patienten beeindruckt. *Groen* versuchte, ein typisches Persönlichkeitsprofil für diese Patienten auf der Grundlage einer Untersuchung von sechs Fällen aufzustellen. Die geringe Zahl entwertet solche Verallgemeinerungen. Überdies wurden dabei nur die manifesten Charakterzüge in Betracht gezogen und nicht die dynamischen Faktoren. *Melitta Sperling* versuchte eine für diese Patienten typische Konfliktsituation zu rekonstruieren und kam zu dem Schluß, daß die Colitis ulcerosa die „somatische Dramatisierung" der Melancholie darstelle. Sie unterstellte, daß der Organismus von dem aggressiven feindseligen einverleibten Objekt angegriffen wird und sich von ihm durch sofortige anale Entladung zu befreien versucht. Die meisten Autoren erwähnen die regressive prägenitale emotionale Organisation dieser Patienten, das Vorherrschen von analen Charakterzügen, ihre ungewöhnlich starke, aber mit Ambivalenz kombinierte Abhängigkeit von der Mutter, die verdrängte sadistische feindselige Antriebe hervorruft.

Arbeiten im Chicagoer Institut für Psychoanalyse erwiesen das Vorherrschen derjenigen emotionalen Faktoren, die von der frühen Kindheit an mit den Funktionen der Defäkation und der Ernährung assoziiert werden. In dieser Beziehung ähneln die Kranken mit Colitis ulcerosa sehr den an anderen Formen von Diarrhoe Leidenden. Ob eine psychodynamische Differenzierung zwischen diesen und anderen Formen der Kolitis möglich sein wird, kann nur nach dem Vorliegen weiterer detaillierter Untersuchungen des unbewußten Materials und der Persönlichkeitsstruktur entschieden werden. Die Tatsache, daß die integrative Kraft des Ichs vieler

Patienten mit Colitis ulcerosa relativ schwach ist und daß daher konsequenterweise eine Neigung zur Projektion besteht und psychotische Episoden auftreten, könnte sich als bedeutungsvoll erweisen.

Das sich darbietende psychologische Material, das sich in bemerkbarer Weise bei diesen Patienten wiederholt, läßt sich am besten auf der Grundlage der allgemeinen Psychodynamik der Ausscheidungsfunktion verstehen. Zwei emotionale Faktoren springen bei der Auslösung der Krankheit und bei der Provokation von Rückfällen besonders ins Auge. Der eine ist die versagte Strebung, eine Verpflichtung auszuführen, sei sie biologisch, moralisch oder materiell, der zweite ist ein vereitelter Ehrgeiz, etwas zu vollbringen, was eine konzentrierte Energieausgabe verlangt. Bei Frauen besteht dies am häufigsten in Konflikten über das Kinderkriegen oder über Mutterpflichten. In manchen Fällen spielt der Druck finanzieller Verpflichtung eine in die Augen springende Rolle. *Portis* zitiert eine Krankengeschichte, die diesen Typus der emotionalen Dynamik demonstriert[1]).

Bei einer jungen, seit sechs Monaten verheirateten Frau trat eine Colitis ulcerosa auf. Unter internistischer Behandlung . . . . . hatte sich der Darm vollständig beruhigt — kein Blut, normal geformte Stühle und Wohlbefinden. Nach drei Monaten medizinischer Behandlung klagte sie über ein am vorausgehenden Sonntagmorgen schlagartig einsetzendes Rezidiv ihrer Diarrhoe. Sorgfältige Befragung ergab, daß sie am vorausgegangenen Sonnabendabend keine ungewöhnlichen Aufregungen gehabt hatte. Sie hatte am Sonnabend und am Sonntag zu Hause gegessen, mit religiöser Sorgfalt ihre Diät eingehalten und ihre Medizin vorschriftsmäßig eingenommen. Etwa eine Stunde nach dem Frühstück, während sie sich mit der Hausarbeit beschäftigte, trat die Diarrhoe auf. Bei weiterem Befragen über die Situationen an diesem Sonntagmorgen, an dem sie mit ihrem Manne zu Hause war, verneinte sie zunächst jedes ungewöhnliche Vorkommnis, aber bei weiterem In-sie-dringen gab sie an, daß ihr Mann sie scherzhaft oder in anderer Weise gefragt habe: „Was ist denn mit den 400 Dollar, die ich dir bei unserer Hochzeit für deine Aussteuer gepumpt habe? Wann kriege ich sie zurück?“ Sie hatte die 400 Dollar nicht. Sie fühlte sich entschieden beunruhigt, regrediierte in einen Kindheitsmechanismus und bekam ihren Durchfall. Als der Analytiker sie auf die Assoziation mit dem Geld und ihre Unfähigkeit, es zurückzugeben, es sei denn durch Darmentladungen, hinwies, klärte sich der Zustand sofort auf — wohlgemerkt, ohne Diätveränderung oder internistische Behandlung. Die Patientin machte anschließend eine vollständige Schwangerschaft ohne weitere Rückkehr von Symptomen durch.

Finanzielle Verpflichtungen, die die Mittel des Patienten übersteigen, sind ein verbreiteter Faktor bei einigen Formen von Diarrhoe. Dies hatte schon *Abraham* (4) erkannt, der die emotionale

---

[1]) S. Portis: "Newer Concepts of the Etiology and Management of Idiopathic Ulcerative Colitis“, J. A. M. A. **139**: 208, 1949.

Korrelation zwischen Darmentleerung und Geldausgeben beschrieb. Infolgedessen ist es möglich, daß die finanzielle Verwicklung nicht ein spezifischer Reiz für die Entstehung der Colitis ulcerosa ist, sondern nur als allgemeiner Reiz für die Aktivierung der Darmfunktion dient, die bei einem bereits krankheitsgeschädigten Organ einen Anfall von Colitis ulcerosa auslösen könnte. Die Frage, ob die für die ulcerative Kolitis typischen emotionalen Konflikte von denen bei anderen Formen der Diarrhoe abweichen, muß noch offen bleiben. Was aber sicher zu sein scheint, ist, daß alle Formen von anal-regressiven emotionalen Reizen eine spezifische Affinität zu der Funktion des Kolons haben.

Das erste Symptom der Colitis ulcerosa tritt häufig dann in Erscheinung, wenn der Patient einer Lebenssituation gegenübersteht, die irgendeine außerordentliche Leistung von ihm fordert, der er sich nicht gewachsen fühlt. Der psychodynamische Zusammenhang kann am besten verstanden werden auf der Grundlage der emotionalen Bewertung des Defäkationsaktes durch das Kind, der das Aufgeben eines wertvollen Besitzes auf der einen Seite und eine Leistung auf der anderen Seite bedeutete. Bei Menschen mit dieser Art emotionaler Fixierung kann eine Regression auf die anale Form des Gebens oder Vollbringens stattfinden, wenn der Antrieb oder die Notwendigkeit, „zu geben", im späteren Leben entsteht oder wenn die Verwirklichung eines Ehrgeizes auf Erwachsenen-Niveau durch neurotische Hemmungen blockiert ist. Es darf jedoch nicht vergessen werden, daß anale Regressionen dieser Art äußerst häufig bei allen Formen der Diarrhoe und auch bei Psychoneurotikern vorkommen, die keine somatischen Symptome darbieten. Gewisse spezifische lokale somatische Faktoren dürften für die Tatsache verantwortlich sein, daß bei manchen Patienten anale Regression Darm-Ulzerationen auslöst. Es ist recht wahrscheinlich, daß die spezifischen Faktoren sich als nicht psychologisch erweisen werden, sondern als Besonderheit der physiologischen Mechanismen, die durch den emotionalen Reiz in Gang gesetzt werden, anzusehen sind.

Obgleich es verfrüht sein kann, die Möglichkeit zu verwerfen, daß der psychodynamische Hintergrund bei der Colitis ulcerosa einen speziellen, bei anderen Formen der Darmstörungen mit Diarrhoe nicht gefundenen Zug habe, muß man vor der Bereitschaft warnen, mit der gewisse Autoren psychologische Befunde bei diesen oder anderen organischen Krankheiten stets als ursächlich auslegen. Organische Symptome wie die Diarrhoe geben den Kranken Gelegenheit, das Symptom für viele psychoneurotische Bedürfnisse zu verwenden. An Diarrhoe Leidende beuten dieses

Symptom ganz unabhängig von dessen Ursache emotional für einen symbolischen Ausdruck des Erschöpftseins, des „vollständig Ausgeleertseins", aus und können das Symptom sogar als einen symbolischen Ausdruck der Kastration verwerten. *Melitta Sperlings* psychodynamische Rekonstruktionen können durchaus sekundäre symbolische Verarbeitungen der bestehenden Diarrhoe sein. Die Phantasie der Eliminierung einer einverleibten gefährlichen, bösen Mutter ist wahrscheinlich eine sekundäre Nutzbarmachung des Symptoms für unbewußte emotionale Bedürfnisse eher als dessen Ursache. Die ursächlichen psychodynamischen Faktoren sind wahrscheinlich viel elementarer und weniger begrifflich. Der Defäkationsakt als Ausdruck für das Vergeben eines Geschenkes oder das Ausführen einer Verpflichtung oder als ein Vollbringen — das und die spätere aggressive feindselige Bedeutung der Defäkation sind die fundamentalen psychodynamischen Faktoren, die in einer kausalen Beziehung zu funktionellen Darmstörungen stehen.

Bezüglich der physiologischen Mechanismen verdient eine Veröffentlichung von *Portis* (181) besonderer Erwähnung. Er geht den ursprünglichen Anregungen von *Murray* und noch ausführlicher denen von *Sullivan* nach, nach denen die Krankheit eine neurogene Komponente hat. Gewisse emotionale Konfliktsituationen übertragen eine nervöse Erregung durch die vegetativen Zentren über die parasympathischen Bahnen zum Kolon. *Sullivan* fußte auf der Annahme, daß die verdauende Kraft des schnellfließenden flüssigen Dünndarminhalts größer als normal ist, oder daß die natürliche Schutzkraft der Kolonschleimhaut zu niedrig ist. Auf jeden Fall kommt es zur oberflächlichen Andauung der Kolonschleimhaut, die einer bakteriellen Invasion den Weg bereitet: Auf diese Weise kommt die akute Ulzeration zustande. *Portis* akzeptiert diese Theorie weitgehend. Es ist seine auf die experimentelle Arbeit von *Karl Meyer* et al. (155, 156) gestützte Ansicht, daß durch parasympathische Einflüsse ein mukolytisches Enzym, das Lysozym, vermehrt wird und die Schleimhaut ihres schützenden Mucins beraubt, so daß sie dem im Darm vorhandenen tryptischen Enzym gegenüber angreifbarer wird. Nach *Portis* findet sich die anfängliche Lokalisierung der Ulzeration stets in demjenigen Teil des Dickdarmes, der nervös von dem sasropelvischen Anteil des parasympathischen Systems versorgt wird. So gewinnt die Lokalisation der Symptome bei Frühfällen Bedeutung und bestätigt die psychiatrische Beobachtung, daß die beteiligten psychologischen Reize mit dem Defäkationsakt zu tun haben.

Die relative Bedeutung inhärenter konstitutioneller Faktoren in bezug auf die Angreifbarkeit der Kolonschleimhaut — das heißt, gestörte physiologische Mechanismen, die auf einer früheren lokalen Krankheit des Kolons beruhen —, der Invasion von Mikroorganismen und der spezifischen emotionalen Konfliktsituationen kann beim augenblicklichen Stand unseres Wissen nicht gewürdigt werden. Es ist wichtig, die Tatsache zu beachten, daß dieselbe Form der Konfliktsituation bei Zwangsneurotikern und bei Patienten, die an paranoiden Symptomen leiden, gefunden wird, die keine irgendwie bedeutsamen Darmstörungen oder überhaupt somatische Symptome zu haben brauchen. Es ist wahrscheinlich, daß irgendein lokaler somatischer Faktor, wie der von *Murray, Sullivan* und *Portis* angenommene, darüber entscheidet, ob das regressive Ausweichen vor einer konfliktreichen Lebenssituation bei dem einen Patienten ausschließlich psychologische Symptome (Besessenheits- und Zwangssymptome, Zwangscharakterzüge oder paranoide Wahnbildungen) auslöst oder in anderen Fällen zu irgendeiner organischen Darmstörung führt.

Spezifisch dynamisches Grundschema bei der Diarrhoe

Versagung oral-abhängiger Wünsche → oral-aggressive Reaktion → Schuldgefühl → Angst → Überkompensation für die orale Aggression durch den Drang zu schenken (Wiedergutmachung) und zu vollbringen → Hemmung und Fehlschlag der Bemühung, zu geben und zu vollbringen → Diarrhoe.

Chronische psychogene Obstipation

Die chronische psychogene Verstopfung muß von der bei der spastischen Kolitis beobachteten Obstipation unterschieden werden. In einigen Fällen ist die Obstipation das einzige gastro-intestinale Symptom. Obgleich sie als Manifestation einer großen Reihe von organischen Zuständen auftreten kann, ist sie gewöhnlich Folge von psychologischen Faktoren. Die psychogenen Befunde in Fällen von chronischer Obstipation sind typisch und einheitlich: Eine pessimistische, defaitistische Haltung, Mißtrauen oder mangelndes Vertrauen anderen Menschen gegenüber, das Gefühl, zurückgewiesen und nicht geliebt zu sein, werden häufig bei diesen Patienten beobachtet. In ganz übertriebener Art findet man diese Haltung bei der Paranoia und auch bei schwerer Melancholie. Chronisch verstopfte Patienten haben einen Anflug beider Haltungen: Das Mißtrauen der Paranoia und den Pessimismus und Defaitismus der Melancholie. Das deckt sich mit den Arbeiten von *Alexander* und *Menninger* (15), die an einer statistisch signifikanten Gruppe von Kranken, die an Verfolgungswahn litten, gleichzeitig eine schwere

Obstipation fanden; melancholische Kranke zeigten auch eine ausgeprägte Neigung zu Obstipation.

Der gefühlsmäßige Untergrund der chronischen psychogenen Verstopfung kann wie folgt beschrieben werden: „Ich kann von niemandem etwas erwarten und brauche daher auch niemandem etwas zu geben. Ich muß mich daran halten, was ich habe.“ Diese possessive Haltung, die aus dem Gefühl des Zurückgewiesenseins und des Mißtrauens entspringt, manifestiert sich dann organisch als Obstipation. Der Kot wird zurückgehalten, als wäre er ein wertvoller Besitz; diese Haltung deckt sich mit der frühen koprophilen Einstellung des Kindes. Ein weiterer, gemeinhin stärker verdrängter, psychologischer Befund ist eine unbewußte aggressive und geringschätzige Einstellung anderen Menschen gegenüber, die ihrerseits eine Reaktion gegen das allgemeine Gefühl des Zurückgewiesenseins sein kann. Diese Haltung ist, wie gesagt, tief verdrängt und gehemmt. Die Hemmung erstreckt sich auf die Ausscheidungsfunktion, die für das Leben des Unbewußten die Bedeutung eines feindseligen Angreifens und Besudelns hat.

Folgende Krankengeschichte wird das Gesagte demonstrieren:

Eine junge, seit zwei Jahren verheiratete Frau litt seit ihrer Heirat an chronischer Verstopfung. Tägliche Einläufe waren notwendig; wiederholte ärztliche Untersuchungen hatten stets negative Ergebnisse. Vor Beginn der Analyse war die Patientin mehrere Tage in einem Krankenhaus zur internistischen Beobachtung. Der Untersuchungsbefund lautete: „Organische Untersuchung negativ, nervöse Verstopfung.“ Die Analyse deckte die folgende Situation auf: Die Patientin war in ihre Ehe mit großen Erwartungen in bezug auf Liebe und Zärtlichkeit hineingegangen; ihr Mann war jedoch ein Künstler, dessen hauptsächlichstes Interesse in seinem Beruf lag. Er war vollständig blind gegenüber den emotionalen Bedürfnissen einer jungen Frau und fuhr nach seiner Verheiratung fort, eine Art Junggesellendasein zu führen. Die junge Frau hatte ein starkes bewußtes Verlangen nach einem Kind. Ihr Mann widersetzte sich diesem Wunsch jedoch aus finanziellen Rücksichten und weil er sich völlig seiner Kunst widmen wollte. Eine ganze Zeit lang ergab sich in der Analyse kein spezifischer Hinweis auf das Symptom, obgleich es offensichtlich war, daß dieses irgendwie mit der Gefühlsreaktion der Frau auf das Verhalten des Mannes verbunden sein mußte. Um einen persönlichen Eindruck von dem Ehemann zu gewinnen, bat ihn der Analytiker zu sich. Die Unterhaltung bestätigte die von der Patientin gegebene Beschreibung. Er erschien als ein interessanter, aber vollständig egozentrischer junger Mann, der in Frauenbeziehungen naiv und unerfahren war. Er war nicht in der Lage, die Feststellung des Analytikers zu begreifen, daß seine Frau grundsätzlich von ihrer Ehe enttäuscht war, obgleich sie das selbst nicht anerkennen wollte und ihre Enttäuschung so gut als möglich verdrängte. Sie lebte in der Illusion, glücklich verheiratet zu sein und äußerte nie irgendwelche direkten Klagen gegen ihren Mann. Wenn sie irgend etwas sagte, das wie eine Beschuldigung ihres Mannes klingen konnte, so tat sie das in humorvoller Weise, so, als ob es nicht der Erwähnung wert wäre. Um dem Ehemann seinen Mangel an Zuwendung für seine Frau begreiflich zu machen, brauchte der Analytiker ein Beispiel, das er den Worten seiner Patientin beim Versuch der Charakterisierung ihres Ehemannes entnommen hatte: Daß nämlich vom ersten Tage ihrer Ehe an der Mann ihr niemals kleine Aufmerksamkeiten, Blumen oder dergleichen, mitgebracht habe. Die Unterhaltung hinterließ einen tiefen Eindruck bei dem Ehemann und er verließ den Arzt mit einem schuldvollen Gewissen. Am nächsten Tage berichtete die Patientin, daß sie zum erstenmal seit zwei Jahren eine spontane Darmentleerung gehabt habe, bevor sie ihren täglichen Einlauf machte. Anscheinend ganz unabhängig davon berichtete sie auch, daß ihr Mann ihr einen wundervollen Blumenstrauß zum erstenmal in ihrem Eheleben mit nach Hause gebracht habe. Der kathartische Einfluß dieser Blumen war amüsant und gab uns den ersten Fingerzeig auf den psychischen Hintergrund des Symptoms. Diese Frau hatte eine infantile Art benutzt, Trotz gegenüber ihrem Manne als Antwort auf sein liebloses Benehmen auszudrücken. In der Obstipation der Patientin kam eine infantile Reaktion zum Ausdruck, die sie vor sich selbst nicht zugeben wollte und die sie nie offen gezeigt hatte. Sie drückte ihren Ärger über diese lieblose Haltung ihres Mannes in dieser versteckten und infantilen Weise aus. In der Tat, als sich ihr Mann zum erstenmal großzügig zeigte, wurde sie auch großzügig und gab ihren Starrsinn, das heißt ihre Verstopfung, die wenige Wochen nach der Hochzeit begonnen hatte, auf. Im weiteren Verlauf erwies sich, daß auf diesen frühen infantilen Kern von Trotzeinstellung eine andere Motivierung aufgelagert war — nämlich der Wunsch, schwanger zu werden. Die Verstopfung war eine Reaktion auf die Weigerung ihres Mannes, ein Kind zu haben. Die unbewußte Identifizierung von Kind und Exkrement diente dieser Reaktion zur Grundlage. Die verstopfte Patientin erschloß sich in einer relativ kurzen Analyse dieser Einsicht. Sie konnte sich nicht mehr länger über ihre tiefgehende Enttäuschung über das Verhalten ihres Mannes betrügen; da ihr aber ihr Ärger bewußt geworden war, fiel der Grund, ihn in dieser versteckten Weise auszudrücken, weg. Sie mußte ihr Eheproblem jetzt auf einer bewußten Ebene lösen. Nach Beendigung der Analyse kehrte die Obstipation nicht zurück. Daß sie einige Jahre nach der Behandlung ein Kind bekam, trug höchstwahrscheinlich zur Dauerhaftigkeit des therapeutischen Erfolges bei.

Eine interessante Bestätigung dieser Auffassungen ergab sich aus den vorerwähnten klinischen Arbeiten über die Zusammenhänge zwischen Verfolgungswahn und chronischer psychogener Obstipation. *Alexander* und *Menninger* fanden in einer statistischen Untersuchung, daß in hundert Fällen von Verfolgungswahn 72 Prozent an Obstipation litten, während im Gegensatz dazu bei hundert Kontrollfällen die Häufigkeit der Obstipation nur 26 Prozent war. Auf der Grundlage psychodynamischem Materials konnte geschlossen werden, daß die häufig gefundene Verstopfung bei Kranken mit Verfolgungswahnideen hauptsächlich durch ihren Konflikt über anal-sadistische Tendenzen bedingt ist, die verneint und projiziert werden. Die Autoren fanden, daß depressive Patienten ebenfalls zur Obstipation neigten. Diese Korrelation darf mit großer

Wahrscheinlichkeit der emotionalen Haltung dieser Kranken zugeschrieben werden. Sie fühlen sich zurückgewiesen und erwarten nicht, von anderen etwas zu erhalten. Daher ihre Neigung, an ihrem Besitz und an der primitivsten Form des Besitzes, dem Darminhalt, festzuhalten.

Die chronische Obstipation wird oft für ein Bagatellsymptom gehalten, und in den meisten Fällen genügt ein symptomatisches Vorgehen mit Diät, Abführmitteln, Einläufen oder Massage. Andererseits kann das Symptom Ausdruck einer emotionalen Tiefenstörung sein und sowohl Psychoanalyse als auch Methoden der psychotherapeutischen Kurztherapie, die auf die Aufdeckung unbewußter Konflikte abzielen, bringen oft ausgezeichnete Ergebnisse. Viele Kranke, die seit Jahren an den Gebrauch von Abführmitteln gewöhnt sind, konnten durch Psychotherapie von jedem weiteren Arzneimittelbedarf befreit werden. Natürlich ist die Obstipation nur eine und häufig nicht einmal die bedeutsamste Manifestation einer Störung in der Gefühlserwartung des Patienten dem Leben und anderen Menschen gegenüber, und in solchen Fällen muß die Psychotherapie auf eine Neuorientierung der Gesamtpersönlichkeit gerichtet sein.

KAPITEL X

Emotionale Faktoren bei Störungen der Atmungsfunktion

Der Einfluß von Gefühlen auf die Atmungsfunktion ist aus dem Alltagsleben gut bekannt. Plötzliche Einstellung des Atmens bei der Angst wird mit Ausdrücken belegt wie „atemberaubend“ oder „Da bleibt mir die Luft weg“. Seufzen ist ein Ausdruck der Verzweiflung; Weinen ist ein weiteres verwickeltes Ausdrucksphänomen, das die expiratorische Phase der Atmung mit einschließt. Vor allem aber ist die Atmung eine bedeutende Komponente des Sprechens.

Durch diese enge Korrelation zwischen emotionalen Spannungen und Atmungsfunktionen wird es wahrscheinlich gemacht, daß bei den meisten Krankheiten der Respirationsorgane psychologische Faktoren eine bedeutsame Rolle spielen. In der Literatur finden sich isolierte Beobachtungen über emotionale Einflüsse bei der Auslösung der Tuberkulose (*Coleman, Benjamin* — 29). Systematische Untersuchungen auf diesem Gebiet sind jedoch bis jetzt auf das Studium des Bronchialasthmas beschränkt gewesen.

Bronchialasthma

Beim Asthma beruht, wie bei anderen Störungen der vegetativen Funktionen, der emotionale Faktor auf normalen physiologischen Reaktionen auf emotionale Reize. Die Symptome sind übertriebene und chronische Reizbeantwortungen auf zugrundeliegende Gefühle; die übertriebene und chronische Art der Reaktion beruht im Grunde auf der Tatsache, daß der emotionale Reiz wegen seiner Unannehmbarkeit für die bewußte Persönlichkeit unbewußt bleibt. Die Geschichte der medizinischen Kenntnisse von den emotionalen Komponenten des Asthmas ist sehr alt. Bis zu dem Zeitpunkt, wo die allergischen Phänomene entdeckt wurden, betrachtete man das Asthma primär als eine nervöse Erkrankung, und dementsprechend findet sich in alten medizinischen Lehrbüchern die Bezeichnung „Asthma nervosa“. Seit dem Auftauchen der modernen Immunologie, in der das Phänomen der Anaphylaxie zum Wegweiser wurde, konzentrierte sich die Aufmerksamkeit auf die allergische Komponente, und die ältere Ansicht des Asthmas als einer nervösen Erkrankung wurde als obsolet betrachtet. In neuerer Zeit, in der Aera der psychosomatischen Orientierung, wurde die emotionale Ätiologie des Asthmas wieder zum Leben erweckt. Isolierte klinische Beobachtungen mannigfaltiger, auslösender Faktoren von Asthmaanfällen finden sich in großer Menge. Diese wurden in einer Monographie von *French* und *Alexander* (89) und vorher schon von *Dunbar* (74) und *Wittkower* (253) zusammengefaßt. Eine große Vielfalt von emotionalen Faktoren ist von verschiedenen Beobachtern erwähnt worden, und sie umfassen nahezu jeden plötzlichen und starken emotionalen Reiz — sexuelle Erregung, Angst, Eifersucht und Wut. Die hier dargestellte Auffassung des Asthmas beruht hauptsächlich auf den Arbeiten des Chicagoer Instituts für Psychoanalyse, die genauer in der oben erwähnten Monographie niedergelegt sind. Bei diesen Untersuchungen wurde gefunden, daß hinter der verwirrenden Vielfalt emotionaler Faktoren eine zentrale psychologische Konstellation erkennbar ist.

Es sollen nur die grundlegenden psychodynamischen Faktoren in ihrer Beziehung zur Allergie hier besprochen werden. Der psychodynamische Kernfaktor besteht in einem um eine excessive, nicht gelöste Mutterbindung kreisenden Konflikt. Als Abwehr gegen diese infantile Fixierung können sich alle Arten von Persönlichkeitszügen entwickeln. Dementsprechend finden wir unter Asthmatikern viele Persönlichkeitstypen: aggressive, ehrgeizige, streitsüchtige Menschen, waghalsige und auch überempfindsame, ästhetische Typen. Manche Asthmatiker sind Zwangscharaktere, während andere eine mehr hysterische Natur zeigen. Der Versuch, ein charakteristisches Persönlichkeitsprofil zu definieren, wäre aus diesem Grunde vergeblich; ein solches Profil existiert nicht. Die verdrängte abhängige Mutterbindung ist jedoch ein konstanter Zug, gegen den sich die verschiedensten Typen von charakterlichen Abwehren entwickeln können. Die hier gefundene Abhängigkeit scheint eine andere Untertönung zu haben als die bei gastrischen Neurosen und Magengeschwüren. Ihr Inhalt ist nicht so sehr der orale Wunsch, gefüttert zu werden, es ist mehr der Wunsch, beschützt zu werden — von der Mutter oder der Mutterimago unter die Fittiche genommen zu werden. Im Gegensatz zu den Ulcusfällen sind Eß- und Speisephantasien nicht vorherrschend. Statt dessen besteht eine starke Häufung intrauteriner Phantasien, die in der Form von Wassersymbolismus oder des Eindringens in Höhlen, geschlossene Räume usw. erscheinen (*French, Alexander* et al. — 89). Alles, was den Kranken von der Mutter oder von dem Ersatzbild der Mutter zu trennen droht, kann einen Asthmaanfall auslösen. Bei

Kindern wird mit augenfälliger Häufigkeit beim Einsetzen des asthmatischen Zustandes die Geburt eines — die Zuwendung der Mutter zu absorbieren drohenden — Geschwisters gefunden. Bei Erwachsenen kann eine sexuelle Verführung oder bevorstehende Heirat ein auslösender Faktor sein. Beim jungen Mädchen ist das Akzeptieren der biologischen Rolle der Frau der Wendepunkt in der individuellen Entwicklung, der den Lebensweg des Mädchens von der Mutter scheidet. Es wird zur Konkurrentin der Mutter an Stelle des bisherigen abhängigen Kindes. Beim Sohn bedrohen die auftauchenden Inzestwünsche die Abhängigkeitsbeziehung zur Mutter. Es hat sich herausgestellt, daß die meisten Mütter von Asthmatikern sehr empfänglich für die Manifestationen der physischen Reize ihres Sohnes sind und auf diese mit Sich-zurückziehen oder gar Zurückweisung reagieren. Einer der häufigsten Befunde in der Anamnese von Asthmafällen ist eine Kombination von unbewußter mütterlicher Verführung mit äußerer Zurückweisung. Die bevorstehende Verheiratung des erwachsenen Sohnes treibt diesen Konflikt zwischen der abhängigen Bindung an die Mutter und der reiferen, der Verlobten entgegengebrachten, sexuellen Liebe auf die Spitze und kennzeichnet oft den Anfang des asthmatischen Zustandes.

Feindseligkeitsregungen gegen das Liebesobjekt können gleichermaßen oft die Abhängigkeitsbeziehung bedrohen und einen Anfall provozieren. Es scheint auch, daß jede plötzliche Anstrengung, die das selbständige Handeln eines Menschen verlangt, den Tiefenkonflikt zwischen Unabhängigkeits- und Abhängigkeitsstrebungen beleben und einen Anfall auslösen kann.

In Übereinstimmung mit diesen Befunden trifft man in den Lebensläufen von Asthmapatienten mütterliche Ablehnung als ein immer wiederkehrendes Motiv an. Das noch der mütterlichen Pflege bedürftige Kind reagiert natürlich auf mütterliche Zurückweisung mit gesteigerten Unsicherheitsgefühlen und verstärkter Anlehnung an die Mutter. In anderen Fällen wieder ergab sich, daß Mütter von Asthmakindern darauf hinarbeiteten, ihre Kinder vorzeitig unabhängig zu machen. Dadurch, daß sie das Kind in eine noch unannehmbare Unabhängigkeit hineinstoßen, erreichen sie das genaue Gegenteil. Das Ergebnis ist eine verstärkte Unsicherheit im Kind und abhängige Anlehnung.

Der folgende Extrakt aus der Krankengeschichte eines 22jährigen an Asthma leidenden ehemaligen Kriegsteilnehmers kann dazu dienen, diese psychodynamischen Formulierungen zu konkretisieren.

Der erste Asthmaanfall trat auf, als er zu einem Urlaub aus dem Pazifischen Kriegsschauplatz heimkehrte, wo er als Flieger Dienst tat. Er war kurz nach seiner Hochzeit zur Pazifischen Front abgerückt und erhielt seinen Urlaub etwa 8 Monate später. Bei seiner Ankunft zu Hause wurde er von seinen Eltern und seiner Frau abgeholt und nach einem kurzen Aufenthalt im Hause seiner Eltern fuhr er mit seiner Frau in ein Heim, das das junge Ehepaar als ein Überraschungsgeschenk von dem Vater des Patienten erhalten hatte. In derselben Nacht erwachte er mit einem schweren Asthmaanfall und hatte auch während der folgenden Nächte Anfälle. Laboruntersuchungen ergaben, daß er gegen eine große Zahl von Pollenarten, Katzenhaare und Hausstaub allergisch war. Alle Versuche einer Desensibilisierung schlugen jedoch vollständig fehl. Im Krankenhaus sprach er günstig auf einige wenige psychiatrische Interviews mit einer Sozialarbeiterin an, und seine Anfälle hörten für eine kurze Zeit auf. Als er etwas später hörte, daß seine Mutter sich einer Operation unterziehen sollte, erlitt er einen Rückfall. Nach weiteren psychiatrischen Interviews, in denen er heftige Gefühle entlud, trat erneute Besserung ein. In dieser Zeit war er bereits vom Kriegsdienst entlassen worden. Er konnte keine Arbeit finden und verbrachte die Zeit damit, seinem Vater in dessen Geschäft zu helfen. Mit der Besserung der asthmatischen Anfälle wurde er fähig, seine Pflichten in dem Geschäft des Vaters zu erfüllen. Als er zu mir in die Sprechstunde kam, arbeitete er und verdiente einen ausreichenden Familienunterhalt. Nur gelegentliche leichte Anfälle traten nachts auf. Er gab mir eine lebhafte Beschreibung von den zu seinem ersten Anfall führenden Ereignissen.

Als er von der Front zurückkehrte, wurde er auf dem Bahnhof von seinen Eltern und seiner Frau abgeholt und erfuhr von dem Tode seines nächstälteren Bruders, der ebenfalls in der Luftwaffe gedient hatte. Er hatte diesen Bruder sehr gern, doch reagierte er auf die Nachricht von seinem Tode nicht mit starkem Gefühl. Er versuchte sich dieses durch die Tatsache zu erklären, daß sein Bruder schon seit einiger Zeit unter Umständen als vermißt gemeldet war, die nicht mehr viel anderes als das Schlimmste zu erwarten übrig ließen. Er fühlte sich aber so verwirrt, als er seine Familie traf und plötzlich der Tatsache von dem Tode seines Bruders gegenüberstand, daß er die Anwesenheit seiner Frau fast übersah. Vom Bahnhof fuhren sie zu einem kurzen Besuch zu der elterlichen Wohnung. Die Eltern regten dann an, daß er mit seiner Frau noch bei Freunden einen Besuch machen sollte. Seine Frau fuhr den Wagen, und statt daß sie die Richtung zu den bezeichneten Bekannten einschlug, fuhr sie in die neue Wohnung, wobei sie ihm sagte, daß die Bekannten nach dort verzogen seien. Als sie dort angekommen waren, antworteten sein Vater und seine Mutter auf ihr Klopfen, die aus dem Hause traten, dem Kranken den Schlüssel zu seiner neuen ehelichen Wohnung übergaben und sofort abfuhren, ihn mit seiner Frau alleinlassend. Er hatte gemischte Gefühle bei dieser ganzen Situation und zögerte zunächst, dieses großzügige Geschenk anzunehmen. Er hatte das Gefühl, jetzt die Stellung seines Bruders eingenommen zu haben, da sein Vater in der Vergangenheit stets den Bruder bevorzugt hatte. Aber dann entschloß er sich, zu bleiben, und bald danach hatte er mit seiner Frau sexuellen Verkehr. Dann schlief er ein und wachte später mit schwerem Keuchen auf. Ohne zu wissen, was geschah, fiel er in schwere Angst und glaubte, sterben zu müssen. In der folgenden Nacht trat ein noch schwererer Anfall auf. Er wurde in einem Krankenhaus behandelt, jedoch vollständig erfolglos. Eine sorgfältige anamnestische Befragung förderte die nachfolgende Geschichte zutage.

Der Kranke war ein mittleres Kind einer Mittelstandsfamilie. Der Vater Rechtsanwalt, französischer Abstammung. Er hatte zwei 4 und 6 Jahre ältere Brüder und eine 5 Jahre jüngere Schwester. Der nächstältere Bruder war kräftig und athletisch, der Patient dagegen schwach und unbeholfen. Der Bruder wurde stets von dem Vater vorgezogen; die Mutter wollte, daß der Patient ein Mädchen wäre. Als die Schwester geboren wurde, empfand er, die begehrte Stellung des Familienbabys verloren zu haben. Trotz seiner physischen Benachteiligung spielte er in der Fußballmannschaft, war in allen Sportarten ganz ordentlich und war sehr ehrgeizig in seinen Studien. Er war stets unter den Besten seiner Klasse. Bei Kriegsausbruch meldete sich sein Bruder zur Luftwaffe, und der Kranke folgte ihm nach. Vier Tage nach seiner Hochzeit ging er an die Front, wo er aktiven Kampfeinsatz hatte. Auf eigenen Wunsch wurde er zum Heckschützen gemacht, nachdem zwei seiner Freunde in der gleichen Eigenschaft gefallen waren. Er litt unter starker Angst während des Kampfes, stand sie aber „wegen seines Bruders" durch. Zweimal wurde sein Flugzeug getroffen, und er kam knapp mit dem Leben davon. Nach einem Jahr Kampfeinsatz kam er zu einem Urlaub nach Hause, wo seine Asthmaanfälle, wie schon beschrieben, einsetzten.

In der Anamnese des Patienten zeigte sich die Beziehung zu seinem Bruder, den er zugleich bewunderte und beneidete, als das zentrale Motiv. Die Bevorzugung des Bruders durch den Vater war ihm in Erinnerung. In seinen ehelichen Beziehungen hatte er eine äußerst fordernde Haltung seiner Frau gegenüber. Er verlangte, daß sie den Haushalt mit derselben Tüchtigkeit wie seine Mutter führte und bestand auf äußerster Reinlichkeit und Ordnung. Er sagte, er würde sofort „gepaßt" haben, wenn seine Frau die aufgestellten Forderungen nicht hätte erfüllen können.

Zur Zeit meiner ersten Unterredung mit ihm hatte er einen $1^1/_2$-jährigen Sohn und seine Frau war zum zweitenmal schwanger. Er liebte seinen Sohn, der stramm, grobknochig und zäh war, gerade wie sein Bruder, dessen Namen er auch dem Kinde gegeben hatte. Er erzählte mir zwei Träume. Einer war in der Nacht vor der Konsultation angefallen; der andere war mit besonderer Lebhaftigkeit in seiner Erinnerung geblieben, obwohl er ihn etwa 16 Monate zuvor in der Nacht nach der Geburt seines Sohnes geträumt hatte. In dem jüngsten Traum sah er seinen Sohn vom Frühstückstisch aufspringen, nach einer Lampe greifen und kühn daran schaukeln. Der Patient fing an, seinen Sohn zu verhauen und wachte auf, wobei er feststellte, daß er seine Frau schlug. Er sagte, daß er dasselbe in Wirklichkeit tun würde und fügte hinzu, daß sein Sohn ein zäher kleiner Bursche war, gerade wie sein Bruder. In dem anderen Traum öffnete er den Kofferkasten seines Wagens, ergriff ein Instrument und warf es mit aller Gewalt weg, so weit er konnte. Das Instrument hatte ihn in Wirklichkeit während der letzten paar Tage durch sein Hin- und Herrollen bei jeder Kurve irritiert.

Die tatsächliche Bedeutung dieses Traumes erscheint im Lichte unserer ausgedehnten Untersuchungen an Astmakranken als sehr typisch für Asthmatiker. Sie bringt deutlich eine Geschwisterrivalität durch die symbolische Darstellung des Wunsches, den Fötus aus dem Mutterleibe (das Instrument aus dem Wagen herausschleudern) zu entfernen, zum Ausdruck. Der Patient hatte offensichtlich viel von den Gefühlen, die er seiner eigenen, ihn aus der Stellung des Babys verdrängenden

Schwester gegenüber entwickelt hatte, auf seinen Sohn übertragen. Der Patient war, wie wir wissen, an seine Frau abhängig gebunden. Er reagierte gegen den Sohn mit einer unbewußten Eifersucht, die er in dem Traume zum Ausdruck brachte, indem er seinen Sohn schlug. Er übertrug auf seinen Sohn auch einige von seinen Haltungen gegen seinen Bruder. Beide waren stramm, aggressiv und frech. Springen und an der Lampe hängen war offensichtlich eine Mutprobe, deretwegen er Neid empfand.

In den therapeutischen Unterhaltungen mit der Sozialarbeiterin entwickelte der Patient von Beginn an eine starke abhängige Bindung und gab sich völlig in ihre Hände. In diesen Stunden war er in der Lage, seine Gefühle gegen seinen Bruder zum Ausdruck zu bringen und wurde seiner konkurrierenden Haltung ihm gegenüber gewahr; und zum erstenmal in seinem Leben brachte er offen feindselige Gefühle gegen seinen Vater zum Ausdruck. Obwohl ihm diese Behandlungsstunden große emotionale Erleichterung brachten, drangen sie jedoch nicht über seine Beziehungen zu seinem Vater und seinem Bruder hinaus. Seine Gefühle gegen seine Mutter und seine Frau wurden nicht aufgedeckt. Es wurde ihm empfohlen, die Behandlung fortzusetzen. Aus der von der Sozialarbeiterin aufgenommenen Anamnese und meinem eigenen anamnestischen Interview mit dem Patienten lassen sich die folgenden psychodynamischen Faktoren rekonstruieren. Der Patient hat eine sehr starke Abhängigkeitshaltung seiner Mutter gegenüber, die er auf seine Frau übertrug. Als kompensierende Abwehr gegen diese Abhängigkeitsstrebungen entwickelte er ein intensives Konkurrenzgefühl gegen seinen Bruder. Dies erklärt seinen extremen Ehrgeiz in der Schule und sein Verhalten als Soldat, das als Überkompensation und Verneinung seiner passiven Abhängigkeitsstrebungen diente und außerdem den Zweck verfolgte, die elterliche Liebe durch Überflügeln des Bruders zu gewinnen. Sein Ärger über seine Schwester erwachte wieder zum Leben, als sein eigener Sohn seine abhängige Stellung in der Beziehung zu seiner Frau bedrohte. Die psychologischen Ereignisse nach seiner Heimkehr werden im Lichte dieser emotionalen Konstellation ganz und gar durchsichtig. Als er Eltern und Frau auf dem Bahnhof traf, übersah er die letztere vollständig. Vom Tode des Bruders zu hören, bedeutete für ihn unbewußt, daß er jetzt Gegenstand der elterlichen Liebe wurde, was wieder ein unbewußtes Schuldgefühl auslöste. Sein stärkster Wunsch bei der Rückkehr von den Strapazen und Entbehrungen des Militärdienstes ging dahin, wieder das frühere abhängige Kind zu werden. Wenige Stunden später fand er sich mit seiner Frau in der neuen Wohnung allein. Jetzt war alles gefühlsmäßig umgekehrt. Der Schlüssel zu diesem neuen

Heim symbolisierte die Tatsache, daß er jetzt auf eigenen Füßen stand, getrennt von seinen Eltern, als reifer Mann. Er floh emotional vor dieser Aufgabe, und die Sehnsucht, zur Mutter zurückzulaufen, wurde aktiviert. Die Abwehr gegen diese Sehnsucht war der zentrale Faktor bei der Auslösung seines Asthmaanfalles.

Wir sind jetzt in der Lage, die Frage zu beantworten, warum und in welcher Weise ein solches verdrängtes Verlangen nach der Mutter einen Bronchiolarspasmus, der die physiologische Basis der Asthmaanfälle ist, hervorrufen konnte. Auf der Grundlage einer psychoanalytischen Kasuistik wurde von E. *Weiß* (243) die Theorie ausgesprochen, daß der Asthmaanfall einen unterdrückten Schrei nach der Mutter darstellt. Später machte auch *Halliday* auf die Beziehung des Asthmas zum Weinen aufmerksam (109). Diese Auffassung wird noch weiter durch die Tatsache gestützt, daß die meisten Asthmatiker spontan berichten, daß sie nur sehr schwer weinen können. Außerdem ist es wiederholt beobachtet worden, daß ein Asthmaanfall endet, wenn der Patient seinen Gefühlen durch Weinen Luft zu machen in der Lage war.

Eine weitere bedeutsame Beobachtung ist die sofortige Besserung, die in einer Reihe von Fällen eintritt, nachdem der Patient etwas gestanden hat, für das er sich schuldig fühlte und dessentwegen er Zurückweisung erwartete (*French* und *Johnson* — 90). Ein Geständnis richtet die abhängige Bindung an den Analytiker auf, die durch die Schuldgefühle des Patienten und seine Erwartung, zurückgestoßen zu werden, gestört war. Sprechen (Gestehen) ist eine artikuliertere Art des Gebrauchs des Expirationsaktes, mit dessen Hilfe der Erwachsene dasselbe Resultat erzielt wie das Kind durch Weinen. Er gewinnt die Liebe eines Menschen, von dem er abhängig ist, zurück. Daß unterdrücktes Weinen zu Atmungsschwierigkeiten führt, kann im Falle des Kindes beobachtet werden, das seinen Drang zu weinen zu beherrschen sucht, oder nach einer längeren Zeit vergeblicher Versuche mit dem Weinen aufzuhören trachtet. Die charakteristische Dyspnoe und das Keuchen, die dann auftreten, zeigen starke Ähnlichkeit mit einem Asthmaanfall.

Die Anerkennung emotionaler Faktoren beim Asthmaanfall darf uns jedoch den ebenfalls sicher erwiesenen Einfluß allergischer Faktoren nicht vergessen lassen. Die letzteren treten bei jahreszeitlich bedingten Anfällen mehr in den Vordergrund, die gleichzeitig mit den Blütenpollen in Erscheinung treten, gegen die

Sensibilisierung besteht. In Fällen von Überempfindlichkeit gegen Tierhaare, Farbe, Kapok usw. kommen die Anfälle oft mit einer dramatischen Plötzlichkeit zustande, wenn der Kranke dem betreffenden spezifischen Allergen ausgesetzt ist. Eine Desensibilisierung ist in solchen Fällen oft wirksam.

Unser Kernproblem besteht jetzt in den Beziehungen zwischen den zwei Arten von ätiologischen Faktoren, den emotionalen und den allergischen.

Zunächst muß man sich daran erinnern, daß der Asthmaanfall ein Symptom ist, dessen unmittelbare Ursache in einem Bronchiolarspasmus besteht. Es besteht nach den vorliegenden klinischen Beobachtungen kein Zweifel, daß ein solcher lokaler Spasmus sowohl durch Exposition gegen ein spezifisches Allergen als auch durch emotionale Faktoren der beschriebenen Natur ausgelöst werden kann. Es ist höchst bedeutsam, daß jede der beiden Faktorengruppen von sich aus einen Anfall bewirken kann, daß aber häufig beide zusammenwirken. In der Serie der im Chicagoer Institut für Psychoanalyse untersuchten Asthmafälle zeigte sich bei einem hohen Prozentsatz irgendeine Form von allergischer Sensibilisierung. Einige der Kranken behielten diese Überempfindlichkeit trotz der psychotherapeutischen Behandlung, wie sich an Hauttesten zeigen ließ, verloren aber ihr Asthma. Bei solchen Fällen haben wir es wahrscheinlich mit dem in der Physiologie als „Summation von Reizen" bezeichneten Phänomen zu tun; mit anderen Worten, nur ein Zusammentreffen der emotionalen Reize und der allergischen Faktoren führt einen Anfall herbei. Getrennt bleibt die Wirkung beider Arten von Reizen unterhalb der Reizschwelle des „Schockgewebes" — in diesem Falle der Bronchiolarwand. Damit erklärt sich die nicht seltene Beobachtung, daß Kranke, deren Asthmaanfälle auf die Pollenzeit beschränkt waren, nach erfolgreicher Psychoanalyse ohne Desensibilisierung resistent gegen ihre spezifischen Allergene werden. Aus dieser Theorie lassen sich auch die Behauptungen sowohl von Psychiatern als auch von allergischen Forschern über die therapeutische Wirksamkeit ihrer jeweiligen Techniken erklären. In den meisten Fällen ist es ausreichend, einen der beiden gleichzeitig vorhandenen ursächlichen Faktoren, also entweder den allergischen oder den emotionalen, zu beseitigen, um den Kranken anfallfrei zu machen. Der nichtbehandelte Faktor allein genügt offenbar nicht, um Anfälle auszulösen.

Ob die allergischen und emotionalen Faktoren in ihrer Entstehung als unabhängig voneinander betrachtet werden dürfen, ist eine noch unentschiedene Frage. Es finden sich immerhin Anzeichen dafür, daß die allergische Prädisposition und die Anfälligkeit gegenüber der oben beschriebenen Konfliktsituation miteinander in einer bisher noch unbekannten Weise zusammenhängen. Mit anderen Worten, es ist möglich, daß die Überempfindlichkeit gegen das „Trennungstrauma“ und gegen Allergene häufig gemeinsam in der gleichen Person auftreten und parallele Manifestationen des gleichen grundlegenden konstitutionellen Faktors sind.

KAPITEL XI

Emotionale Faktoren bei Herzkreislaufstörungen

1. STÖRUNGEN DER HERZFUNKTION (TACHYKARDIE UND ARRHYTHMIE)

Die Symptomatologie der sogenannten funktionellen Herzkreislaufstörungen, bei denen emotionale Faktoren eine ätiologische Bedeutung haben können, ist von großer Mannigfaltigkeit. Es gehören dazu Tachykardie, nervöses Herzklopfen, verschiedene Formen von Arrhythmie und Herzkreislaufschwäche. Systematische klinische Arbeiten im Sinne einer exakten psychodynamischen Erforschung sowohl des emotionalen Zustandes als auch der somatischen Reizbeantwortungen, liegen nicht vor. Die enge Korrelation von Angst und Wut mit der Herztätigkeit ist wohlbekannt. Nichts Sicheres ist dagegen darüber bekannt, warum diese Gefühle, wenn sie bei verschiedenen Psychoneurosen, insbesondere Angstzuständen, dauernd unterhalten werden, sich in gewissen Fällen als Tachykardie, in anderen als Arrhythmie oder als Symptome der Kreislaufschwäche manifestieren. Wahrscheinlich sind bestimmte organische Faktoren bei der verwickelten Innervierung des Herzens aus peripheren Reizbildungsstätten und zentraler Regulation von großer Bedeutung. Die strenge Trennung zwischen organischen und nervösen (funktionellen) Störungen des Herzens stellt ganz zweifellos eine gröblich übertriebene Vereinfachung dar. Gewisse organische Faktoren, die von sich aus harmlos sind, können in Kombination mit emotionalen Störungen Symptome dieser Art hervorrufen. Nicht selten entwickeln Kranke, bei denen neurotische Herzsymptome von jahrelangem Bestehen diagnostiziert waren, plötzlich eine Koronarinsuffizienz. Die Wechselwirkung zwischen organischen und emotionalen Faktoren ist in manchen Fällen verwirrend kompliziert. Anhaltende funktionelle Störungen können die Entstehung organischer Schäden begünstigen, und leichte organische Defekte können vielleicht die Entstehung von neurotischen Symptomen befördern. Soweit es sich um die Spezifizität emotionaler Faktoren handelt, können wir nur sagen, daß chronische freiflottierende Angst und verdrängte Feindseligkeitsantriebe die wichtigsten emotionalen Faktoren bei solchen Störungen abgeben.

Feindseligkeit erregt Angst, die in der typischen Art eines neurotischen Circulus vitiosus die Feindseligkeit verstärkt. Ein derartiger neurotischer Kern kann bei einer großen Mannigfaltigkeit von Persönlichkeitstypen gefunden werden, ist aber vielleicht bei verschüchterten, gehemmten Persönlichkeiten verbreiteter. Gelegentlich kommt er bei Individuen zur Beobachtung, die an einer ganz umschriebenen Art von phobischer Angst leiden, in den übrigen Teilen ihrer Persönlichkeit aber ganz aktiv und aggressiv sind. Ein bestimmtes psychologisches Profil als Charakteristikum für funktionell Herzleidende zu suchen, ist, wie wir hier wiederholen müssen, ein aussichtsloses Unternehmen.

2. ESSENTIELLE HYPERTONIE

Die essentielle Hypertonie ist als klinisches Syndrom durch eine chronische Blutdrucksteigerung bei Fehlen einer erkennbaren organischen Ursache charakterisiert. Das Syndrom zeigt einen progressiven Verlauf, ausgehend von einer frühen Phase, in der der Blutdruck große Labilität und ausgeprägte Schwankungen zeigt, bis zu einem späten Stadium, in dem der Blutdruck auf einem erhöhten Niveau fixiert und häufig von Schädigungen an Nieren und Gefäßen begleitet ist (*Alexander, Fahrenkamp* — 7, 81).

Für den erhöhten arteriellen Druck beim essentiellen Hypertenus wird von den meisten Forschern eine verbreitete Konstriktion der Arteriolen innerhalb des gesamten Gefäßsystems verantwortlich gemacht. Alle Versuche, eine morphologische Basis für die Vasokonstriktion aufzufinden, sind fehlgeschlagen. Wenngleich es nicht unwahrscheinlich ist, daß chronischer Hochdruck in manchen Fällen vaskuläre Schädigungen hervorruft, bleibt auch noch die zweite Möglichkeit offen, daß eine solche Schädigung eher ein Begleitsymptom als eine Folge des Hypertonus sei (*Bradley* — 35).

Ob nun Gefäßschädigungen als Folge beständigen Hochdrucks auftreten oder nicht, es finden sich nur wenig Stützen für die Vorstellung, daß die Entstehung des Hypertonus etwas mit Gefäßläsionen zu tun haben könnte. Die experimentelle Tatsache, daß die Umlaufszeit (*Weiß, Ellis* — 245) und auch die Durchströmungsgröße (*Abramson* — 5) normal bleiben, begünstigt die Vorstellung, daß eine generalisierte Steigerung des Vasomotorentonus und nicht irgendeine organische Gefäßveränderung für die Steigerung des arteriellen Drucks verantwortlich ist. Überdies ist es beachtlich, daß in frühen Stadien des Hypertonus Hypertrophie der linken Kammer und Läsionen in den großen Gefäßen und Arteriolen kaum zu finden sind.

Das deckt sich mit der Tatsache, daß Hypertoniker auf eine Mannigfaltigkeit von Lebenssituationen und physikalischen Reizen mit einer weiteren Blutdrucksteigerung reagieren, wie sich an der pressorischen Reaktion solcher Patienten bei Eintauchen einer Hand in Eiswasser (Kältepressorreflex) (*Page* — 177), bei körperlicher Belastung (*Barath* — 22) und bei vielerlei anderen Reizen zeigen läßt. Während der frühen Phasen sprechen die Kranken zudem auch häufig auf Psychotherapie mit einer Blutdrucksenkung an.

Der für die permanente Blutdrucksteigerung verantwortliche erhöhte Gefäßtonus ist entweder Folge verstärkter vasomotorischer Erregung der glatten Muskulatur der Arteriolenwände oder Wirkung eines zirkulierenden druckerhöhenden Stoffes. *Goldblatts* Arbeiten (101), nach denen Ischämie der Niere die Freisetzung einer chemischen Substanz (Renin) zur Folge hat, die für die Umwandlung eines Serumglobulins (Hyportensinogen) in einen blutdruckerhöhenden Stoff (Hypertensin) verantwortlich ist, verifizierten die Auffassung, daß druckerhöhende, direkt an der glatten Gefäßmuskulatur angreifende Stoffe für den menschlichen Hypertonus verantwortlich zu machen seien. Damit erhielten viele der früheren Versuche, in den Nierengefäßen Schäden zu finden, die Ischämie der Niere bewirken und damit für den essentiellen Hypertonus des Menschen verantwortlich sein könnten, neue Antriebe. In einigen wenigen Fällen finden sich solche Schäden, die eine mangelnde Blutversorgung der Nieren hervorrufen können. In der überwiegenden Mehrzahl der Fälle bestehen jedoch keine Nierenveränderungen, die ausgedehnt genug wären, um darin die Ursache des Hypertonus zu suchen (*Smith* et al. — 214).

Da die Blutgefäße der Niere eine große Reaktionsbereitschaft zeigen und mit ausgeprägter Vasokonstriktion auf emotionale und physikalische Reize ansprechen (*Smith* — 213), ist die Annahme gerechtfertigt, daß Ischämie der Nieren und nachfolgender Hypertonus aus solchen Reizungen entspringen können. Somit besteht das ätiologische Problem darin, die Natur derjenigen neurogenen Faktoren zu erkennen, die die angenommenen funktionellen, für die Freisetzung der druckerhöhenden Substanzen verantwortlichen Veränderungen der Nierendurchblutung hervorrufen. Wahrscheinlich kann beständige neurogene Reizung der Nierengefäße mit der Zeit zu minimalen Veränderungen an den Arteriolen führen, deren summierte Wirkung das gleiche erreichen könnte, was *Goldblatts* operative Abklemmung der Nierenarterie bewirkt.

Diese neurogene Auffassung wird durch die Beobachtung erhärtet, daß der Blutdruck vieler Hypertoniker bei vorübergehender Blockade der vegetativen Ganglien mittels Tetraäthylammoniumchlorid (TÄAC) absinkt. *Ferris* und Mitarbeiter (85) stellten in einer umfassenden Arbeit über die Wirkung von TÄAC auf den Blutdruck bei Hypertonus und bei verschiedenen ähnlichen Zuständen fest, daß der Hochdruck bei Glomerulonephritis und Schwangerschaftstoxikose auf Gaben von TÄAC nicht eindeutig anspricht. Etwa die Hälfte von 105 Patienten mit essentiellem Hypertonus verschiedenen Schweregrades sprachen jedoch auf die Blockade der vegetativen Ganglien mit einer Rückkehr des Blutdrucks auf Normalwerte an. Bei den übrigen Mitgliedern dieser Gruppe konnte in einem hohen Prozentsatz ein zumindestens noch teilweises Ansprechen auf TÄAC festgestellt werden. Weitere Untersuchungen zeigten, daß neben den 60 Prozent der Hypertoniker, die mit Regelmäßigkeit bei wiederholten TÄAC-Gaben ansprachen, die restlichen 40 Prozent zu manchen Zeiten eine Reaktion zeigten und zu anderen nicht. Aus diesen Untersuchungen geht hervor, daß die arterielle Drucksteigerung bei der Mehrzahl der essentiellen Hypertoniker Wirkung eines neurogenen Faktors und in den übrigen Fällen einer Kombination von neurogenen und humoralen Faktoren ist.

Da die von *Ferris* und Mitarbeitern untersuchten Fälle nicht mit Rücksicht auf Schwere und Dauer der Alteration differenziert worden sind, ist es gut vorstellbar, daß die auf die vegetative Blokkade schlecht ansprechenden Kranken solche waren, bei denen morphologische Nierenschäden im Verlauf des Hochdrucks bereits eingetreten waren. Dies wird weiter durch die Beobachtung erhärtet, daß Kranke mit beginnender oder vorübergehender Hypertonie häufiger auf TÄAC-Gaben positiv reagieren als die chronischeren Formen der Erkrankung. Ebenso bedeutsam ist die Beobachtung, daß die auffälligsten Schwankungen des blutdrucksenkenden Effekts der vegetativen Blockade im Zusammenhang mit Veränderungen der emotionalen Spannungslage auftreten.

Es scheint demnach heute wenig Zweifel an der Tatsache gerechtfertigt, daß neurogene Faktoren bei der Aufrechterhaltung und selbst bei der Entstehung des Syndroms der Hypertonie eine bedeutsame Rolle spielen. Mit dem Fortschreiten der Krankheit treten Gewebsveränderungen immer stärker in den Vordergrund. Diese Veränderungen fördern die Produktion von druckerhöhenden Stoffen, so daß in fortgeschrittenen Hochdruckfällen der humorale Faktor zum beherrschenden werden kann. Bei der Entstehung der Hypertonie ist jedoch eine exakte Kenntnis der neurogenen Faktoren das vordringlichste Problem.

Die Literatur ist voll von zahlreichen Untersuchungen, in denen Exazerbationen des Hochdrucksyndroms auf psychogene Faktoren bezogen werden (*Goldscheider; Mueller; Mohr; Fahrenkamp; S. Weiß; Fishberg; Schulze* und *Schwab; Moschcowitz; Riseman* und *S. Weiß* — 102, 172, 166, 81, 244, 87, 208, 169, 189). Zahlreiche psychiatrische Untersuchungen erweisen den Einfluß von Lebenssituationen auf dieses Syndrom (*Alkan; Wolfe; K. Menninger; Dunbar; Hill; Binger* et al.; *E. Weiß* — 17, 256, 152, 73, 118, 32, 241). Bei der Mehrzahl dieser psychiatrischen Untersuchungen wird die Tatsache in den Vordergrund gestellt, daß gehemmte Feindseligkeitstendenzen bei diesem Phänomen eine bedeutsame Rolle spielen, was sich in guter Übereinstimmung mit *Cannons* Beobachtungen befindet, nach denen Furcht und Wut eine Blutdrucksteigerung bei Versuchstieren hervorrufen. *Cannon* (43) konnte zeigen daß es bei Furcht und Wut eine Erregung des sympathischen Nervensystems und eine Ausschüttung von Adrenalin/Arterenol aus dem Nebennierenmark gibt, die ihrerseits eine bedeutsame Rolle bei der Auslösung von physiologischen Veränderungen im Herzkreislauf- und anderen Systemen spielen, Veränderungen, die den Organismus bereit machen, einen Angriff abzuwehren oder vor der Gefahr zu fliehen.

An Hypertonikern sind systematische psychoanalytische Untersuchungen durchgeführt worden. Bei einer dieser Untersuchungen zeigte sich, daß chronische gehemmte aggressive Antriebe, die stets mit Angst verbunden sind, den Blutdruck in ausgeprägter Weise beeinflussen (*Alexander* — 11). Unbeschadet der Tatsache, daß diese Krankengruppe sich aus ganz verschiedenen Persönlichkeitstypen zusammensetzt, bestand ein gemeinsames Charakteristikum in ihrer Unfähigkeit, ihre aggressiven Antriebe frei zum Ausdruck zu bringen. Gelegentlich kam es bei solchen Kranken zu Wutausbrüchen, im ganzen zeigten sie aber einen bemerkenswerten Grad von Beherrschung, so daß sie bei oberflächlicher Untersuchung den Eindruck von gut eingepaßten reifen Persönlichkeiten hinterließen. Diese Patienten waren tatsächlich häufig äußerst nachgiebig, umgänglich und bereit, zurückzutreten, um ihrer Umgebung zu Gefallen zu sein.

Ähnliche Beobachtungen wurden von *Binger* und seinen Mitarbeitern (32) mitgeteilt, die bei Hypertonikern typische Familienkonstellationen zu finden glaubten. Die ausgeprägte Verschiedenartigkeit der Lebensgeschichten solcher Kranker macht es jedoch unwahrscheinlich, daß ein typiser Familienhintergrund als Charakteristikum gefunden werden könnte. Viel größere Wahrscheinlichkeit kommt der Hypothese zu, daß eine Vielfalt von Erlebnissen der Vergangenheit das gemeinsame Charakteristikum einer Verdrängung feindseliger Antriebe zum Ergebnis hat.

Für die am Chicagoer Institut für Psychoanalyse untersuchte Krankengruppe kann der Kaufmann, der als ein bescheidener, unauffälliger, höflicher, sich nie in den Vordergrund drängender Mensch auftrat, als typisch angesehen werden (*Alexander* — 11). Er war ehrgeizig, doch blieb sein Wunsch, seine Konkurrenten zu überflügeln, auf die Phantasie beschränkt. Seine offensichtlich bescheidene, nachgiebige Haltung zeigte sich besonders ausgeprägt in seinen Beziehungen zu seinem Chef, dem er nie widersprechen konnte. Für seine Art zu reagieren, war es typisch, wenn ihn sein Arbeitgeber wie häufig zu gemeinsamem Golfspiel für das Wochenende einlud: Wie immer, nahm er die Einladung an, obwohl er sehr viel lieber mit seiner eigenen Familie in seinem Klub Tennis gespielt hätte. Nachträglich, beim Verlassen des Büros, erhob er Selbstanklagen wegen seiner Unfähigkeit, die Einladungen seines Chefs auszuschlagen; Wut und Selbstverachtung gehörten dazu.

Hypertoniker sind häufig sexuell gehemmt, und wenn sie sich zu einer verbotenen Beziehung hinreißen lassen, so ist dies mit einem gut Teil Angst und Schuld verbunden, weil für sie eine unkonventionelle Sexualbetätigung Protest und Auflehnung bedeutet. Bei der Analyse solcher Menschen findet sich ein ausgeprägter Konflikt zwischen passiv-abhängigen oder femininen Tendenzen und kompensatorischen aggressiv-feindseligen Antrieben. Je mehr sie sich ihren abhängigen und nachgiebigen Tendenzen überlassen, desto stärker wird ihre reaktive Feindseligkeit gegen diejenigen, denen sie sich unterwerfen (*Saul, Alexander* — 202, 7).

Diese Feindseligkeit schafft Furcht und läßt sie sich vor dem Konkurrenzstreben in eine passive, abhängige Haltung zurückziehen. Diese ihrerseits wirbelt weitere Minderwertigkeitsgefühle und Feindseligkeiten auf und es folgt ein anhaltender Circulus vitiosus. Bemerkenswert ist noch, daß der Hypertoniker sich nicht frei passiven Abhängigkeitswünschen hingeben kann, weil diese neuen Konfliktstoff anhäufen. Die gegensätzlichen Tendenzen der Aggression und Unterwerfung steigern und blockieren sich zur gleichen Zeit wechselweise, was einen emotional paralysierenden Effekt hat.

Psychodynamische Beobachtungen lassen eine psychosomatische Auffassung der Ätiologie der für den Hypertonus charakteristischen generalisierten Vasokonstriktion geboten erscheinen. Furcht und Wut sind bei Mensch und Tier vorübergehende Erscheinungen, die mit vorübergehenden physiologischen Veränderungen verknüpft sind, als deren Wirkung der Körper auf die mit Kampf und Flucht verbundenen konzentrierten Anstrengungen vorbereitet wird. Steigerung des arteriellen Drucks ist eine der Komponenten dieser physiologischen Vorbereitung. Bei Schwinden der Furcht erzeugenden Situationen kommt es zu einer Rückkehr zum Normalen. In der modernen Gesellschaft ist der freie Ausdruck von Feindseligkeit verboten; die Absichten des Individuums werden oft von anderen durchkreuzt, es hat jedoch keine Möglichkeit, seine Aggressionen frei in physischem Kampf zum Ausdruck zu bringen. Unsere Gesellschaft fordert vom Individuum vollendete Beherrschung seiner feindseligen Antriebe. Wenn so also auch jeder dieser Beschränkung unterworfen ist, so sind doch manche Menschen in ihrer Fähigkeit, aggressive und selbstbestätigende Tendenzen zum Ausdruck zu bringen, stärker gehemmt als andere; dies insofern, als sie selbst von den verfügbaren legitimen Abfuhrmöglichkeiten für aggressive Antriebe keinen Gebrauch machen können. Infolgedessen leben sie

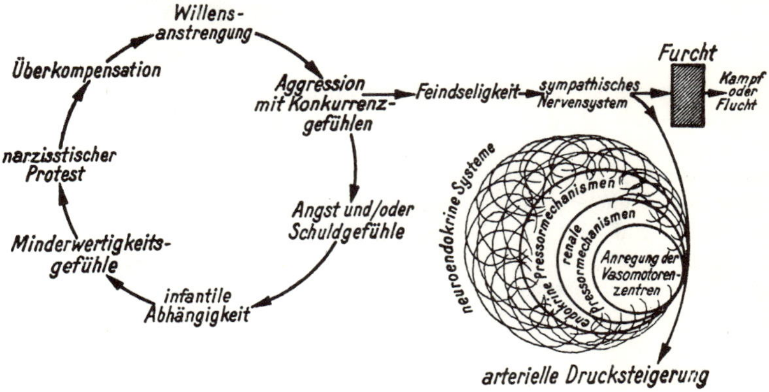

Abb. 4. Schematische Darstellung der Spezifität bei der Ätiologie des Hypertonus.

in einem chronisch gehemmten Zustand von Feindseligkeit. Die Annahme dürfte nicht unberechtigt sein, daß eine von solchen Beschränkungen ausgelöste chronisch gehemmte Wut zu einer chronischen Blutdrucksteigerung führt, weil die Wut weder in körperlichem Angriff noch in irgendeiner sublimierteren Form selbstbestätigenden Verhaltens entladen werden kann. So können die nicht zum Ausdruck gekommenen Feindseligkeitsgefühle zur Quelle einer Dauererregung des Gefäßsystems werden, so, als wäre der gehemmte Organismus ständig in Vorbereitung auf einen Kampf, der niemals stattfindet (Abb. 4).

Es ist durchaus denkbar, daß bei der ersten Aufrichtung der von der Gesellschaft und den kulturellen Umständen diktierten

Hemmungen in der Persönlichkeit eines potentiellen Hypertonikers sich Schwankungen in der Höhe des Blutdrucks einstellen. Unter dem wiederholten Einfluß vasomotorischer Erregungen könnte das Gefäßsystem organische Veränderungen zu entwickeln beginnen, die für einige Zeit noch nicht nachweisbar sind, sondern sich nur in der Produktion von druckerhöhenden Stoffen widerspiegeln, genau wie es bei dem Hund mit den abgeklemmten Nierenarterien der Fall ist. Unglücklicherweise ist diese Vermutung nur schwer zu verifizieren, weil die Kranken vor oder während der Frühphase des Hochdrucks nur selten in ärztliche Beobachtung gelangen.

Menschen, die unter dem Einfluß ihrer frühen Lebenserfahrungen exzessive Hemmungen entwickelt haben, werden sehr viel größere Schwierigkeiten haben, mit ihren aggressiven Antrieben im Erwachsenendasein erfolgreich umzugehen. Sie werden dazu neigen, alle ihre Selbstbestätigungstendenzen zu verdrängen und unfähig sein, eine legitime Abfuhr für den Ausdruck dieser Tendenzen zu finden. Die Eindämmung ihrer feindseligen Antriebe wird anhalten und diese werden infolgedessen an Intensivität dauernd gewinnen. Dies wieder wird die Aufrichtung stärkerer Abwehrmaßnahmen notwendig machen, um die gestauten und angewachsenen Aggressionen niederzuhalten. Die bei Hypertonikern gefundene übertrieben nachgiebige, übertrieben höfliche, unterwürfige Haltung ist eine solche Abwehr, die aber nicht die Anhäufung von Spannung verhindert. Als Folge davon entwickeln sich Minderwertigkeitsgefühle, die ihrerseits wieder aggressive Antriebe verstärken; damit ist der Circulus vitiosus eingespielt. Wegen des ausgeprägten Grades ihrer Hemmungen leidet ihre berufliche Tüchtigkeit, und aus diesem Grunde versagen sie im Konkurrenzkampf, so daß Neid zum Vorschein kommt und ihre Feindseligkeitsgefühle gegen erfolgreiche, weniger gehemmte Konkurrenten weiter verstärkt werden.

Aus der Anamnese von Hypertonikern ergibt sich gewöhnlich, daß zu irgendeinem Zeitpunkt ihrer Entwicklung eine relativ plötzliche Temperamentsänderung stattgefunden hat. Typisch ist, daß der Kranke während seiner Jugend aggressiv war und dann innerhalb eines ganz kurzen Zeitraums so zu handeln begann, als wäre er verschüchtert und sanft. In vielen Fällen tritt diese Änderung während der Pubertät auf. Manche Patienten berichten, daß die Wandlung von Streitbarkeit zu Sanftmut als Ergebnis einer bewußten Anstrengung zustande kam; sie mußten Selbstbeherrschung lernen, um ihre Popularität nicht zu verlieren, oder weil sie Rückschläge dadurch erlitten hatten, daß sie ihren aggressiven Antrieben offenen Ausdruck verliehen.

Mit der Vorstellung psychodynamischer Faktoren als ätiologische Basis des Hochdrucks lassen sich die Beobachtungen von *George Draper* (67) gut in Einklang bringen, der feststellen konnte, daß mit dem Auftreten bestimmter neurotischer Symptome der Blutdruck mancher Hypertoniker zur Norm absinkt. Offensichtlich können in diesen Fällen die eingedämmten feindseligen Antriebe mit Hilfe des neurotischen Symptoms freigesetzt werden, so daß sie nicht mehr als Quelle der chronischen Erregung der Vasomotorenmechanismen dienen.

Viele Autoren haben darauf hingewiesen, daß der Hypertonus eine Krankheit der modernen westlichen Zivilisation ist. So fanden zum Beispiel *Schulze* und *Schwab* (208) eine statistisch signifikante Differenz bei der Häufigkeit des Hochdrucks zwischen afrikanischen Negern und Negern in den Vereinigten Staaten. Während unter afrikanischen Negern der Hypertonus außerordentlich selten ist, kommt die Krankheit beim amerikanischen Neger häufig vor. Offensichtlich muß ein kultureller Faktor und nicht die rassische Konstitution für diesen Unterschied verantwortlich sein. Es scheint, daß die, in der vom amerikanischen Neger verlangten sozialen Einpassung enthaltenen Schwierigkeiten ein ungewöhnliches Ausmaß von Selbstbeherrschung notwendig machen, und daß diese extreme Selbstbeherrschung zum zentralen ätiologischen Faktor wird.

Die lückenlose Beantwortung des ätiologischen Problems beim Hypertonus hängt jedoch nicht nur von der Erhellung der psychodynamischen Faktoren ab. Viele neurotische Menschen tragen eine Hemmung aggressiver Antriebe zur Schau und zeigen den typischen Konflikt zwischen passiv abhängigen und aggressiv konkurrierenden Tendenzen, wie wir ihn als Kernkonflikt beim Hypertoniker finden, und doch kommt es bei ihnen nicht zu einer Blutdrucksteigerung. Wäre der psychologische Faktor allein für die Krankheit verantwortlich, so müßte man erwarten, daß jeder Mensch, der seine aggressiven Antriebe in chronischer Weise hemmt und nicht irgendwelche neurotischen Symptome für die Abfuhr solcher Impulse ausnützt, eine Hypertonie entwickelt. Das ist aber in Wirklichkeit nicht der Fall. Wie schon wiederholt betont, können psychodynamische Einflüsse nur in Verbindung mit noch unbekannten, möglicherweise angeborenen somatischen Faktoren chronische Störungen der vegetativen Funktionen hervorrufen; so ist es auch bei Hypertonikern. Auf der anderen Seite wird die ätiologische Bedeutung psychodynamischer Faktoren durch die Möglichkeit, daß der Hypertonus mit einer erblichen Vasomotorenlabilität in Zusammenhang stehen könnte, nicht verkleinert.

Wenngleich eine ganze Reihe von Hypertonikern eine psychoanalytische Behandlung erhalten haben, so ist ihre Zahl doch noch zu klein, um eine statistische Auswertung der Ergebnisse zu erlauben. Trotzdem kann man feststellen, daß die erreichten therapeutischen Erfolge bei frühen Fällen von Hypertonus ermutigend sind. Häufig sinkt der mittlere Blutdruck wesentlich, sobald es in psychoanalytischer Behandlung gelungen ist, den Kranken selbstsicherer zu machen; und ein so weit behandelter Kranker kann sogar zu einem ernsten Problem für seine Umgebung werden. Die Angehörigen äußern oft, daß die Behandlung zwar das körperliche Befinden des Patienten gebessert habe, aus ihm jedoch dabei einen Menschen gemacht habe, mit dem sich sehr viel schlechter leben läßt. Wie bei anderen Zuständen ist auch hier Vorbeugung besser als Behandlung. Es läßt sich daher voraussagen, daß sich die besten Erfolge beim Hypertonus durch Frühdiagnose und Anwendung psychotherapeutischer Maßnahmen bei beginnenden Fällen ergeben werden.

Spezifisch dynamisches Grundschema bei essentieller Hypertonie.

Feindselige Konkurrenzstrebungen → Einschüchterung als Folge von Vergeltung und Fehlschlag → Steigerung von Anlehnungsbedürfnissen → Minderwertigkeitsgefühle → Reaktivierung feindseliger Konkurrenzstrebungen → Angst und resultierende Hemmung aggressiver feindseliger Antriebe → arterieller Hochdruck.

3. VASOVAGALE SYNKOPE

Die Vasodepressor-Synkope (vasovagale Ohnmacht), eine Störung des Herzkreislaufsystems, ist von *Romane*, *Engel* et al. (191, 192, 78, 79, 80) zum Gegenstand einer sorgfältigen psychosomatischen Untersuchung gemacht worden. Sie ist die häufigste Ohnmachtsart und kann bei vollkommen Gesunden vorkommen, wenn sie einer überwältigenden Gefahr, insbesondere unter Umständen, unter denen jeder Ausdruck von Furcht unterdrückt werden muß, gegenüberstehen. Bei gewissen Neurotikern kann sie mit bemerkenswerter Häufigkeit auftreten. Die Ohnmacht ist Folge eines plötzlichen Blutdruckabfalls. Die Blutzufuhr zur Haut wird herabgesetzt, und der Einstrom von Blut in die Muskulatur wird wesentlich verstärkt. Nach anfänglicher Beschleunigung verlangsamt sich der Puls plötzlich. Muskeltonus und Körperkraft versagen, und akute Schwäche setzt ein.

Es scheint zur Genüge erwiesen, daß unter dem Einfluß von Gefährdung die physiologische Vorbereitung auf die Flucht einsetzt und daß Vasodilatation in der Muskulatur ein normaler Teil dieses Anpassungssyndroms ist. Wegen einer Hemmung der Fluchtreaktion verharrt das betreffende Individuum in Bewegungslosigkeit, und es kommt zu einer Art von innerlicher Verblutung in die Muskulatur, was einen Blutdruckabfall hervorruft. Wenn diese Blutdrucksenkung ein kritisches Ausmaß erreicht, tritt Bewußtlosigkeit ein. Voraussetzung ist, daß die Lähmung der Motorik in aufrechter Haltung eintritt. Im Liegen kommt es nicht zur Ohnmacht.

Der Zustand läßt sich sehr wohl von der hysterischen Ohnmacht unterscheiden, bei der das Ohnmächtigwerden ein symbolischer Ausdruck psychologischer Konflikte ist. Bei der hysterischen Synkope finden sich keine Veränderungen im Herzkreislaufsystem. Die vasovagale Synkope kann als typisches Beispiel einer vegetativen Neurose dienen. Die normale physiologische Reaktion auf Furcht setzt ein, wegen Hemmung des Willkürverhaltens jedoch wird die tatsächliche Fluchtreaktion nie zu Ende geführt. Die physiologische Beantwortung des Fluchtreizes wird in der initialen Periode der Vorbereitung abgebrochen.

In seiner Dynamik ist dieses Phänomen anderen vegetativen Störungen, die durch emotionale Faktoren eingeleitet werden, analog. Beim Magengeschwür bereitet sich der Magen unentwegt auf die Aufnahme von Nahrung vor. Die Einsatzphase einer physiologischen Reaktion findet statt, aber der Gesamtablauf kommt nicht zu Ende. Der leere Magen ist ständig Verdauungssäften ausgesetzt, was einen der bedeutsamsten pathogenen Faktoren abgibt. Beim essentiellen Hypertonus wieder bereitet sich der Organismus mittels der normalen physiologischen Reaktion auf Kampf oder Flucht vor. Die ausführende Handlung wird jedoch gehemmt und das homöostatische Gleichgewicht deshalb nicht wiedergewonnen, wie es nach der vollen Ausführung der Flucht- oder Kampfreaktion der Fall wäre. Bei der vasovagalen Synkope wird eine spezifische Phase der Fluchtreaktion, nämlich die Vorbereitung der Muskulatur auf die Handlung durch Steigerung der Blutzufuhr, angeregt und dann abgebrochen.

4. PSYCHOGENE KOPFSCHMERZEN UND MIGRÄNE

Kopfschmerzen

Wegen der außerordentlichen Mannigfaltigkeit der kopfschmerzenerzeugenden ätiologischen Faktoren wird in der gegenwärtigen medizinischen Literatur gemeinhin unterstellt, daß Kopfschmerzen par excellence ein Symptom und nicht eine Krankheitseinheit sind. Störungen in beinahe jedem Organsystem können über Reflexmechanismen sekundäre physiologische Veränderungen im Schädel auslösen, die zu der subjektiven Sensation des Schmerzes führen. Anerkannte ursächliche Faktoren sind gastro-intestinale Störungen — akute Verdauungsstörung und Verstopfung rangieren an erster Stelle —, Nierenkrankheiten, Hypertonus, Überanstrengung der Augen, Nebenhöhlenentzündungen, Leber- und Gallenleiden, Hirngeschwülste. In allen diesen Fällen sind Kopfschmerzen eine der Nebenwirkungen des Grundzustandes.

Der sogenannte Histaminkopfschmerz allergischen Ursprungs stellt eigentlich eine Sondergruppe dar. Er kann auf experimentellem Wege durch Injektion von Histamin hervorgerufen werden.

Die unmittelbar schmerzverursachenden Mechanismen sind verschiedenartig, doch werden Veränderungen der Hirngefäßweite und Schwankungen des Flüssigkeitsvolumens in der Schädelhöhle, die intracranielle Druckschwankungen bedingen, von den meisten Forschern als die wesentlichen Faktoren anerkannt. Lokal nimmt der Schmerz in den sympathischen Fasern der Blutgefäße seinen Ursprung; die eigentliche Hirnsubstanz ist unempfänglich für Schmerzreize.

Von diesen Reflexphänomenen abgesehen, ist der emotionale Ursprung einiger Kopfschmerzarten fraglos erwiesen. Die Literatur ist übersät mit Berichten, nach denen Ermüdung und emotionale Belastungen aller möglichen Art Kopfschmerzen hervorrufen können, die in Form von dumpfem Schmerz, Druck, Pulsation oder anderen subjektiven Empfindungen auftreten.

Es finden sich auch, meist von Psychoanalytikern stammende, Berichte über einzelne Fälle, in denen der Kopfschmerz primär ist und sich als Konversionssymptom von eindeutig symbolischer Bedeutung aufklären läßt. Schon 1911 berichtete *Sadger* (201) über rekurrierende Kopfschmerzen bei einer Patientin, die sich in ihrer psychoanalytischen Behandlung befand. Die Patientin besaß drei Arten von Kopfschmerzen: Druckgefühl von außen, bohrender Kopfschmerz und Druckgefühl von innen. Die erste Art konnte *Sadger* bis zu einem Erlebnis der frühen Kindheit zurückverfolgen Die Patientin wurde vom Vater ins Bett genommen und fühlte das gewaltige Gewicht und den Druck vom Körper des Vaters. Der bohrende Kopfschmerz stammte von schmerzhaften, aber lustbetonten masturbatorischen Erlebnissen mit einer Freundin her, als sie drei oder vier Jahre alt war. Die Druck-Kopfschmerzen von innen beruhten auf frühen schmerzvollen, doch sexuellen Erlebnissen bei der Defäkation.

Einer von den männlichen Patienten *Abrahams* (2) brachte in seinen Kopfschmerzen eine feminine Identifizierung mit der Mutter zum Ausdruck, die an ähnlichen Kopfschmerzen litt. Der Kopfschmerz bedeutete dem Patienten eine passive masochistische Befriedigung. *Fenichel* (83) beschrieb einen Fall, in dem der Kopfschmerz Madenwürmer symbolisierte, die der Patient als Kind gehabt hatte. Die Madenwürmer wurden im Unbewußten mit dem Kot in Verbindung gebracht. Grundlage des Konversionssymptoms war die Symbolgleichung: Faeces = Gedanken. In einem von *Seidenberg* (209) beschriebenen Fall war ein pulsierender Kopfschmerz Ausdruck verdrängter sexueller Wünsche, wobei er als symbolische Darstellung der Erektion auftrat. *Gutheil* (108) berichtet von einem Kranken, dessen Migräneanfälle nach sexuellem Orgasmus abbrachen. Manchmal hatte der Patient mehrere Orgasmen, bevor Entspannung eintrat und der Anfall endete. Ich selbst hatte Gelegenheit, die Kopfschmerzen einer Jungfrau mittleren Alters zu untersuchen, die den Schmerz als innerlichen Druck, der ihren Schädel zu sprengen drohte, empfand; diese Sensation klärte sich als symbolischer Ausdruck ihrer verdrängten Schwangerschaftswünsche auf.

Als Konversionssymptom können die Kopfschmerzen offensichtlich eine große Mannigfaltigkeit von symbolischen Bedeutungen tragen, die von den subjektiven Bedürfnissen jedes einzelnen Patienten bestimmt sind. Es ist eine ungeklärte Frage, ob bei diesen Konversionsfällen irgendwelche zugrundeliegenden örtlichen physiologischen Veränderungen vorhanden sind. Sie könnten in die Kategorie sensorischer Störungen hysterischer Natur (psychogener Schmerz) gehören, zu denen Parästhesien, Hyperästhesien und Anästhesien zu rechnen sind, bei denen keine lokalen Veränderungen gefunden werden und wo der ganze Vorgang in den höheren sensiblen Zentren des Gehirns stattfindet. Er manifestiert sich daher nur in subjektiven Empfindungen.

Migräne

Migräneanfälle stellen eine wohldefinierte Einheit innerhalb der zahlreichen Kopfschmerzformen vor. Ob ihre Ätiologie nun in jedem Falle die gleiche ist oder nicht, so stellen sie doch eine entschiedene klinische Einheit dar, soweit es sich um die Symptomatologie und die zugrundeliegenden physiologischen Mechanismen handelt. Durch diesen Umstand werden vergleichende psychosomatische Untersuchungen an Migränekranken möglich, eine nahezu unlösbare Aufgabe bei der heterogenen Gruppe von sonstigen Kopfschmerzpatienten.

Die Diagnose der Migräne ist scharf zu stellen durch die typischen klinischen Manifestationen der Anfälle, wie ihre periodische Natur, die Prodromalerscheinungen (Flimmerskotom, gelegentliche Parästhesien und Sprachschwierigkeiten), die Einseitigkeit des Schmerzes, das Auftreten von Lichtscheu, Erbrechen und Übelkeit. Ein weiterer charakteristischer Zug ist es, daß der Kranke nach dem Anfall eine Zeitlang ein ausgeprägtes Gefühl des Wohlbefindens genießt. Alle diese beständigen Züge erleichtern vergleichende klinische Studien bei diesen Kranken ganz wesentlich. Noch ein anderer Umstand macht diese Krankheit für psychosomatische Untersuchungen besonders geeignet, nämlich das häufig ganz plötzliche Einsetzen und manchmal ebenso abrupte Abbrechen der Anfälle. Diese gestatten nämlich die exakte Untersuchung sowohl der auslösenden Faktoren als auch der für die Beendigung des Anfalls verantwortlichen Umstände.

Physiologische Mechanismen

Gefäßdehnung wird allgemein als eine der Schmerzursachen bei der Migräne angenommen. Diese Ansicht ist gut begründet durch experimentelle Arbeiten von *Graham* und H. G. *Wolff* und Mitarbeitern (104, 47), die zeigen konnten, daß Erweiterung der Schädelarterien für die Schmerzsensation verantwortlich zu machen ist. Damit erklärt sich der in hoher Weise spezifische Heileffekt von Ergotamintartrat, das vasokonstriktorisch wirkt. Es wird allgemein angenommen, daß bei Histaminkopfschmerzen allergischen Ursprungs der Schmerzmechanismus der gleiche ist. Während die beiden Mechanismen ähnlich sind, gibt es jedoch entschiedene Unterschiede zwischen den beiden Kopfschmerztypen. Art und Ausbreitung des Schmerzes sind verschieden; Histaminkopfschmerzen werden als tieferliegender Schmerz empfunden und sind stets beidseitig. Außerdem ist Ergotamintartrat bei Migräneanfällen sehr viel wirksamer. *Wolff* erklärt dies aus der Tatsache, daß Histamin die intrazerebralen Arterien affiziert, während Ergotamintartrat hauptsächlich an den Verzweigungen der Carotis externa ansetzt, die im Migräneanfall betroffen sind.

Die prodromalen Symptome, die Sehstörungen und Parästhesien werden initialer Vasokonstriktion zugeschrieben, die den Anfall einleitet. *Wolff* sieht die Vasodilation als eine überkompensatorische Reaktion gegen die initiale Vasokonstriktion an. Meiner Meinung nach dürfte die Vasodilation einen unabhängigen Ursprung haben, der weiter unten besprochen werden soll (S. 122).

Emotionale Faktoren

Die überragende ätiologische Bedeutung emotionaler Faktoren bei der Migräne ist von einer großen Zahl von Autoren erkannt worden. Diese Beobachtungen beziehen sich teilweise auf typische auslösende Faktoren, und zum anderen Teil auf übereinstimmende Persönlichkeitszüge bei Patienten, die zu Migräne-Kopfschmerzen inklinieren. *Touraine* und *Draper* (235) beschrieben einen für den Migränekranken charakteristischen „konstitutionellen" Persönlichkeitstyp. Physisch zeigen diese Patienten akromegaloide Züge; in der Aufmachung ihrer Persönlichkeit fällt eine verzögerte emotionale Entwicklung bei überlegener Intelligenz auf. Ihre Sexualanpassung ist unbefriedigend. Diesen Autoren zufolge treten Migräne-Kopfschmerzen zuerst dann in Erscheinung, wenn die Patienten den Schutz des Elternhauses verlieren und die Verantwortlichkeiten des Alleinlebens übernehmen müssen. Sie bemerkten eine übertriebene Abhängigkeitsbindung an die Mutter, von der sie sich niemals emanzipieren können.

Olga Knopf (133) untersuchte 30 Patienten, von denen 22 Frauen waren. Sie beschrieb sie als zu dem „Ei-ei"-Typ ("goody-goody"-type) gehörig; sie waren ehrgeizig, zurückhaltend, abgespannt, würdevoll, empfindsam, herrisch und vollständig humorlos. Alle Frauen unter ihnen waren in ihrer heterosexuellen Entwicklung zurückgeblieben.

Keiner der erwähnten Autoren geht in seiner Beschreibung weiter als bis zu einer Aufzählung gewisser isolierter Persönlichkeitszüge. Sie versuchen nicht, die zugrundeliegenden psychodynamischen Ablaufschemata zu erkennen.

Von größerer Bedeutung sind die sorgfältigen Arbeiten von *Fromm-Reichmann*, die acht Migränekranke mit intensiver Psychotherapie behandelte (96). Sie fand bei ihren Patienten feindselige, neidische Antriebe, die ursprünglich intellektuell brillierenden Personen galten, aber dann mittels der bekannten Schuldmechanismen gegen das Selbst gerichtet wurden.

Harold Wolff (257) hat zusätzlich zu seinen grundsätzlichen Arbeiten über die Pathophysiologie der Migräneanfälle sorgfältige Untersuchungen über die typischen Persönlichkeitszüge solcher Patienten durchgeführt. Er hebt in seiner Veröffentlichung Zwangscharakteristika, Perfektionismus, Ehrgeiz, exzessive Konkurrenzhaltung, Starrheit und Unfähigkeit, Verantwortung abzugeben, hervor. Nach *Wolff* haben diese Patienten eine chronisch übelnehmerische, reizbare Haltung, die aus ihrer Unfähigkeit entspringt, ihre zwanghaft übernommenen Verantwortlichkeiten zu erfüllen, um in ihrem Leben ihre perfektionistischen Ehrgeizziele zu erreichen.

Diese in ihrer Unerreichbarkeit Mißlingen in sich schließende Haltung bewirkt Spannungs- und Ermüdungszustände, bis irgendein äußeres Ereignis ihre stets vorhandene unwillige Gereiztheit aggraviert und einen Migräneanfall auslöst. *H. Selinsky* (210) kam zu ähnlichen Schlüssen. Auch er betonte die Bedeutung von „Kampf, Ärger und Angst". Der Anfall tritt auf, wenn der Kranke einer seine Fähigkeiten übersteigenden Aufgabe gegenübersteht.

Es finden sich zahlreiche klinische Beobachtungen, nach denen man wohl mit Recht annehmen kann, daß tatsächlich eine große Zahl von Migränikern diese für die sogenannten Zwangscharaktertypen charakteristischen Oberflächenhaltungen zeigen. Viel eindrucksvoller ist jedoch noch die Einförmigkeit der auslösenden emotionalen Faktoren.

In den meisten Veröffentlichungen über die Psychologie der Migräne-Kopfschmerzen, älteren oder neueren Datums, wird das Vorhandensein verdrängter oder unterdrückter Feindseligkeitsantriebe erwähnt (*Weber; Brenner, Friedman* und *Carter; Rosenbaum; Fromm-Reichmann; Wolff; Eisenbud; Wolberg; Johnson* — 239, 36, 194, 96, 257, 77, 255, 125). Psychoanalytiker, die Migränepatienten in dicht aufeinanderfolgenden Sitzungen behandeln, haben häufig Gelegenheit, Beginn oder Beendigung eines Migräneanfalls während der Sitzung zu beobachten. Die gewöhnliche Einleitung des Migräneanfalls besteht in einem Zustand von verdrängter Wut. Die eindrucksvollste Beobachtung besteht jedoch in dem plötzlichen Abbrechen des Anfalls, beinahe von einer Minute zur anderen, wenn der Patient sich seiner bisher verdrängten Wut bewußt wird und ihr in Schimpfreden Ausdruck gibt.

Solche Beobachtungen lassen wenig Zweifel bestehen, daß verdrängte Feindseligkeitsimpulse eine direkte und spezifische Korrelation zu Migräneanfällen besitzen. Die von den verschiedensten Autoren beschriebenen charakteristischen Persönlichkeitszüge besitzen nur dadurch eine gewisse Relevanz, daß damit Persönlichkeitstypen erfaßt wurden, die dazu neigen, ihre Feindseligkeitsantriebe zu verdrängen und damit eine größere Inklination zu Migräneanfällen zeigen. Damit erklärt es sich, daß der gehemmte Mensch, der von *Knopf* beschriebene zurückhaltende „Ei-ei"-Typ oder die von *Wolff* beobachtete Zwangspersönlichkeit häufig unter den Migränikern gefunden werden. Verdrängte Feindseligkeit ist jedoch ein äußerst häufiger Zug bei vielerlei Arten von menschlicher Persönlichkeit. So stehen wir schon wieder einmal der Kernfrage der Spezifität bei der psychosomatischen Forschung gegenüber. Wo liegen die spezifischen psychodynamischen Faktoren, die dafür verantwortlich sind, daß der eine gehemmte Patient eine Hypertonie, der andere Arthritis und der dritte Migräne-Kopfschmerzen entwickelt?

Es hat den Anschein, als ob bei Migränekopfschmerzen der gleiche Zustand vorliegt, wie er schon beim Hypertonus beschrieben wurde — nämlich das Fehlen spezifisch-psychoneurotischer Symptome, die für den Abfluß aufgestauter Feindseligkeitsantriebe geeignet wären. Selbst wenn sich dies bewahrheiten sollte, so bleibt doch die Frage der Wahl des somatischen Symptoms immer noch bestehen. *Fromm-Reichmanns* Beobachtungen, daß in diesen Fällen die feindselige neidische Einstellung spezifisch gegen intellektuelle Leistungen gerichtet ist, könnte sich als signifikant betreffs der Organwahl erweisen. Die familiäre Häufigkeit von Migräne-Kopfschmerzen, die von den meisten Klinikern anerkannt wird, weist auf konstitutionelle Faktoren hin, die wahrscheinlich mit individuellen Besonderheiten der Hirndurchblutung zusammenhängen.

In dieser Beziehung ist auch das nicht seltene Zusammentreffen von Migräne mit Hypertonus auf der einen Seite und Migräne mit Epilepsie auf der anderen Seite von Bedeutung. Kopfschmerzen sind manchmal ein sekundäres Symptom des Hypertonus. Dieses Zusammentreffen kann jedoch sowohl eine konstitutionelle als auch eine psychodynamische Grundlage haben. In allen drei Krankheiten — Epilepsie, Hypertonus und Migräne — spielen destruktive, feindselige Antriebe eine bedeutsame Rolle. *Freuds* Auffassung des epileptischen Anfalles als einer unkoordinierten Kurzschlußentladung destruktiver Impulse wird durch gewisse Verwirrtheitszustände substantiiert, die als epileptische Äquivalente auftreten und in denen die Kranken ein bis zum Mord destruktives Verhalten entwickeln können. Auch Migräneanfälle können gelegentlich als Äquivalente auftreten.

Im Rahmen der Spezifität der auslösenden psychodynamischen Faktoren ist die Art der Feindseligkeitsantriebe von Bedeutung. Ein voll ausgeführter aggressiver Angriff hat drei Phasen: Zuerst findet sich die Vorbereitung des Angriffs in der Phantasie: Seine Planung und seine gedankliche Vorbereitung. Das ist die Vorstellungsphase. Als zweites kommt die vegetative Vorbereitung des Körpers auf konzentrierte Leistung: Änderungen des Stoffwechsels und der Blutverteilung. Blut strömt in größerer Menge den bei konzentrierter Leistung benötigten Organen zu — Skelettmuskulatur, Lungen und Gehirn. Dies ist die Phase der vegetativen Vorbereitung. Schließlich folgt noch die neuromuskuläre Phase, die den aggressiven Akt durch muskuläre Tätigkeiten zu Ende führt.

Möglicherweise hängt die Art der resultierenden physischen

Symptome von der Phase ab, die im Einzelfall akzentuiert ist oder in der der ganze psychophysiologische Vorgang der feindseligen Aggression gestoppt wird. Wenn die Hemmung schon in der psychologischen Vorbereitung auf einen aggressiven Angriff stattfindet, so entwickelt sich ein Migräneanfall. Wenn die zweite Phase der vegetativen Vorbereitung auf den Angriff noch entwickelt wird, aber dann der Prozeß nicht weitergeht, kommt es zur Hypertonie. Ist schließlich der Akt nur in der dritten Phase gehemmt, so entwickelt sich eine Inklination zu arthritischen Symptomen oder zur vasomotorischen Synkope. Weitere exakte psychodynamische Studien werden nötig sein, um den Wert dieser Hypothese zu prüfen, die eine starke Stütze in der Beobachtung findet, daß Migräniker vorwiegend Denker und nicht Tatmenschen sind, während Arthritiker eine starke Bevorzugung muskulärer Aktivitäten zeigen.

Nach *Cannon* bleibt bei Zuständen heftiger Gefühlserregung die Blutdurchströmung des Gehirns reichlich und wird relativ verstärkt. Bei gehemmter Wut wird, wenn die Muskelaktion blockiert ist und der Blutzufluß zu den Muskeln nicht ansteigt, während das Splanchnikusgebiet entleert wird, die Blutzufuhr zum Schädel wahrscheinlich noch größer. Dieses könnte die physiologische Grundlage der Migräneanfälle sein. Gesteigerter Muskeltonus und Blutdrucksteigerung sind weitere Komponenten des Wutsyndroms. Die oben umrissene Hypothese versucht die Tatsache in Rechnung zu setzen, daß im Zustand gehemmter Wut manche Patienten mit der einen und andere mit einer anderen Komponente des physiologischen Gesamtsyndroms der Wut reagieren.

Das therapeutische Problem bei der Migräne besteht aus zwei Seiten — der Beherrschung der Anfälle selbst und der Verhütung von Rückfällen.

Soweit es sich um die Beherrschung der Anfälle handelt, scheint heute allgemein Einigkeit betreffs der therapeutischen Wirksamkeit von Ergotamintartrat zu bestehen. Dessen günstige Wirkung beruht auf seinem vasokonstriktorischen Einfluß.

Das weiter gefaßte Problem der Vorbeugung ist auf die Beseitigung der Ursachen der lokalen Störung der Schädeldurchblutung abgestellt. *Marcussen* und *Wolff* (147) haben über gute Ergebnisse mit Umgebungswechsel und einfacher Beratung des Patienten berichtet. Sie untersuchen die besonderen anfallauslösenden Umstände und machen den Patienten diese Bedingungen klar. Weiterhin stehen sie ihnen mit Rat und Hilfe bei, um die notwendigen Veränderungen in ihrer Lebensweise, in Beruf, Erholung und zwischenmenschlichen Beziehungen durchsetzen zu können. In zwei Dritteln ihrer Fälle erzielten sie mit dieser Art der Behandlung mehr oder weniger günstige Ergebnisse.

Das tiefgreifendste therapeutische Vorgehen stellt die Psychoanalyse dar, die eine Lösung der fundamentalen Konflikte und eine Wandlung des Patienten in seiner Fähigkeit, mit emotionalen Spannungen, insbesondere unbewußten feindseligen Antrieben, umzugehen, zu erreichen trachtet. *Fromm-Reichmann* analysierte 8 Patienten und erzielte zufriedenstellende Ergebnisse in der Mehrzahl der Fälle. *Johnson* hat eine genaue Beschreibung der psychoanalytischen Behandlung eines Falles mit gutem Ergebnis mitgeteilt.

KAPITEL XII

Emotionale Faktoren bei Hautkrankheiten

Auf dem Gebiet der Hautkrankheiten fehlt es noch an systematischen Studien, wenngleich in der Literatur eine große Zahl mehr oder weniger unzusammenhängender Beobachtungen mitgeteilt worden ist. Eine umfassende Übersicht über die Literatur kann dem Leser in einem Artikel von *Stokes* und *Beermann* (221) empfohlen werden.

Daß die Haut ein wichtiges Organ für den Ausdruck von Emotionen ist, dürfte allgemein bekannt sein. Die einleuchtendsten Beispiele sind das Erröten bei Scham und das Jucken als Zeichen von Ungeduld. Die Haut als Oberfläche des Körpers ist der somatische Ort des Exhibitionismus. Gewisse reflektorische Vorgänge in der Haut, wie das Erblassen, das Erröten, das Schwitzen, sind essentielle Teile der emotionalen Zustände Wut und Furcht. Die pilomotorische Angstreaktion ist besonders bei Katzen auffällig, findet sich aber auch beim Menschen, wie man aus Ausdrücken wie „eine haarsträubende Geschichte" ersehen kann.

Die Haut ist ein wichtiges Sinnesorgan und kann als solches von Konversionssymptomen betroffen werden — zum Beispiel Anästhesien, Parästhesien und Hyperästhesien. Schließlich nehmen noch in der Psychologie der Haut die Schmerzempfindungen eine zentrale Stelle ein. Nach Joseph V. *Klauder* (132) „übt die Psyche einen größeren Einfluß auf die Haut aus als auf irgendein anderes Organ ... Die Haut ist ein wichtiges Organ für den Ausdruck von Emotionen und läßt sich nur mit dem Auge vergleichen". Er zählt die folgenden Hautzustände auf, in denen „psychologische Phänomene entweder eine motivierende Rolle spielen oder ein bemerkenswerter determinierender Faktor sind".

Erröten Erblassen Gänsehaut Haarsträuben Veränderungen der Schweißsekretion	emotional motiviert

(Dermographismus — Angioneurose — erythematisches Ekzem — angioneurotisches Oedem — aktues Ekzem [akute Dermatitis])

Chronische und akute Urtikaria
Oedem (angioneurotisch, hysterisch)
Pruritus, lokal oder generalisiert
Phobien, die auf die Haut bezüglich sind
neurotische Exkoriationen: Dermatothlasie (*Fournier*), artefizielle Läsionen (keine absichtliche Täuschung; verschiedenartige Psychogenie)
Dermatitis factitia (*Dupre*'s Mythomanie — artefizielle Läsionen mit Täuschungsabsicht)
fixierter Schmerz und Empfindungsstörungen (Topalgien nach *Blocq*, zum Beispiel „Zungenbrennen")
Angiospasmus (sogenannter doigt mort)
Plötzlicher Haarverlust (Alopecia areata) oder ein plötzliches Ergrauen (Canities)
Trichotillomanie
Trichokryptomanie
Stigmata (Kreuzigungsmale)
Tätowierungen
Psychogen ausgelöste Manifestationen beim allergischen Zustand.

Unter den am stärksten gesicherten klinischen Beobachtungen von Hautmanifestationen als Teil einer neurotischen Symptomatologie finden sich Zustände wie Neurodermatitis, Ekzem, Angioneurotisches Oedem, Urtikaria und Pruritus. Bei einigen Autoren finden sich emotionale Faktoren auch bei der Seborrhoe, Pompholyx und Psoriasis erwähnt. Bereits 1916 beschrieben *Jelliffe* und *Evans* (124) einen Fall von Psoriasis, bei dem sie feststellten, daß psychologische Faktoren — das heißt exhibitionistische Züge — eine primäre ätiologische Bedeutung besaßen.

Alle Generalisierungsversuche sind bisher erfolglos geblieben. Man kann nicht mehr sagen, als daß bei Ekzem und Neurodermatitis sadomasochistische und exhibitionistische Züge eine weitgehende spezifische Korrelation zu den Hautsymptomen haben. (*Miller* — 157.) Ich selbst konnte an mehreren Fällen das folgende dynamische Schema beobachten: Darbietung des Körpers zum Zwecke des Gewinnens von Aufmerksamkeit, Liebe und Bevorzugung — mit anderen Worten Exhibitionismus — wird als Waffe im Konkurrenzstreben benutzt und löst Schuldgefühle aus. Nach dem Gesetz des Talion muß die Strafe im gleichen Maße wie das Verbrechen abgemessen sein; die Haut diente dem Exhibitionismus als Werkzeug und wird daher zum Ort schmerzhafter Plage. *F. Deutsch* und *R. Nadell* (62) haben ebenfalls narzißtische und exhibitionistische Züge beobachtet.

Große ätiologische Bedeutung kommt bei diesen Erkrankungen dem Kratzen zu. Bei psychanalytischen Studien zeigte sich, daß der entscheidende Faktor beim Kratzen ein feindseliger Antrieb ist, der infolge von Schuldgefühlen von seinem ursprünglichen Ziel abgelenkt und gegen das eigene Selbst gelenkt wird (*Miller, Bartemeier, Scarborough* — 158, 23, 205). Die folgende kasuistische Mitteilung von *Spiegel* aus dem Chicagoer Institut für Psychoanalyse kann zur Demonstration dienen.

Ein 22jähriges weißes, unverheiratetes Mädchen wird wegen rezidivierender schwerer Neurodermatitis zur Behandlung überwiesen. Die hauptsächlich im Gesicht und an den oberen und unteren Extremitäten auftretenden Läsionen waren vom ekzematischen Typ und bestanden in nichtkonfluierenden, geröteten, offenen, juckenden Stellen. Die Patientin kratzte vor allem während des Schlafes wild an diesen Stellen, bis sie weinte und blutete, so daß sie oft ganz entstellt aussah. Sie war in den Händen einer Reihe von Dermatologen gewesen und hatte häufig die Auskunft erhalten, daß man ihr nicht helfen könnte, weil der Zustand auf emotionale Faktoren zurückgehe; eine Schlußfolgerung, zu der sie selbst auch schon durch ein umfangreiches Studium psychologischer Literatur gekommen war.

Die Hauterscheinungen hatten in wechselnder Stärke während des ganzen Lebens bestanden. Sie hatte schon eine Woche nach ihrer Geburt ein Ekzem bekommen. Die Mutter hatte während der Schwangerschaft durch den Unfalltod ihres sieben Jahre alten Sohnes und in der Folge durch Verlassen und Scheidung von ihrem Mann große Aufregungen gehabt. Die Patientin brachte ihre Kindheit in den Häusern verschiedener Verwandter zu, wo sie sich stets unsicher fühlte wegen der Verzagtheit ihrer Mutter und deren geringgeschätzter Stellung als kaum mehr als eine Bedienstete in dem jeweiligen Haushalt. Die Patientin war in der Schule scheu und in ihren sozialen Beziehungen zurückgeblieben, glänzte aber mit großem Interesse beim Lernen. Sie hatte stark unter dem Gefühl des „Andersseins" und des Unerwünschtseins wegen des immer wiederkehrenden Ekzems und der Vaterlosigkeit und des Mangels eines normalen Familienlebens zu leiden. Auf der höheren Schule blühte sie jedoch mit der physischen Reifung auf und wurde gesellschaftlich sehr beliebt. Nach der Abschlußprüfung fand sie eine gute Stellung und begann intensive Bindungen an verschiedene Männer zu entwickeln. Alle diese Beziehungen wurden stets mit dem Auftreten eines schweren Ekzemanfalls abgebrochen. Da eines Tages schließlich das immer wiederkehrende Spiel des Ekzems ihre Stellung und alle normalen zwischenmenschlichen Beziehungen bedrohte, dämmerte ihr eine Einsicht in die Zusammenhänge und führte sie in Behandlung.

Die psychoanalytische Therapie wurde eingeleitet und sie entwickelte nahezu unmittelbar eine explosive masochistische Übertragungsneurose. Gleichzeitig mit einer Exazerbation der Hauterscheinungen ließ die Patientin in jeder Weise deutlich erkennen, daß sie von dem Analytiker abgestoßen zu werden erwartete und daß sie Schuldgefühle sowohl wegen feindseliger als auch wegen sexueller Übertragungsgefühle hatte. Diese Gefühle verschob sie auf eine Reihe von Männerbeziehungen, die alle durch eine unmittelbare Befriedigung sexueller Impulse charakterisiert waren und denen Depression, Schuldgefühle und Feindseligkeit auf dem Fuße folgten, sobald sie erkennen mußte, daß der Mann nicht die Absicht hatte, sie zu heiraten. Stets erreichten die Hautläsionen in diesem Augenblick ihren Höhepunkt. Im Verlaufe der Analyse wurde es klar, daß die Patientin sich dem Analytiker (bzw. irgendeinem anderen Manne) als dem langvermißten Vater zuwendete. Diesen Vaterersatzbildern wendete sie sich mit einer abhängigen oralen Begehrlichkeit und mit dem Wunsch nach warmem, heimeligen allgemeinem muskulokutanen „Anschmiegen" zu. Wenn diese Wünsche auf Versagung stießen, reagierte sie mit Feindseligkeit und Schuld. Damit wurde sie teilweise durch Projektion des Verschuldens mittels der Formel „Alle Männer sind Schweine" und teilweise mittels des Ausdrucks der Affekte auf der Haut fertig. Sie gab ihren feindseligen Gefühlen durch Kratzen Ausdruck und die zurückbleibende Entstellung repräsentierte Scham, Demütigung und Zurückweisung. An dieser Stelle angekommen, sich völlig unliebenswert empfindend, versuchte die Patientin dann, eine engere Beziehung zu ihrer Mutter zu gewinnen, und wenn dies dann fehlschlug, geriet sie in eine depressive Zeit. Der Kreislauf wurde durch das Auftauchen eines männlichen Protestes abgebrochen, durch vergrößertes Interesse für ihre Arbeit, eine Abkehr von allen engen Banden zu Männern und Frauen und ein Nachlassen der Affekte und Reinigung der Haut.

Im Verlaufe einer dreijährigen Behandlung entwickelte die Patientin langsam Einsicht in dieses Wiederholungsschema und kam endlich in die Lage, eine nicht-masochistische Beziehung zu einem Manne anzuknüpfen, den sie schließlich heiratete. Mit der Verminderung von Schuld und Feindseligkeit wurde sie befähigt, sich selbst Befriedigung in dieser Liebesbeziehung zu gestatten, und die Hauterscheinungen reinigten sich und sind nicht wiedergekehrt.

Bei der Urtikaria ist von *Saul* und *Bernstein* (203) eine spezifische Korrelation zu unterdrücktem Weinen beschrieben worden. In den verschiedenen Fällen, die ich Gelegenheit zu studieren hatte, wurde dies bestätigt. Wie beim Asthma, zu dem die Urtikaria sowohl klinisch als auch psychodynamisch eine enge Verwandtschaft zeigt, sind gehemmte Abhängigkeitssehnsüchte nach einem Elternobjekt ein in die Augen springender Befund. Dieses verrät, zusammen mit der Tatsache, daß viele Urtikariapatienten nur schwer weinen können, und daß Urtikariaanfälle oft plötzlich in einem Ausbruch von Weinen enden, eine intime Beziehung zwischen unterdrücktem Weinen und Urtikaria. In einem analysierten Fall von angioneurotischem Oedem stellte *Lorand* (143) eine starke frühe Fixierung an Abhängigkeitswünsche fest, die mit ausgesprochener Geschwisterrivalität kombiniert waren. *Kepecs, Robin* und *Brunner* (130) bestätigten kürzlich durch experimentelle Arbeiten die Beziehung zwischen flüssiger Sekretion der Haut und dem Weinen. Sie erzeugten eine Kantharidenblase in der Haut und beobachteten in dieser einen scharfen Anstieg des Flüssigkeitsspiegels beim Weinen. Emotional ausgelöste Vermehrung von flüssiger Sekretion bei Hautpatienten kann durch Psychotherapie, Abreaktion und Antihistaminsubstanzen vermindert werden.

Bei verschiedenen Formen von Pruritus, insbesondere bei Pruritus ani und vulvae, und auch bei einigen anderen Dermatosen tritt gehemmte sexuelle Erregung als bedeutsamer psychodynamischer Faktor in Erscheinung. In diesen Fällen ist das Kratzen eine Quelle bewußter sexueller Lust und stellt eindeutig ein masturbatorisches Äquivalent dar (*Stokes, Gillespie, Cormia* und *Slight* — 220, 100, 51).

Bei allen juckenden Hautaffektionen spielt sich ein Circulus vitiosus ein. Fortgesetztes Kratzen führt zu Veränderungen an der empfindlichen Hautstruktur, was die sensorischen Nervenendigungen für äußere Reize empfänglicher macht (Lichenisierung). So wird dem psychologischen Kratzreiz eine somatische Quelle hinzugefügt. Das befestigt das Kratzen, das seinerseits nun wieder die juckreizerzeugenden Strukturveränderungen verstärkt.

Die wirksame Therapie solcher Hautzustände setzt eine koordinierte psychologische und somatische Behandlung voraus. In vielen Fällen läßt sich eine mechanische Verhinderung des Kratzens durch verschiedene Maßnahmen, besonders während der Nacht, nicht umgehen, um den Zirkel zu durchbrechen. Die Psychotherapie geht gleichzeitig den zugrundeliegenden emotionalen Faktoren zuleibe.

KAPITEL XIII

Emotionale Faktoren bei Stoffwechselkrankheiten und endokrinen Störungen

1. THYREOTOXIKOSE

Die psychologischen Faktoren bei der Thyreotoxikose (*Basedow*sche oder *Graves*sche Erkrankung) sind ebenso wie viele der pathophysiologischen Mechanismen gesichertes wissenschaftliches Material. So erscheint diese Krankheit als besonders geeignet für das Studium psychosomatischer Wechselbeziehungen.

Mannigfaltige Manifestationen emotionaler Spannung können der Entstehung des klinischen Syndroms vorauslaufen. So gaben 28 Prozent von *Maranons* (145) 159 Hyperthyreotikern an, daß ihre Krankheit durch einen Gefühlsaufruhr ausgelöst worden sei, und *Conrad* (49) fand in 94 Prozent seiner 200 Patienten Hinweise auf psychische Traumata. Ähnliche Beobachtungen sind von vielen Untersuchern mitgeteilt worden (*Bram; Goodall* und *Rogers; Moschcowitz; Wallace; Mittelmann* — 38, 103, 170, 238, 164). In der Tat waren manche der frühen Bearbeiter des Problems von der Bedeutung psychischer Faktoren als auslösender Noxen so beeindruckt, daß sie unterstellten, irgendein schwerer emotionaler Schock wäre für die Entstehung einer besonderen Form der Hyperthyreose verantwortlich, die mit dem Namen „Schock-Basedow" belegt wurde. In diesem Zusammenhang wies *Moschcowitz* auf die Häufigkeit hin, mit der eine Gefühlskrise, die eine größere Personengruppe ergriffen hat, die Krankheit bei vielen Individuen auslösen kann.

Aber ganz abgesehen von ihrer ätiologischen Bedeutung stellen emotionale Veränderungen einen wichtigen Teil der Symptomatologie dar. Neben der Schilddrüsenvergrößerung, dem Exophthalmus, dem Schwitzen und dem Tremor, der Tachykardie, dem erhöhten Grundumsatz und dem erhöhten Jodspiegel im Blut, der Diarrhoe und anderen Zeichen einer vegetativen Gleichgewichtsstörung finden sich charakteristische psychologische Veränderungen, wie Reizbarkeit, Stimmungsschwankungen, Schlaflosigkeit und Angst, die einen wesentlichen Teil des gesamten klinischen Bildes ausmachen. Diese emotionalen Veränderungen können durch Zufuhr exzessiver Mengen von Schilddrüsenhormon hervorgerufen werden und dürfen daher als direktes Ergebnis der Schilddrüsenüberfunktion betrachtet werden. Andere Symptome sind, wie später besprochen werden wird, neurogener Natur. Die Ursache der Schilddrüsenüberfunktion ist noch nicht vollständig aufgeklärt. Aber ihre Wirkungen sind bestens bekannt, seit *Horseley* die Symptome des Myxoedems durch Zufuhr von Schilddrüsenextrakt erfolgreich behandeln konnte. Die mit dieser Substitutionstherapie erzielten Wirkungen sind gleich dramatisch in ihrer Verursachung körperlicher als auch psychologischer Veränderungen. Sie beweisen, daß ein normales psychisches Funktionieren, insbesondere die Schnelligkeit intellektueller Vorgänge, von einer normalen Schilddrüsenfunktion abhängig ist. Die lethargische, verlangsamte und intellektuell stumpfe Persönlichkeit des Myxoedemkranken steht in einem scharfen Gegensatz zu dem höchst lebendigen, überempfindsamen, ängstlichen Charakter des Hyperthyreotikers.

Es scheint demnach, daß die Beziehungen zwischen den psychologischen Prozessen und der Schilddrüsenfunktion in einer echt beziproken Wechselwirkung bestehen. Die Schilddrüsensekretion beschleunigt geistige Funktionen, steigert Lebhaftigkeit und Empfindsamkeit und schafft so eine Prädisposition für Angst; zur gleichen Zeit aber haben emotionale Erlebnisse eine Wirkung auf die Schilddrüsensekretion selbst.

Physiologie

Der beschleunigte Einfluß des Thyroxins ist nicht auf die psychologischen Prozesse beschränkt; es ist auch das regulierende Hormon für die Stoffwechselgröße. Über die eigentliche Natur des Schilddrüsenhormons bestehen noch immer Zweifel, obwohl es gesichert werden konnte, daß anorganisches Jod aus der Blutbahn von der Schilddrüse aufgenommen und in eine organisch gebundene Form umgewandelt wird, und daß von dieser organisch gebundenen Form ein beträchtlicher Anteil als ein, die jodhaltige Aminosäure Thyroxin enthaltender, Eiweißkörper (Thyreoglobulin) sezerniert wird. Thyroxin beschleunigt Stoffwechsel- und Blutkreislauf, was sich an Pulsbeschleunigung, gesteigerter Wärmeproduktion und gesteigerten Oxydationsvorgängen, vermehrtem Appetit und Gewichtsverlust zeigt. Der genaue Wirkungsmechanismus bei diesen peripheren Wirkungen des Schilddrüsenhormons ist noch nicht bekannt. Das Schilddrüsenhormon spielt beim Wachstumsprozeß eine wesentliche Rolle. In der phylogenetischen Entwicklungsreihe findet man es erst von den Amphibien ab, wo zu seiner normalen Funktion die Beschleunigung der Metamorphose gehört. Künstliche Zufuhr von Thyroxin verwandelt die mexikanische Molchart Axolotl aus einem Wasser- in ein Landtier, bewirkt bei ihm den phylogenetischen Übergang von der Kiemen- zur Lungenatmung. Es dürfte ziemlich sicher sein, daß der phylogenetische Schritt vom amphibischen Leben zum Leben auf dem Lande auf die Entstehung der Schilddrüse zurückzuführen ist.

Bei den höheren Wirbeltieren ist Thyroxin ein Werkzeug beim Reifungsvorgang, wie sich an der Tatsache zeigen läßt, daß der Thyroxinmangel beim Myxoedem nicht nur ein geistiges Zurückbleiben bewirkt, sondern auch die Verkalkung der Epiphysen der langen Röhrenknochen verzögert. Mit guten Gründen nannte *Brown* (39) die Schilddrüse „die Drüse der Schöpfung". Er wies auf die Tatsache hin, daß „die Anordnung der Gebärmutter beim Pfeilschwanzkrebs (Limulus) große Ähnlichkeit mit der Schilddrüse mit ihrem Ductus thyreoglossus bei der Neunaugenlarve (Ammocötes) hat, einer der primitivsten Wirbeltierarten". *Gaskell* (97, 98) bezog sich mit folgenden Worten auf dieselbe Tatsache: „Die seit undenkbaren Zeiten bekannte Beziehung zwischen den Sexualorganen und der Schilddrüse des Menschen und anderer Tiere, die bisher ein unerklärliches Rätsel war, könnte möglicherweise eine letzte phylogenetische Erinnerung an die Zeit darstellen, als die Schilddrüsen noch uterine Drüsen des paläozoischen Vorfahren waren."

Die Behauptung, daß während der normalen Schwangerschaft die Schilddrüse vergrößert ist und eine verstärkte Tätigkeit aufweist, liefert weiteres Beweismaterial für die Rolle der Schilddrüse bei den Wachstums- und Zeugungsprozessen (*Soule* — 217). Dies wird weiterhin durch Beobachtungen wie die von *King* und *Herring* (131) gestützt, daß Hypothyreotiker oft steril sind und zu spontanen Aborten neigen. In diesem Zusammenhang ist es auch von Bedeutung, daß nach *Kenneth Richter* (188) Schilddrüsenüberfunktion ein vermehrtes Ausstoßen und eine beschleunigte Durchleitung von Samenprodukten durch die abführenden Genitalwege hervorruft. Das beweist, daß das Schilddrüsenhormon auch beim Manne einen positiven Einfluß auf die Zeugungsfunktionen ausübt.

Diese Anhäufung von Beobachtungen aus der klinischen Pathologie, der endokrinen Physiologie, der Embryologie und der Genetik führt zu folgenden Schlüssen: Das Schilddrüsenprodukt Thyroxin wirkt in erster Linie anregend auf den Zellstoffwechsel und befördert auf diese Weise intellektuelle Reifung und Leistungsfähigkeit, steigert die Empfindlichkeit, Lebhaftigkeit und, in deren übertriebener Form, Ängstlichkeit, und regt auch das allgemeine Wachstum und die Zeugungsvorgänge an. Funktionssteigerung setzt Stoffwechselsteigerung voraus, also kann auch angenommen werden, daß vermehrte körperliche Leistung auch eine gesteigerte Schilddrüsenfunktion voraussetzt. Es scheint jedoch so zu sein, daß die spezifische Funktion der Schilddrüse in der Dauererregungswirkung besteht, wenn von dem Körper Dauerleistungen, wie zum Beispiel während der Schwangerschaft, verlangt werden. Wachstum ist ebenfalls eine Dauerleistung des Organismus. Thyroxin und das Wachstumshormon des Hypophysenvorderlappens arbeiten synergistisch. Diese Dauerwirkung des Thyroxins steht im Gegensatz zu der Kurzwirkung des Adrenalins bei Schreck- und Notsituationen, die eine augenblickliche konzentrierte Anstrengung verlangen. Injektion von Thyroxin hat eine tagelang anhaltende Wirkung, während die Wirkung von Adrenalininjektionen nur wenige Minuten andauert. Dennoch sind Adrenalin und Thyroxin Synergisten, und Thyreotoxikosekranke zeigen eine gesteigerte Ansprechbarkeit auf Adrenalin (*Crile* — 52).

Die Funktion der Schilddrüse läßt sich jedoch nur im Zusammenhang mit ihren komplexen Wechselbeziehungen zu anderen endokrinen Drüsen verstehen. Mit Ausnahme von den wenigen Fällen, bei denen ein sekretorisch aktiver Tumor der Schilddrüse besteht, scheint die Ursache einer pathologischen Steigerung der Thyreoglobulinproduktion außerhalb der Drüse zu liegen. Es kann heute keinem Zweifel unterliegen, daß die gesteigerte Schilddrüsensekretion auf ein schilddrüsenanregendes (thyreotropes) Hormon des Hypophysenvorderlappens zurückzuführen ist. Exzessive Ausschüttung von thyreotropem Hormon bewirkt die Hyperplasie der Schilddrüse und die Hypersekretion des Schilddrüsenhormons. Das thyreotrope Hormon oder ein diesem eng verwandtes anderes Hormon ist auch für den bei Basedowpatienten beobachteten Exophthalmus verantwortlich, ein Phänomen, das unabhängig von der Anwesenheit von Schilddrüsengewebe zustande kommt.

Normalerweise wird die Sekretionsgröße des thyreotropen Hormons des Hypophysenvorderlappens von der im Blut kreisenden Menge an Schilddrüsenhormon selbst gesteuert. Bei der Thyreotoxikose ist dieser Kontrollmechanismus jedoch verlorengegangen, so daß das thyreotrope Hormon in überschüssigen Mengen ohne jede Bremsung ausgeschüttet wird, wie sich aus den hohen Konzentrationen dieses tropen Hormons im Blut vieler Basedowkranker zeigen ließ (*De Robertis* — 60). Operative Entfernung der Schilddrüse oder Zufuhr von thyreostatischen Stoffen kann bei hyperthyreotischen Patienten die Thyroxinproduktion und die meisten Symptome der Schilddrüsenüberfunktion vermindern. Die Produktion von thyreotropem Hormon kann jedoch dabei noch weiter verstärkt werden (*Soffer* et al. — 215), und damit kann es zu weiterer Zunahme des Exophthalmus kommen.

Über den genauen Mechanismus, nach dem die Produktion von

thyreotropem Hormon bei der Hyperthyreose beschleunigt wird, ist wenig bekannt. Es ist gut denkbar, daß irgendein Mechanismus daran beteiligt ist, der ähnlich dem von *Selye* postulierten und von *Long* und anderen ergänzten Mechanismus bei der Steigerung der

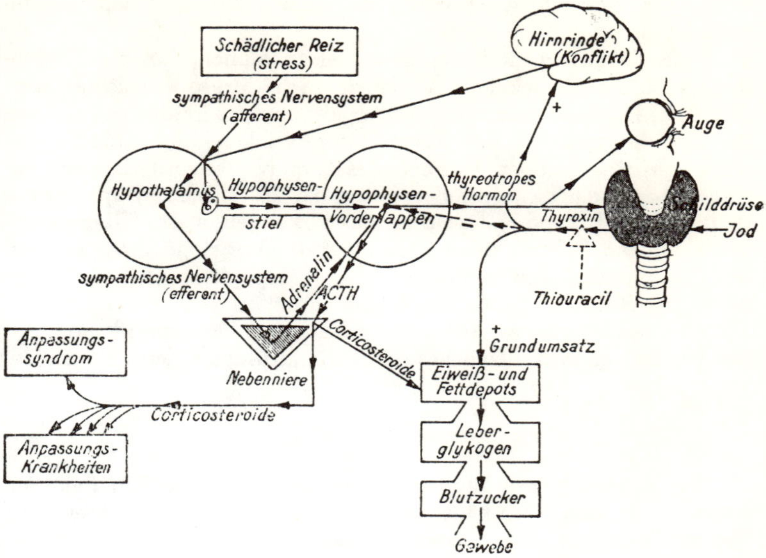

Abb. 5. Die Mechanismen, die bei der Entstehung und Aufrechterhaltung von Schilddrüsenüberfunktion beteiligt sein können, werden schematisch dargestellt. Aktivierung des Hypothalamus kann als Ergebnis haben: 1. eine vermehrte Adrenalinausschüttung und eine folgende Erregung des Hypophysenvorderlappens durch das in vermehrter Menge kreisende Adrenalin und/oder 2. die Ausschüttung einer humoral wirksamen Substanz im Hypothalamusgebiet, die dann zum Hypophysenvorderlappen transportiert wird. Anregung des Hypophysenvorderlappens führt zu gesteigerter Produktion thyreotropen Hormons mit einer folgenden Erregung der Schilddrüse. Die reziproke Beziehung zwischen Schilddrüse und Hypophysenvorderlappen wird bildlich dargestellt (Mirsky).

Hypophysentätigkeit funktioniert (Abb. 5). Dieser Hypothese zufolge kann eine große Reihe von ganz verschiedenartigen Noxen (stresses), chemische, toxische, nervöse und emotionale, den Hypophysenvorderlappen aktivieren; dies entweder durch eine direkte Wirkung auf den Hypothalamus oder sekundär durch Aktivierung des sympathiko-medullo-adrenalen Systems. Damit lassen sich *Soffers* Beobachtungen zur Deckung bringen, nach denen sich durch Zufuhr von Adrenalin eine gesteigerte Sekretion von thyreotropem Hormon erzielen läßt (215). Das gleiche gilt für *Uotilas* (236) Mitteilung, daß Durchschneiden des Hypophysenstiels bei der Ratte die Schilddrüsenhypertrophie nach Kälteexposition verhindern kann.

Nach all diesem muß man als sicher annehmen, daß die Thyreotoxikose nicht als lokale Störung der Schilddrüse betrachtet werden darf. Die Sekretion von Schilddrüsenhormon ist nur ein efferentes Zwischenglied in der Kette der physiologischen Abläufe; sie wird vom thyreotropen Hormon des Hypophysenvorderlappens gesteuert, das seinerseits wieder unter der Herrschaft sympathischer und eventuell hypothalamischer Einwirkungen steht. Über kortikothalamische Bahnen üben psychologische Vorgänge ihren Einfluß auf die hypothalamische Steuerung der Hypophyse und als letztes Glied der Kette auch auf die Schilddrüsentätigkeit aus.

Wir wollen unsere Aufmerksamkeit jetzt der spezifischen Art der psychologischen Reize auf die Schilddrüsentätigkeit zuwenden.

Psychosomatische Beobachtungen

Die Hyperthyreose kann von einer ganzen Reihe von Faktoren ausgelöst werden. Der häufigste besteht jedoch in einem seelischen Trauma oder in einem starken emotionalen Konflikt. Die Bedeutung emotionaler Faktoren wird durch die Konstanz belegt, mit der emotionale Störungen dem Beginn der Krankheit vorausgehen und durch die auffällige Übereinstimmung bei den gefundenen emotionalen Faktoren und ebenso bei der Persönlichkeitstruktur der Kranken.

Eine Reihe von Untersuchern hat Beobachtungen über die Psychodynamik bei Hyperthyreotikern mitgeteilt. *Lewis* (138, 139) fiel eine ausgeprägte inzestuöse Fixierung an den Vater bei hyperthyreotischen Frauen auf, bei denen er außerdem noch ein Vorherrschen von Empfängnisphantasien antraf. Bei dem einzigen von ihm untersuchten Mann kamen homosexuelle Strebungen zum Vorschein, und er ähnelte den Frauen wegen eines ausgeprägten negativen Oedipuskomplexes, der auf einer weiblichen Identifizierung beruhte.

Conrad (49) fand als gemeinsames Kriterium bei den Analysen von drei Frauen mit Hyperthyreose eine extreme Mutterabhängigkeit, eine Furcht, Zuneigung und Geborgenheit zu verlieren und Furcht vor den Lasten, die mit dem Akzeptieren der Mutterrolle zusammenhängen sowie die daraus sich ergebende Schwierigkeit, eine Identifizierung mit der Mutter zustande zu bringen. Neben diesen analytischen Studien untersuchte *Conrad* auch eine Reihe von Patienten rein psychanamnestisch und fand eine statistisch signifikante Häufung eines Verlustes der Mutter in der frühen Kindheit, insbesondere im Kindbett. Einige männliche Kranke zeigten auch eine exzessive Mutterabhängigkeit. Zusammenfassend erscheint es, als ob der bei allen Kranken gemeinsame spezifische Faktor in ihrer Schwierigkeit bestehe, die Rolle des Pfleglings mit der des Pflegenden zu vertauschen.

Lidz (140) fand an zwölf seiner Patienten ebenfalls eine über das Normale hinausgehende Bindung an einen Elternteil.

Mittelmans Befunde bei 60 Patienten waren weniger spezifisch. Er kommt auf eine übertriebene Elternabhängigkeit und strenge Erziehungsmaßstäbe hinaus. Außerdem wies er auf die Bedeutung von Traumen hin, die die psychologisch überempfindlichen Stellen des Patienten affizieren.

Brown und *Gildea* (40) fanden zahlreiche Ähnlichkeiten der charakteristischen Persönlichkeitszüge, die vor Ausbruch des klinischen Syndroms bei den 15 Patienten ihrer Untersuchung bestanden. Dazu gehörten: ein starkes Gefühl persönlicher Unsicherheit, ein ebenso starker Sinn für Verantwortlichkeit und eine Neigung, den offenen Ausdruck von Emotionen zu beherrschen. Jede Bedrohung ihrer Sicherheit, sei dies nun durch andauernde Belastung oder durch plötzlichen emotionalen Schock, konnte die Überfunktion der Schilddrüse auslösen. Obgleich es von diesen Autoren nicht ausdrücklich betont wird, schält sich aus den mitgeteilten Krankengeschichten ein eindrucksvoller Kampf gegen Unsicherheit, mit Versuchen, diese Unsicherheit aus eigener Kraft zu überwinden, als gemeinsames Kriterium heraus.

Psychanamnestische Studien an 24 Kranken, die von *Ham*, *Carmichael* und *Alexander* (116) gemeinsam mit Angehörigen des psychosomatischen Seminars der psychiatrischen Abteilung der Universität Illinois durchgeführt wurden und die von *Ham* im Chicagoer Institut für Psychoanalyse durchgeführte psychoanalytische Untersuchung eines Patienten bestätigten die Befunde der vorerwähnten Autoren. Besondere Übereinstimmung ergibt sich in Bezug auf die Bedeutung von Furcht und Angst, die ausgeprägte Abhängigkeit von Elterngestalten und die exzessive Unsicherheit. Ebenso fanden wir die Gegenstrebungen gegen die Unsicherheit, die in dem Bemühen zum Übernehmen von Verantwortung, zum Erreichen der Reife, zum Selbstgenügsamwerden und zum Übernehmen der Vorsorge für andere bestanden. Das Hauptziel dieser

Untersuchungen war es, das charakteristische psychodynamische Ablaufschema zu erkennen, in dem diese verschiedenen psychologischen Faktoren zueinander in Beziehung stehen. Sorgfältige Analyse der erhaltenen Ergebnisse ließ ein psychodynamisches Schema in Erscheinung treten, das für Männer und Frauen mit Hyperthyreose das gleiche ist. Eine Bedrohung der Sicherheit in der frühen oder frühesten Kindheit trat immer wieder als psychodynamischer Kern in Erscheinung und stand häufig in Zusammenhang mit ausgeprägter Furcht vor dem Tode, dem die meisten dieser Patienten in ihrer frühen Lebensgeschichte gegenübergestanden hatten. Das deckt sich mit *Conrads* Nachweis eines häufigen Vorkommens des Verlustes der Mutter während der ersten Lebensjahre. Dies war jedoch nicht die einzige Quelle von Angst und Unsicherheit; unglückliche elterliche Eheverhältnisse, mangelnde Stabilität der Persönlichkeit eines Elternteiles, elterliche Ablehnung, extreme Formen ökonomischer Belastung, Geburt eines jüngeren Geschwisters in großen Familien, die zu realer Vernachlässigung Anlaß gab, und noch weitere Lebenssituationen konnten als Quellen von Furcht und Unsicherheit bei diesen Patienten aufgedeckt werden.

Bedrohung der Sicherheit in der Kindheit ist ein sehr häufiger Befund sowohl bei Neurotikern wie bei Gesunden. Für thyreotoxikotische Kranke ist nur die Art, in der sie mit dieser Unsicherheit fertig zu werden suchen, charakteristisch. Wegen der oben beschriebenen äußeren Umstände können diese Kranken ihre Angst nicht dadurch überwinden, daß sie sich hilfesuchend an ihre Eltern wenden. Ihre Abhängigkeitsbedürfnisse erfahren ständig durch ihr Schicksal oder durch elterliche Haltungen Versagung, sei dies nun bedingt durch den Verlust eines oder beider Elternteile, durch elterliche Ablehnung oder aber auch durch Konflikte komplexerer Natur, die mit Schuldentwicklung einhergehen. Da ihre Abhängigkeitsbedürfnisse auf Versagung stoßen, machen sie verzweifelte Anstrengungen, sich vorzeitig mit einem der Eltern, gewöhnlich der Mutter, zu identifizieren. („Wenn ich sie nicht haben kann, muß ich werden wie sie, so daß ich sie entbehren kann.") Diese frühreife Identifizierung übersteigt ihre physiologischen und psychologischen Fähigkeiten und endet in einem anhaltenden Ringen, ihre Angst und Unsicherheit durch ein Pseudoselbstvertrauen zu meistern. Dieser Zug wurde von *Conrad* beobachtet, der ihn als Unfähigkeit, die mütterlichen Vorbilder zu erreichen, denen diese Kranken vergeblich nachjagen, beschrieb. *Brown* und *Gildea* hatten es mit demselben Phänomen zu tun, als sie die paradoxe Gleichzeitigkeit von Unsicherheit und Anstrengungen zur Übernahme von Verantwortlichkeit feststellten. Auch *Ruesch* et al. (200) stellten die Tatsache fest, daß diese Kranken häufig durch Lebensumstände gezwungen worden waren, vorzeitige Verantwortlichkeiten zu übernehmen.

Der ständige Kampf gegen die Lebensangst kann sich in ihrer Verneinung, in einer Art gegenphobischer Haltung manifestieren: ein zwanghaftes Getriebensein zur Übernahme der am meisten gefürchteten Tätigkeiten. Daraus kann sich der Drang, Verantwortlichkeit zu suchen und anderen, trotz zugrundeliegender Unsicherheit und Abhängigkeit zu helfen, erklären lassen. Bei einer Reihe von Kranken war der, seit frühester Kindheit vorhandene, auffälligste Charakterzug die Übernahme der pflichtenreichen Mutterschaftsrolle. Sie wurden ihren Geschwistern zur zweiten Mutter. Die gleiche emotionale Widersprüchlichkeit tritt in verschiedenen Formen in Erscheinung — eine zwanghafte Empfängnissucht trotz Schwangerschaftsfurcht oder der Versuch, Furcht zu meistern durch Selbstgenügsamkeit, die der Kranke durch Identifizierung mit derjenigen Person zu erreichen trachtet, auf die die versagten Abhängigkeitswünsche gerichtet waren. In der gleichen Weise wird Todesfurcht durch den Wunsch, Kindern das Leben zu schenken, überwunden. Der Verlust der Mutter wird durch das Mutterwerden wettgemacht. Dies kann in Schwangerschaftsphantasien zum Ausdruck kommen, wie *Nolan Lewis* betont hat. In diesen ständigen Anstrengungen zur Beherrschung der Angst muß der Grund der großen Häufigkeit von Phobien in der Krankengeschichte von Hyperthyreotikern liegen (*Ficarra* und *Nelson* — 86).

Ein einheitliches und kennzeichnendes Merkmal ist die Häufigkeit, mit der die Kranken spontan Träume vom Tode, Särgen, Geistern und Toten berichten.

Bei den Chicagoer Untersuchungen und auch von *Ruesch* und anderen wurde eine starke Verdrängung feindseliger Impulse, die sich aus extremer Abhängigkeit ergaben, beobachtet. Die Übernahme einer mütterlichen, beschützenden Einstellung gegenüber jüngeren Geschwistern stellt häufig eine Überkompensation für Geschwisterrivalität dar und erfordert die Verdrängung von Feindseligkeitsregungen. Das Beschützen der jüngeren Geschwister gibt eine Ersatzbefriedigung für die eigenen Abhängigkeitsbedürfnisse des Patienten ab und tilgt außerdem die aus der Rivalität stammenden Schuldgefühle.

Die Pseudoreife, die übertriebenen Anstrengungen, die Mutterrolle durch häufige Schwangerschaften und exzessive Fürsorge für andere an sich zu reißen, die gegenphobischen Haltungen — all dieses spiegelt den Versuch des Hyperthyreotikers wider, Angst durch angenommene Selbstgenügsamkeit zu meistern. Diese dauernde

Anstrengung, Selbstvertrauen und Selbstgenügsamkeit zu erreichen, das Bedürfnis des Kranken nach vorzeitiger Unabhängigkeit, läßt sich aus der Tatsache erklären, daß die durch eine Bedrohung der Sicherheit in der frühen Kindheit ausgelöste Angst nicht durch Anlehnung an andere zum Schwinden gebracht werden konnte.

Diese kennzeichnenden Züge kommen in folgenden Auszügen von Krankengeschichten gut zum Ausdruck[1]):

Ein schlagendes Beispiel früher Unsicherheit, die durch den Tod der Eltern und das Erleben anderer Todesfälle verursacht wurde, zeigt der Fall D. B., einer 32jährigen Witwe, die neben dem Erlebnis äußerster Armut in der Kindheit von ihrem Stiefvater nach der Scheidung der Eltern sehr schlecht behandelt worden war. Mit vier Jahren sah sie eine Frau bei lebendigem Leibe verbrennen. Mit acht Jahren erlebte sie es, wie ein Sarg zufällig umkippte und die Leiche einer kleinen drei Jahre alten Freundin auf den Fußboden herausfiel. Sie war Zeuge beim Selbstmord ihres Großvaters wie auch beim Tode ihrer Großmutter. Der Schrecken dieser Erlebnisse ist immer noch lebhaft in ihrer Erinnerung eingegraben. Später verlor sie durch den Tod ihren Mann, was sie zwang, ihre Familie selbst zu erhalten.

Beispiele für das frühreife Bedürfnis nach Selbstgenügsamkeit und Selbständigkeit, wie es bei aktiver Beteiligung am Erwerben des Familienunterhalts oder an der Pflege jüngerer Geschwister zum Ausdruck kommt, folgen:

B. R., ein 13jähriges weißes Mädchen, wird von der Mutter als eine kleine „ältere Dame" beschrieben, weil sie vor der Zeit erwachsen, gehorsam und verläßlich ist. Sie lernte mit sechs Jahren kochen und hat seither ständig gekocht und bei der Hausarbeit geholfen. Bei jeder Krankheit der Mutter scheuerte und fegte sie das Haus und versorgte die ganze Familie. Sie trat als zweite Mutter ihres jüngeren Bruders auf.

H. D., ein 35jähriger unverheirateter Mann, ist als Jüngster von acht Kindern der einzige überlebende Bruder, zwei ältere Brüder starben mit 10 bzw. 3 Jahren, und ein Bruder starb zu Hause eine Woche nach der Geburt, als der Patient zwei Jahre alt war. Sein Vater war ein puritanischer Mensch, der sich streng und unpersönlich gab, um seine eigene Schwäche und Unsicherheit zu verbergen. Er zeigte große Zuneigung und verhätschelte seine Kinder, so lange sie hilflose Säuglinge waren, forderte aber ein erwachsenes Benehmen, sobald sie laufen und sprechen gelernt hatten. Die Mutter wurde von ihrem Vater mit Verachtung behandelt, weil sie als Halbwüchsige ein uneheliches Kind geboren hatte (die älteste Schwester des Patienten) und „aus Mitleid" von dem Vater des Kranken geheiratet worden war. Sie war unfähig, dem Vater die Stirn zu bieten und arbeitete während der Säuglingszeit des Kranken mehrere Jahre im Ladengeschäft der Familie. Der Vater hinderte die Mutter ebenso wie die älteren Geschwister daran, dem Patienten viel Zuwendung zu geben. Kaum, daß der Patient auf die Grundschule kam, verbot der Vater allen anderen,

---

[1]) Diese Krankengeschichten werden in ausführlicherer Form in einem Bericht über die oben erwähnten Untersuchungen von Ham, Alexander und Carmichael andernorts veröffentlicht.

ihm noch weiter aus seinen Kindergeschichten vorzulesen, weil er selbst Lesen lernen sollte. Es wurde auf ihn ständiger Druck ausgeübt, sich wie ein Erwachsener zu benehmen, und doch wurden ihm gleichzeitig ständig Beschränkungen auferlegt, seine Interessen aktiv zu verfolgen.

Die Unfähigkeit, Feindseligkeit, insbesondere in Bezug auf die Geschwisterrivalität, offen zum Ausdruck zu bringen, findet sich bei nahezu sämtlichen Kranken.

E. B., eine 24jährige unverheiratete farbige Frau, war exzeptionell begabt und machte in ihrer Schulzeit schnelle Fortschritte. Sie war äußerst gewissenhaft und schwänzte nie. Ihre Mutter war Lehrerin und „eine sehr intelligente und schöne Frau". Die Patientin hatte offensichtlich ein Konkurrenzstreben ihr gegenüber entwickelt, brachte aber ihre Feindseligkeit nie offen zum Ausdruck. Als ihre Mutter krank wurde, übernahm die Patientin die Verantwortung für ihre zwei jüngeren Geschwister und damit die Funktion ihrer Mutter ihnen gegenüber. Während ihrer Hochschuljahre unterstützte sie sie finanziell. Sie ist immer selbstgenügsam und äußerst ehrgeizig gewesen und hat die meisten ihrer weiblichen Wünsche beherrscht oder verdrängt, um ihre intellektuellen Ziele zu erreichen.

Der Zwang, sich selbst durch Kindergebären fortzusetzen, zeigt sich in einem anderen Falle sehr deutlich.

Nachdem sie sich durch die Hochschule hindurchgearbeitet hatte, gab D. B. ihren Ehrgeiz, Ärztin zu werden, auf, und beschied sich mit der pharmazeutischen Laufbahn. Mit 18 Jahren heiratete sie einen Kindheitsfreund, mit dem sie gemeinsam ein Geschäft betrieb. Trotz ihrer Frigidität wollte sie Kinder haben und brachte es in 14 Ehejahren auf fünf, die sie Kerry, Barry, Gary, Terry und Mary nannte. Sie stellte fest, daß, „wenn mein Mann nicht gestorben wäre, dann hätte ich genau so viel Kinder geboren, wie die medizinische Wissenschaft mir gestattet hätte. Es ist schwer, sie zu bekommen und so wahnsinnig schmerzhaft, aber je mehr es wehtut, um so mehr liebt man sie". Seit dem Tode ihres Mannes hat die Patientin auf zwei Stellen zugleich gearbeitet, um sicher zu gehen, daß die Kinder genug anzuziehen hätten. Zusätzlich zu dieser Belastung nahm sie eine Großtante in ihr Heim auf, die nichts tat und nur verpflegt werden mußte.

Der gegenphobische Mechanismus zum Fertigwerden mit der Angst wird durch den folgenden Fall illustriert:

S. K., ein 43jähriger Weißer, wurde von Gangstern überfallen. Statt ihre Forderungen zu erfüllen, griff er sie an und wurde mit einem Totschläger bewußtlos geschlagen. Nach diesem Erlebnis litt er eine Zeitlang an Dysphonie und Lidkrampf (Blepharospasmus). Er behauptete, daß er sich niemals bewußt gefürchtet habe. Bei mehrfachen Gelegenheiten, wenn er von seinem Vorarbeiter entweder fälschlich beschuldigt oder zu ungenügend gesicherten Arbeiten gezwungen wurde, bekam er einen Wutanfall und drängte den Vorarbeiter in der Absicht in seine Bude, ihn niederzuboxen.

Der starke Schwangerschaftswunsch ist aus dem nachfolgenden Fall ersichtlich:

F. C., eine 36jährige weiße, verheiratete Frau, war die älteste von zehn Geschwistern, von denen nur vier überlebten. Sie blieb bis zu ihrem 30. Lebensjahr zu Hause und half ihrer Mutter. Während der Backfischzeit und bis zu ihrer Hochzeit mit 31 Jahren empfand sie in Gegenwart von Männern große Angst. Mit 30 Jahren verlobte sie sich jedoch trotz der Einwendungen des Vaters, litt dabei aber unter schwerer Nervosität und Durchfällen und verlor während der ganzen Verlobungszeit an Gewicht. Sie hatte ein starkes bewußtes Schwangerschaftsverlangen und wurde fast unmittelbar nach der Hochzeit schwanger. So bald sie wußte, daß sie schwanger war, fing sie an, sich „herrlich zu fühlen", und während der Schwangerschaft und den ersten beiden Jahren nach der Geburt erreichte und übertraf sie ihr früheres Gewicht und fühlte sich kräftiger und glücklicher als je in ihrem Leben. In der gleichen Zeit war sie einer beständigen Unsicherheit ausgesetzt wegen der Unterkunftsschwierigkeiten, die das allgemeine Los von Frauen waren, die ihren eingezogenen Männern von einem Lager zum anderen nachfolgten. Ihre Symptome setzten ein, als das Ehepaar schließlich ein gemeinsames Leben in dem Hause der Eltern des Ehemannes begann. Weitere Schwangerschaften rückten aus finanziellen Gründen aus dem Bereich der Möglichkeiten. Die Patientin entschloß sich, selbst zu arbeiten und Geld zu verdienen, damit sie sich ein eigenes Heim schaffen, Unabhängigkeit und Sicherheit gewinnen und weitere Kinder haben könnte.

Für die typischen Todesträume ergeben die folgenden Geschichten eindrucksvolle Beispiele:

D. B. erzählte Träume, aus denen sie mit großer Angst aufwachte. „Großmutter und Großvater lagen in ihren Särgen und griffen nach mir, um mich nachzuziehen; Großmutter war tot, ganz mit Fliegen bedeckt, und ich versuchte, sie abzubürsten; mein Mann jagte mich entweder oder versuchte mich zu fangen oder mich in seinen Sarg zu zerren". Die Patientin bemerkte beim Erzählen dieser Träume: „Ich habe mich immer vor dem Tod gefürchtet." Auf einem Behandlungsschein des Krankenhauses schrieb sie ihr Testament nieder.

C. D., eine 33jährige farbige Frau, berichtete den folgenden Traum: „Ein Sarg rollte auf mein Bett zu; drinnen war ein alter bärtiger Weißer, der nach mir griff."

J. K., eine 42jährige verheiratete weiße Frau, träumte häufig von Betten. Die Träume traten immer auf, bevor ein Familienmitglied starb. Einmal träumte sie von fünf Betten, „Mutter, Vater, zwei Kinder und Mann". Eine Woche vor dem psychanamnestischen Interview träumte sie: „Ich mache ein Bett, es ist mein Bett." Sie dachte, dies hieße, daß ihr Tod bevorstände.

Psychosomatische Betrachtungen

In Anbetracht der bekannten fördernden Funktion der Schilddrüse beim Wachstum des Kindes kommt man in Versuchung, die Überfunktion dieser Drüse in einer spezifischen Weise mit der offensichtlichen Nötigung des Hyperthyreotikers, in beschleunigtem Tempo zu reifen, in Beziehung zu setzen. Es kann kein Zweifel bestehen, daß die laufenden Anstrengungen des Patienten, eine Pseudoreife zu bewahren, recht belastend sein müssen und als eine solche „stress"-Noxe zum Ausgang einer Aktivierung der Sekretion von thyreotropem Hormon durch den Hyperphysenvorderlappen werden können. So kann man sich vorstellen, daß die stress-Noxe eine alles überschwemmende Intensität erreichen kann, wenn die psychologischen Abwehrmaßnahmen gegen versagte Abhängigkeitsbedürfnisse (wie übertriebener Tätigkeitsdrang, hilfreiches Verhalten anderen gegenüber und Übernahme mütterlicher Funktionen) zusammenbrechen und der Kranke nun nicht mehr der zugrundeliegenden Angst Herr werden kann. Unter diesen Umständen muß natürlich auch das System übererregt werden, das den Reifungsprozeß reguliert und das schon seit der frühen Kindheit wegen der dauernden Forderung nach beschleunigter Reifung und der geforderten Daueranstrengung chronisch überbeansprucht worden ist.

Die entscheidende Frage bleibt jedoch immer noch unbeantwortet: Warum reagieren diese Patienten auf Unsicherheit mit zunehmenden Anstrengungen in Richtung auf die Reifung und nicht mit regressiven Symptomen? Die Tatsache, daß ihre Abhängigkeitsstrebungen laufend von äußeren Umständen vereitelt worden sind, kann diese Reaktionsweise nicht vollständig erklären. Es könnte möglich sein, daß sie vorher durch eine Periode erfolgreicher Lebensanpassung — wahrscheinlich in der frühesten Kindheit — gegangen sind, die ihrem Unabhängigkeitsstreben vorzeitig Nahrung gegeben hat. Natürlich kann auch die Erblichkeit ein entscheidender Faktor sein.

Die meisten Autoren erkennen neben Umwelteinflüssen einen erblichen Faktor in einer ererbten Disposition zur Hyperthyreose an, doch herrscht keine Einheitlichkeit bei der Wertung der relativen Bedeutung beider Faktorengruppen. Ein so erfahrener Kliniker wie *Moschcowitz* zum Beispiel neigt dazu, die Bedeutung der Umwelt in den Vordergrund zu stellen, während *Brown* und *Gildea* wieder die ererbte Konstitution betonen. Wie dem auch sei, es kann nur wenig Zweifel bestehen, daß der Hyperthyreotiker ein Mensch ist, der versucht hat, einen lebenslangen Kampf gegen seine Angst durchzustehen, indem er nach vorzeitiger Selbstgenügsamkeit strebte, und daß diese Pseudoreife sich als belastend genug erweisen könnte, um eine Gleichgewichtsstörung zu verursachen, wenn die Lebensumstände den weiteren Kampf unmöglich machen.

Spezifischdynamisches Grundschema bei der Thyreotoxikose

Versagung von Abhängigkeitsstrebungen und beständige Bedrohung des Sicherheitsgefühls (Erlebnis von Tod und anderen bedrohlichen Ereignissen) in der Frühzeit → erfolglose vorzeitige Versuche zur Identifizierung mit dem Objekt der Abhängigkeitsstrebungen → fortlaufende Anstrengungen, eine vorzeitige Selbstgenügsamkeit zu erreichen und anderen Hilfe zu geben → Fehlschlag des Selbstgenügsamkeitsstrebens und des Für-andere-sorgens → Thyreotoxikose.

2. ERMÜDUNGSZUSTÄNDE

Ermüdung ist der subjektive Ausdruck einer physiologischen Reaktion auf exzessive und zu lange durchgehaltene Tätigkeit. Sie kann als physische Erschöpfung nach körperlicher Überanstrengung oder als geistige Ermüdung nach ausdauernder geistiger Konzentrationsarbeit in Erscheinung treten. Emotionale Anteilnahme, Interesse und Eifer spielen eine bedeutsame Rolle. Wenn ein Mensch eine langweilige Routinearbeit ausführt, neigt er schon nach relativ kurzer Arbeitszeit zu Ermüdung, während er selbst bei anstrengendster Tätigkeit sich nicht erschöpft, sobald er mit intensivem Interesse seiner Arbeit verhaftet ist.

Über die genaueren Zusammenhänge zwischen solchen emotionalen Faktoren und der Ermüdung ist noch immer fast nichts bekannt. Es soll hier nur eine besondere Form der Ermüdung besprochen werden, die mit Veränderungen in der Regulation des Kohlehydratstoffwechsels zusammenhängt.

Akut auftretende Ermüdungs- und Erschöpfungszustände, die mit „Blutleere im Gehirn", kaltem Schweiß, Ohnmachtsneigung oder frei-flottierender Angst einhergehen, sind den Klinikern als hypoglykämische Symptome zur Genüge bekannt. In einigen dieser Fälle hat sich als Ursache ein durch ein Pankreasadenom ausgelöster Hyperinsulinismus finden lassen.

Während der letzten fünfzehn Jahre sind spontane Hypoglykämien von einer ganzen Reihe von Autoren beschrieben worden. Seit Einführung der Insulinschocktherapie hat sich klar erwiesen, daß die psychologischen Folgezustände der durch Insulininjektion bedingten Hypoglykämie mit denen in den spontan auftretenden Fällen identisch sind. Funktioneller Hyperinsulinismus wurde deshalb als unmittelbare Ursache angenommen. Die psychologischen Symptome bei diesen Fällen wurden sowohl von Psychiatern als auch von Internisten beschrieben, wie *Wilder; Rennie* und *Howard; Romano* und *Coon; Himwich* und anderen (249, 186, 190, 119). *Wilder* stellt die Beobachtung heraus, daß sich neben den körperlichen Symptomen (Ermüdung, Hungergefühl, Schweißausbruch und Tremor) charakteristische psychologische Begleitzustände finden wie leichte Bewußtseinstrübung, Konzentrationsschwäche, Willensschwäche und depressiver oder ängstlicher Gemütszustand.

Bei schweren Anfällen können selbst Manirieren, Sprachstörungen, Doppeltsehen und Ataxie (striopallidäre Symptome) beobachtet werden. *Himwich* beschreibt fünf unterscheidbare aufeinanderfolgende Stadien, die eintreten je nachdem, wie weit die verschiedenen Hirnbezirke in die Stoffwechselentgleisung einbezogen werden:

1. Die kortikale Phase mit Schweiß, Speichelfluß, Muskelerschlaffung und Tremor, wozu noch eine allmähliche Trübung des Bewußtseins kommt;

2. die subkortiko-dienzephale Phase, in der das vorherrschende Symptom in motorischer Unruhe besteht, die sich in primitiven Bewegungsschemen wie Knurren, Grimassieren und Greifbewegungen manifestiert;

3. die mesenzephale Phase, die durch tonische Krämpte mit positivem *Babinski*reflex charakterisiert wird.

4. die prämyeloenzephale Phase, in der der tonische Krampf in Extensorenspasmus übergeht. Diese Phase entspricht den Symptomen, die bei dem dezerebrierten Hunde von *Sherrington* auftreten;

5. die myeloenzephale Phase, in der ein tiefes Koma eintritt. In dieser herrscht ein parasympathischer Tonus vor.

Bei den Durchschnittsfällen von funktioneller Hyperglykämie kommt gewöhnlich nur die erste Phase mit Schwäche, Zittern und Schweißausbruch zur Beobachtung. Angstgefühle können vorhanden sein oder auch nicht, was von der Persönlichkeitsstruktur des Patienten abhängig ist.

Die erste psychosomatische Untersuchung solcher Fälle wurde 1929 von *Szondi* und *Lax* (231) durchgeführt. Sie untersuchten 31 Neurotiker, die an Schwächezuständen und Apathie litten, und die entsprechend den damals noch gebräuchlichen diagnostischen Vorstellungen als „Neurastheniker“ klassifiziert wurden. Den Patienten wurden 50 g Traubenzucker per os zugeführt. Der nach einer halben Stunde bestimmte Blutzuckeranstieg war bei ihnen nur halb so groß wie bei den 26 Kontrollfällen. Der bei ihnen gefundene Kurventyp der Blutzuckerkurve wurde als „Flachkurve“ bezeichnet, und es wurde von den Autoren ein enger Zusammenhang zwischen dem Ermüdungssyndrom auf der einen Seite und der flachen Zuckertoleranzkurve auf der anderen Seite postuliert. Sie folgerten, daß bei neurasthenischen Patienten der Regulationsmechanismus bei der alimentär erzeugten Glykämie geschädigt ist. Diese flache Zuckertoleranzkurve ist ein wesentlicher Teil des asthenischen Syndroms.

1942 wurde von *Rennie* und *Howard* (186) über sechs Kranke berichtet, die an „chronischer Abgespanntheit" litten und ähnliche Zuckerkurven zeigten. Die Zuckerkurven wurden bei diesen Kranken normal, nachdem ihre emotionalen Schwierigkeiten gelöst worden waren. 1943 beobachteten *Portis* und *Zitman* (182) wieder die gleichen Glukosetoleranzkurven bei 40 Patienten, die über leichte Ermüdbarkeit klagten; sie schlossen, wie auch die früheren Autoren, daß dies auf einen Hyperinsulinismus zu beziehen ist, der durch gesteigerte Erregung des rechtsseitigen Vagusnervs zustandekommt. Sie behandelten mit Atropin und verboten jeglichen freien Zucker in der Diät, die nur höhermolekulare Kohlehydrate enthalten sollte. In all den so behandelten Fällen fanden sie eine Rückkehr der Blutzuckerkurve zum Normalverhalten. Diese Untersuchungen ergaben den ersten positiven Hinweis auf den zentralen emotionalen Ursprung dieser Zustände. Unter dem Einfluß der erwähnten Arbeiten unternahmen es *Alexander* und *Portis* (16), eine Paralleluntersuchung an neun Patienten nach psychosomatischen Gesichtspunkten durchzuführen. Bei allen diesen Fällen wurde die psychodynamische Situation sorgfältig zum Zustand des Kohlehydratstoffwechsels in Beziehung gesetzt. Bei der Rekonstruktion der Persönlichkeitsentwicklung kam als eindrucksvoller Befund ein Mangel an Eifer und Interesse, ein vollständiger Mangel an Initiative, sei dies nun bei Routinearbeiten, im Büro, in der Schule, beim Studium oder im Haushalt, zum Vorschein. Diese Interesselosigkeit dehnte sich sogar auf gesellschaftliche Tätigkeiten aus. In den meisten Fällen hatte sich der akute Ermüdungszustand entwickelt, nachdem der Kranke ein begehrtes Ziel aufgeben mußte, wobei er in Mutlosigkeit verfiel und sich resignierend der Fortführung einer verachteten Routinearbeit überließ, gegen die er innerlich revoltierte.

Eine der Kranken war eine 55jährige Frau, die unter zeitweisen Anfällen von Diarrhoe, Kopfschmerzen und unüberwindlicher Müdigkeit gelitten hatte. Die Patientin bezeichnete ihren Zustand selbst als „perniziöse Trägheit". Sie fürchtete jede Anstrengung, ganz gleich ob diese in Haushaltspflichten, charitativen oder gesellschaftlichen Verpflichtungen oder in Besuchen ihrer Kinder bestand. Sie war in einer Lebenssituation gefangen worden, für die es keine Lösung gab. Dieser Engpaß rief die Trägheit hervor.

Ein anderer Patient, ein 37jähriger verheirateter Kaufmann, entwickelte seine Ermüdungsanfälle immer dann, wenn der Hauptantrieb bei seiner Arbeit, die Führung und Anerkennung durch seine Vorgesetzten, nachließ, teilweise wegen Rückganges der Geschäfte und teilweise, weil er in eine Stellung versetzt wurde, die ein größeres Maß an Verantwortlichkeit von ihm verlangte.

Ein dritter Kranker, ein Arzt, litt an Phobien und entwickelte seine Ermüdungsanfälle, als er gegen seine innere Überzeugung eine eigene

Praxis eröffnet hatte. Ein Künstler bekam seine Anfälle unmittelbar nach Annahme einer Stellung in einem Büro, gegen die er starken emotionalen Widerstand empfand. Gleichzeitig war er gezwungen worden, die Karriere, die ihm als Lebensziel vorschwebte, aufzugeben.

Eine Hausfrau entwickelte ihre Ermüdungsanfälle, nachdem der Ehemann es abgelehnt hatte, eigene Kinder zu haben oder eines zu adoptieren. Weil sie ihre brennendste Hoffnung, ein Kind zu haben, aufgeben mußte, wurde ihr Leben für sie ziellos und unerträglich. Sie wurde apathisch, und es kam zu Erschöpfungsanfällen.

Alexander und *Portis* verglichen diese psychologischen Situationen mit einer Art von emotionalem Sitzstreik. Nachdem den Patienten ihre echten Wünsche und Lebenshoffnungen versagt waren und sie sich gegen ihre innere Neigung zur Beschäftigung mit Routinearbeiten gezwungen sahen, entwickelten diese Kranken ihre eigentümliche Protestreaktion. Dieser emotionale Zustand ist oft von regressiven Phantasien und Tagträumen begleitet, in denen die Menschen alle Anstrengungen und jeden Ehrgeiz fahren lassen; sie schwelgen nur in einer Welt von Wunschvorstellungen. Das physiologische Gegenstück dieses emotionalen Zustandes besteht in einer flachen Zuckertoleranzkurve: ein trägerer und geringerer Blutzuckeranstieg eine halbe Stunde nach Zufuhr als bei Gesunden und ein niedrigerer Blutzuckerspiegel nach zwei Stunden. Wie *Szondi* und *Lax* fanden auch *Alexander* und *Portis*, daß der Ausgangswert des Blutzuckers nicht erniedrigt ist. Sie nahmen eine kausale Beziehung zwischen der psychologischen Situation und der Störung der Kohlehydratregulationsmechanismen an — das heißt, daß die Störung des Kohlehydratstoffwechsels das physiologische Gegenstück oder die Begleiterscheinung des emotionalen Zustandes des Kranken ist.

Die von diesen Autoren vorgeschlagene Arbeitshypothese hält sich an die *Cannon*schen Grundanschauungen. Vorbereitung auf nach außen gekehrte Aktivität, wie sie von Furcht oder Ärger angeregt wird, verändert das sympathisch-parasympathische Gleichgewicht im Sinne eines sympathischen Überwiegens. Sie sahen sich gezwungen, *Cannons* Ansicht zu erweitern, indem sie annahmen, daß nicht nur Furcht und Ärger, sondern auch Enthusiasmus, Eifer und beständiges zielvolles Streben eine tonussteigernde Wirkung auf das sympathisch-adrenale System ausüben. Die sympathicotone Wirkung des Eifers ist wahrscheinlich weniger intensiv, aber andauernder als die von Furcht und Wut. Ohne eine solche emotionale Höherstimmung der vegetativen Funktionen kann keine dauernde Anstrengung wirksam unterhalten werden. Es ist eine wohlbekannte Tatsache, daß eine nachlässige, ohne emotionale Beteiligung ausgeführte Tätigkeit ermüdender wirkt als angestrengteste Tätigkeit, die mit großer emotionaler Anteilnahme betrieben wird.

Die Autoren kamen auch zu dem Schluß, daß bei diesen Kranken nicht nur die anregende Wirkung des Sympathikustonus fehlt, sondern daß gleichzeitig unter dem Einfluß emotionalen Protestes und von regressiven psychologischen Vorgängen die vegetativen Funktionen ebenfalls eine Regression in einen Zustand von Passivität und Ruhe zeigen, der durch ein parasympathisches Überwiegen charakterisiert ist. Der Organismus wird dabei also entweder durch äußeren oder durch den inneren Druck des Gewissens gezwungen, ausdauernd ohne die nötige sympathische Anregung tätig zu sein. Nicht nur die sympathische Anregung fehlt, der Organismus ist emotional und vegetativ außerdem in einem Zustand von Regression und Erschlaffung, während er beansprucht wird. Physiologisch manifestiert sich das in einem gesteigerten Parasympathikotonus und in einer gesteigerten Insulinabgabe. Dadurch erhebt sich die paradoxe Situation, daß der Organismus sich in vegetativer Hinsicht benimmt, als befände er sich in Ruhe, während er leistungsmäßig beansprucht wird. Diese psychophysiologische Situation habe ich den „vegetativen Rückzug" genannt. Für diesen Zustand ist die Störung der Regulationsmechanismen des Kohlehydratstoffwechsels charakteristisch.

In neuerer Zeit ist das Problem der Ermüdung in Verbindung mit dem Kohlehydratstoffwechsel von *Carlson, McCulloch* und *Alexander* (44) erneut aufgegriffen worden. Es wurde eine vergleichende Untersuchung an 21 Ermüdungspatienten und 29 Normalpersonen in Bezug auf die Zuckertoleranzkurven vorgenommen. Bei der Ermüdungsgruppe sank die Blutzuckerkonzentration gegenregulatorisch am Ende der Versuchszeit tiefer unter den Nüchternwert als bei der Normalgruppe. Diese Differenz ist statistisch gesichert. Viele der Ermüdungspatienten zeigten einen scharfen, aber kurzen Blutzuckeranstieg zwischen 15 und 35 Minuten nach der Injektion. Wegen dieses vorübergehenden Anstiegs ist es nicht zu empfehlen, dem 30-Minutenwert sehr viel Gewicht beizulegen. Die Ursache dieses plötzlichen vorübergehenden Anstieges nach einem initialen Absinken konnte noch nicht vollständig eruiert werden. Wahrscheinlich ist sie der Ausdruck einer plötzlichen Überkorrektion des homöostatischen Gleichgewichtszustandes und als solche auf eine kompensatorische Sympathikusreizung als Abwehrmaßnahme gegen den plötzlichen Abfall des Blutzuckerspiegels zurückzuführen, der kurz nach der Injektion einsetzt.

Carlson untersuchte einen der Patienten in einer Reihe von psychoanalytischen Sitzungen.

Dies war ein 31jähriger Schriftsteller, der seit seinem 17. Lebensjahr an dauernder Müdigkeit und akuten Erschöpfungszuständen litt.

Er hatte gegen seinen eigenen Willen auf das Verlangen des Vaters hin studiert. Zu dieser Zeit entwickelte sich das Gefühl von Gelangweiltsein. Er zog sich von allen Tätigkeiten zurück, und das Ermüdungssyndrom setzte ein. Das Gefühl von Erschöpfung, Schwäche in den Beinen und Ohnmachtsneigung nahm fortlaufend zu. So oft er sich zum Ausgehen bereitmachte oder eine Arbeit aufnehmen wollte, hatte er das Gefühl von innerer Spannung, Zittern, massive Schweißausbrüche, „das Schaddern". Er versuchte, sich durch pausenloses Rauchen und Kaffeetrinken zu beruhigen.

Der Patient, ein ungewolltes Kind von niedrigem Geburtsgewicht, war während seines ganzen Lebens engbrüstig und physisch unterentwickelt geblieben. Er litt wegen dieser körperlichen Nachteile und seiner Schwäche an Minderwertigkeitsgefühlen. Die elterliche Ehe war unglücklich. Der Vater war ein schwerer Trinker und vernachlässigte und beschimpfte seine Familie. Während seines ganzen Lebens stand der Patient seiner drei Jahre jüngeren Schwester sehr nahe. Er hatte eine überwältigende Angst vor seinem Vater entwickelt; es war tief in seine Erinnerung eingegraben, wie ihm sein Vater Geisteskrankheit androhte, als er ihn beim Onanieren überrascht hatte. Schon im Alter von acht Jahren hatte sein Vater darauf bestanden, daß er sich im Hause nützlich machte, mit Waren hausieren ging oder als Golfjunge Geld verdiente, was er alles nur mit innerlichem Widerstand tat. Mit zehn Jahren hatte er eine sexuelle Beziehung zu seiner Schwester, und für lange Zeit bestand bei ihm die regressive Phantasie, mit dieser Schwester in das „Niemals-niemals-Land" wegzulaufen. Auf der Schule zog er sich allmählich von allen Aktivitäten zurück. Er hatte vor Lehrern und Mitschülern Angst. Er wechselte mehrmals das College und begann mit 23 Jahren, in einer Fabrik zu arbeiten. Eine Zeitlang arbeitete er auch als Matrose und als Tagelöhner, aber schließlich verlegte er sich aufs Schriftstellern, für das er einiges Talent besaß. Er war erfolgreich und in der Lage, beständige Arbeit zu leisten.

Bei diesem Patienten kann der „vegetative Rückzug" eindeutig rekonstruiert werden. Als Abwehr gegen seine regressive Neigung einerseits und andererseits unter dem äußeren Druck, der erst von seinem Vater und später von äußeren Umständen ausging, trieb sich der Patient zu Tätigkeit und Leistung an, gegen die er einen tiefsitzenden Widerwillen hegte. Unbewußt identifizierte er sich mit dem bequemeren Leben seiner jüngeren Schwester, wies seine männlichen Verpflichtungen zurück und regrediierte in seinen Tagträumen in ein abhängiges passives Dasein. Er konnte jedoch diesen Rückzug, der mit seinem Stolz und seinem Ehrgeiz in Konflikt geriet, nicht vollständig akzeptieren. Unter dem Einfluß dieses Konfliktes trieb er sich selbst zur Leistung an. Seine feindselige Konkurrenzeinstellung gegen den Vater und später gegen andere Rivalen rührte Angst auf, und diese drängte ihn zu weiterem Rückzug.

Diese psychodynamische Konstellation — der Konflikt zwischen passiven Abhängigkeitswünschen und reaktivem aggressivem Ehrgeiz — ist in unserer Zivilisation so weit verbreitet, um nicht zu sagen universell, daß sich daraus kaum eine spezifische Erklärung für diese Art von Ermüdungssyndrom herleiten lassen kann. Spezifischer scheinen hingegen die folgenden psychodynamischen Faktoren bei Ermüdungsfällen zu sein:

1. Aufgeben der Hoffnung, irgendein begehrtes Ziel zu erreichen; ein aussichtsloser Kampf gegen unüberwindliche Widrigkeiten;

2. ein Mangel an echtem Schwung. Tätigkeiten, die meist einen Routinecharakter haben, werden hauptsächlich unter äußerem Druck oder auf inneren Zwang hin, nicht aber auf der Grundlage eines überwältigenden Interesses ausgeführt;

3. nicht immer spielt Angst eine Rolle. In einer Reihe von Fällen rufen die dauernden Fehlschläge kompensatorisch feindselige Aggressivität hervor, die ihrerseits zu Angst führt. Diese trägt dann weiter zu einem regressiven Rückzug vor der Aktivität bei;

4. bei einer Reihe von männlichen Fällen findet sich eine auffällige feminine Identifizierung, die aggressive Ehrgeizstrebungen durchkreuzt.

Bei dem von *Carlson* untersuchten Fall ließ sich die Korrelation zwischen den Veränderungen des emotionalen Zustandes und denen der Zuckerbelastungskurve klar aufzeigen. Während des Krankenhausaufenthaltes zeigten drei bei verschiedenem emotionalem Zustand angefertigte Kurven ausgeprägte Unterschiede. In einer initialen Phase von innerer Spannung und Müdigkeit zeigte der Patient eine gestörte Kurve; nach zehntägigem Aufenthalt im Krankenhaus, in dem mit Hilfe von Psychotherapie eine Verminderung seiner inneren Spannung und seiner Müdigkeit erreicht worden war, wurde eine normale Kurve erhalten. Es dürfte nicht unwahrscheinlich sein, daß wir es, obwohl das Ermüdungssyndrom in vielen Fällen chronisch und für den Patienten charakteristisch werden kann, dennoch nicht mit einer eigenen Krankheitseinheit, sondern mit einer vorübergehenden physiologischen Störung zu tun haben. Es ist höchstwahrscheinlich so, daß jeder Mensch während lustloser Anstrengungen, die wenig Aussicht auf Erfolg bieten, leichter ermüdet, und daß diese größere Ermüdbarkeit auf Veränderungen des Kohlehydratstoffwechsels beruht. Um bei Leistungen reibungslos funktionieren zu können, bedarf der Organismus der stimulierenden Wirkung des Eifers, unter deren Einfluß die Regulation des Kohlehydratstoffwechsels in wirksamerer Weise abläuft. Der gegen seinen eigenen Willen zu Leistungen gezwungene Organismus bringt nicht nur einen emotionalen Protest, sondern auch dessen physiologisches Gegenstück auf, eine Störung in der Regulation der Mobilisierung und Verwertung von Kohlehydraten.

Vielen Patienten kann durch Veränderung der äußeren Lebensumstände geholfen werden, wenn sie dadurch in die Lage versetzt werden, ihren wahren Neigungen zu folgen. In anderen Fällen hingegen gestatten innerliche Konflikte keine so einfache Lösung und erfordern eine systematische Psychotherapie.

Es gibt keinen spezifischen Persönlichkeitstyp, der zur Entwicklung dieser Symptomatik prädisponiert, und bis zu einem gewissen Grad kann jeder Mensch die temporären Symptome dieser Art Erschöpfung aufbringen. Atropin und eine zuckerfreie, nur komplexe Kohlehydrate enthaltende Diät können zur Bekämpfung der akuten Symptome nützlich sein. Die plötzliche perorale oder parenterale Zufuhr größerer Zuckermengen scheint nur eine kurzdauernde Wirkung auf die Ermüdung zu haben und verstärkt häufig die Symptome durch die Anregung gegenregulatorischer homöostatischer Mechanismen (alimentärer Hyperinsulinismus). Das ist die Begründung, warum Zucker in der Diät vermieden und nur komplexe Kohlehydrate erlaubt sind, die den Blutzuckerspiegel nicht so schlagartig verändern. Wie bereits früher erwähnt, bestehen die günstigen Wirkungen des Atropins in seiner Lähmung des Vagus, der einer der Regulatoren der insulären Pankreassekretion ist.

In all den Fällen aber, in denen eine chronische Konfliktsituation besteht, können weder diätetische noch pharmakologische Maßnahmen noch Bereinigung der äußeren Lebensschwierigkeiten mehr als eine vorübergehende Besserung der Symptome erreichen. Solche Fälle erfordern ein ausdauerndes psychotherapeutisches Vorgehen.

3. DIABETES MELLITUS

Der Einfluß psychologischer Faktoren auf den Verlauf der Zuckerkrankheit wird allgemein anerkannt, aber die mögliche ätiologische Bedeutung solcher Faktoren ist noch nicht gesichert.

Daß es eine „Anfälligkeit" zur Diabetesentstehung gibt, geht aus den zahlreichen Untersuchungen hervor, die eine starke familiäre Häufung aufdecken und auf Vererbung eines oder mehrerer Gene zurückführen konnten (*Joslin* — 128). Da der regelrechte Nahrungsstoffwechsel von der ungestörten Zusammenarbeit der Zellfermente und ihrer Steuerung durch die endokrinen und nervösen Systeme (*Soskin* und *Levine* — 216) abhängt, kann eine Störung in diesen Systemen zum diabetischen Syndrom führen. Das anfällige Individuum wird wahrscheinlich mit einer verminderten Leistungsfähigkeit des einen oder anderen regulatorischen Systems geboren und kann bei genügend intensiven und langdauernden Belastungen im Sinne der Krankheitsentstehung versagen. Nach *Colwell* setzt Diabetes gemeinhin mit der Geburt ein, wobei die

Tatsache unbedeutend ist, daß er klinisch erst sehr viel später im Leben manifest werden kann (*Colwell* — 48).

Es wird allgemein angenommen, daß die Zuckerkrankheit des Menschen aus einem Insulinmangel entsteht. Dieser Mangel kann entweder durch ein Nachlassen der Insulinproduktion des Pankreas oder durch eine Steigerung der Zerstörung von Insulin in den Geweben herrühren (*Mirsky* — 162). Ohne Ansehen der verantwortlichen Mechanismen ist aber das Endergebnis der Insulininsuffizienz eine Steigerung der Glykogenumwandlung in Zucker und eine Steigerung der Mobilisierung von Fetten und Eiweißkörpern aus ihren Depots mit nachfolgendem Transport in die Leber, wo sie der Umwandlung in Glukose, Acetonkörper und andere Zwischen- und Endprodukte unterliegen. So kommt es zu einer Glykogenverarmung der Gewebe, während sich im Blut Glukose anreichert und Glykosurie auftritt.

Cannon hat gezeigt, daß Furcht und Angst bei normalen Katzen und normalen Menschen Glykosurie hervorrufen können. Damit fand die Hypothese eine Stütze, nach der emotionale Belastung eine Störung des Kohlehydratstoffwechsels selbst beim Nichtdiabetiker hervorrufen kann (*Cannon* — 43). Neuere Untersuchungen haben jedoch gezeigt, daß zwar bei den meisten Nichtdiabetikern durch starke Gefühlserregungen eine „emotionale Glykosurie" erzeugt werden kann, daß aber ein eindeutiger Anstieg ihrer Blutzuckerkonzentration nicht auftritt (*Mirsky* — 160). Mit anderen Worten können Normale zwar leicht eine „emotionale Glykosurie" produzieren, aber sie entwickeln nur selten eine „emotionale Hyperglykämie". Offensichtlich findet ein schneller Ausgleich jeder emotional erzeugten Änderung statt, wenn die für die Aufrechterhaltung des Blutzuckerspiegels verantwortlichen physiologischen Mechanismen funktionieren. Beim Diabetiker sind die Regulationsmechanismen gestört, und die Aufrechterhaltung des homöostatischen Gleichgewichts wird dadurch unmöglich. Damit lassen sich die allgemein bekannten Beobachtungen erklären, nach denen Gefühlserregungen eine bestehende diabetische Stoffwechselstörung verschlimmern können. Wahrscheinlich hängt eine solche Verschlimmerung des diabetischen Zustandes mit einem verstärkten Abbau von Leberglykogen zusammen, der seinerseits wieder einer Aktivierung des vegetativen Nervensystems und der Ausschüttung von Adrenalin zugeschrieben werden kann. Das deckt sich mit *Cannons* Vorstellungen von der Wirkung von Gefährdungs- und Notsituationen, und man könnte darin den Mechanismus suchen, der für die von Tag zu Tag wechselnde Stoffwechsellage des Diabetikers verantwortlich ist.

Man kann sich gut vorstellen, daß Individuen mit verminderter Leistungsfähigkeit ihrer physiologischen Regulationsmechanismen unter außergewöhnlichen emotionalen Belastungen vorübergehende Hyperglykämie entwickeln können. Solche Menschen haben zweifellos eine eingeschränkte Leistungsfähigkeit ihrer Kohlehydratstoffwechselregulation, die jedoch nicht ausgeprägt genug ist, um unter der gerade anfallenden Art der Belastung zusammenzubrechen. Es ist auch möglich, daß andauernde und wiederholte Belastungen ein endgültiges Versagen der relativ ungenügenden physiologischen Systeme hervorrufen können, was dann einen Diabetes mellitus zur Folge hat[1]).

Dunbar (75) schloß nach ihren „Profilstudien", daß Diabeteskranke größere Schwierigkeiten haben als Normale beim Übergang von der kindlichen Abhängigkeit zu einer reiferen unabhängigen Haltung. Sie neigen stärker zur Regression in eine Abhängigkeitshaltung und bestätigen ihr Unabhängigkeitsstreben hauptsächlich in Worten und nur wenig im Handeln. Dieser Autorin zufolge ist die diabetische Gruppe im allgemeinen mehr passiv als aktiv und zeigt eine Tendenz zu Masochismus und Unentschlossenheit.

Bei einer psychiatrischen Untersuchung an diabetischen Kindern fanden *Bruch* und *Hewlett* (42), daß in einem Drittel ihrer Fälle die Krankheit gleichzeitig mit einer Störung der Familienbeziehungen, wie Scheidung, Trennung usw. in Erscheinung getreten ist. Von ihren diabetischen Kindern zeigten einige eine Tendenz zu Zwangscharakterzügen und Unterwürfigkeit, während andere sich mit passivem Widerstand zur Wehr setzen. Die Autoren konnten keine spezifischen Persönlichkeitstypen aufdecken.

Die *Dunbar*schen Profile zeigen in der Hauptsache die Abwehrmechanismen der Patienten und weniger die eigentlichen Konflikte, die in spezifischer Weise mit der Entstehung der Krankheit in Beziehung stehen könnten. Die letzteren lassen sich nur durch Psychoanalyse aufdecken.

Dunbar berichtete über die Analyse eines 29jährigen Mannes, der fünf Jahre nach der Unterbrechung der Analyse an Diabetes erkrankte (75). Sein Verhaltensschema war dem, das sie für die ganze diabetische Gruppe fand, ähnlich. *Daniels* (55) analysierte einen 33jährigen Kaufmann und kam zu dem Schluß, daß sein Diabetes chronischer Angst zugeschrieben werden konnte, die mit unbewußten infantilen Ängsten vor Überwältigung und Verstümmelung wegen feindseliger, rebellischer und sexueller Regungen im

---

[1]) Der Mechanismus, nach dem eine chronische psychische Spannung ein solches Versagen hervorrufen könnte, läßt sich sicher mit Selyes Beschreibung des „Anpassungssyndroms" verstehen (s. Seite 51).

Zusammenhang stand. Von *Meyer, Bollmeyer* und *Alexander* (150) wurden zwei Fälle, ein männlicher und ein weiblicher, durchuntersucht. Dabei zeigte sich, daß beide Patienten ungewöhnlich starke rezeptive Tendenzen und Sehnsüchte nach Versorgtsein in sich trugen. Diese Kranken „behielten eine infantile abhängige und fordernde Einstellung bei und litten an Versagung, weil ihre Forderungen nach Zuwendung und Liebe sich außerhalb jeder Möglichkeit der realen Situation eines Erwachsenen bewegten und infolgedessen niemals ausreichend befriedigt werden konnten. Auf diese Versagung reagierten die Patienten mit Feindseligkeit. Der Diabetes entstand, als diese infantilen Wünsche der Versagung anheimfielen".

Am Chicagoer Institut für Psychoanalyse sind zur Zeit psychoanalytische Untersuchungen an einer großen Zahl von Diabetikern im Gange. Soweit sich aus diesen Untersuchungen bisher ein Überblick gewinnen läßt, kann man sagen, daß „der Diabeteskranke irgendeinen mit dem Nahrungserwerb in Zusammenhang stehenden Grundkonflikt in sich trägt, und daß dieser Konflikt sich in übersteigerten oral-aggressiven, einverleibenden Tendenzen widerspiegelt. Diese Einverleibungsantriebe manifestieren sich auf ganz verschiedene Weise. So kann es zu einer Neigung, Nahrung zu verweigern mit anschließend gesteigertem Nahrungsbedürfnis kommen. Dieses Bedürfnis kann in einem unstillbaren Nahrungsverlangen zum Ausdruck kommen, in dem Wunsch, ernährt zu werden und in exzessiven Forderungen nach rezeptiven Befriedigungen in den zwischenmenschlichen Beziehungen. Die Einverleibungsimpulse manifestieren sich auch in einer Übersteigerung der Mutteridentifizierung, so daß es als Folge davon auch zu einer Schädigung der psychosexuellen Entwicklung kommen kann. Beim Manne führt diese übersteigerte Mutteridentifizierung zu einer Verstärkung der fundamentalen Bisexualität. Bei der Frau ruft die feindselige Mutteridentifizierung ausgeprägte Abwehr gegen die weibliche Sexualität, insbesondere in Bezug auf die Fortpflanzungsfunktionen, hervor" (*Benedek, Mirsky* et al.)[1]).

Der bedeutsamste unter den auslösenden Faktoren in der Genese des klinischen Diabetessyndroms ist Fettsucht, die in nahezu 75% der Fälle angetroffen wird. Fettsucht selbst kann jedoch nicht als Ursache des Diabetes angesehen werden, da nur 5% aller fettsüchtigen Patienten einen Diabetes entwickeln. Es finden sich reichlich Hinweise darauf, daß Verfettung einen erhöhten Insulin-

---

1) Diese Beobachtungen entstammen einer z. Zt. betriebenen Forschungsarbeit, die im Chicagoer Institut für Psychoanalyse durchgeführt wird.

bedarf bedingt. So lange die Leistungsfähigkeit der Langerhansschen Inseln des Pankreas ausreichend ist, kann der erhöhte Insulinbedarf gedeckt werden. Bei denjenigen Fettsüchtigen jedoch, bei denen die Geschwindigkeit von Insulinzerstörung oder -verbrauch außergewöhnlich hoch ist und die Leistungsfähigkeit der Regulationsmechanismen übersteigt, kommt es zu einer relativen Insulininsuffizienz und unter Umständen zur Entstehung von Diabetes. In Kapitel IX war aufgezeigt worden, daß zuviel Essen gewöhnlich das Ergebnis irgendeiner Störung der emotionalen Entwicklung des Individuums ist. Konsequenterweise haben psychologische Faktoren auch eine ätiologische Bedeutung bei Kranken, die als Folge von Zuvielessen einen Diabetes mellitus entwickeln.

Auf der anderen Seite kann das Vorhandensein aggressiver oral-inkorporativer Tendenzen beim Diabetes ursprünglich Ausdruck eines vererbten physiologischen Fehlers sein. Das potientiell diabetisch geborene Kind mit einer solchen Anlage kann seine biologischen Bedürfnisse niemals befriedigen. Seine außergewöhnlichen oralen Forderungen können von dieser grundlegenden physiologischen Insuffizienz herrühren (*Mirsky* — 159). Dieses Phänomen wäre analog dem gesteigerten Salzhunger bei Kranken mit Nebennierenrindeninsuffizienz zu verstehen. Experimentell findet sich derselbe Zusammenhang in dem hohen Salzgehalt der freigewählten Kost nebennierenloser Ratten.

Das Auftreten von Diabetes mellitus kann wie das jeder anderen chronischen Krankheit tiefgreifende psychologische Veränderungen sowohl bei den Kranken selbst als auch bei den verschiedenen Angehörigen ihrer menschlichen Umwelt hervorrufen. Ihr Stolz kann verletzt sein, ihre Befürchtungen und ihre Gefühle, unzulänglich zu sein, können übertrieben gesteigert werden, ihr Bedürfnis nach Versorgtsein kann sich intensivieren, und ihre Feindseligkeit kann neue Antriebe erhalten. Entsprechend der gegen diese gesteigerten Spannungen aufgerichteten Abwehrform kann die Reaktion auf den Beginn der Krankheit in ganz ausgeprägter Weise variieren und zum Beispiel als paranoid-depressives und hypochondrisches Symptom in Erscheinung treten. Manche Kranke reagieren mit Apathie, die sich als ein auf die Einsparung von Energie abzielender Anpassungsmechanismus auslegen läßt.

Alexander und seine Mitarbeiter (150) stellten fest, daß die Harnzuckerausscheidung ihrer Patienten unter Verschärfungen des Konfliktes zwischen ihren infantilen Wünschen, zu bekommen und versorgt zu werden, und den Anforderungen, zu geben und andere zu versorgen, zunimmt. Rückzug aus diesem Konflikt in Selbstmitleid und Passivität war mit einer Abnahme der Glykosurie verbunden. Diese Beobachtung deckt sich mit den neueren von *Benedek* und *Mirsky* und anderen Mitgliedern des Chicagoer Instituts für Psychoanalyse durchgeführten Untersuchungen, die eine Korrelation zwischen Harnzucker- und Ketonkörperausscheidung und psychischer Spannung fanden, die sich aus Steigerungen der fordernden Einstellung der Kranken ergab, die ihrerseits wieder der Versagung ihrer rezeptiven Wünsche zugeschrieben werden kann.

Der häufigen Verschlimmerung des klinischen Verlaufs des Diabetes mellitus durch emotionale Spannungen, die sich aus einer Mannigfaltigkeit von Lebenssituationen ergeben können, ist bereits Erwähnung getan worden. Dies ist von besonderer Bedeutung bei der Ätiologie der diabetischen Azidose und des Komas. Diese schweren Komplikationen kann man jedem Faktor zuschreiben, der eine Verarmung der Glykogendepots der Leber herbeiführt (*Mirsky* — 161). Bei einer Steigerung des Glykogenabbaues in der Leber treten auch die Produkte des Fettstoffwechsels, die Ketonkörper (Acetessigsäure und β-Oxybuttersäure) vermehrt in Erscheinung. Wenn die vermehrte Abgabe von Ketonkörpern an das Blut ihre Verwertung durch die Gewebe übersteigt, dann kommt es zu Ketonämie und Ketonurie. Die sauren Ketonkörper binden Alkali und dies beschleunigt gemeinsam mit der Entwässerung und anderen Folgen der Ketose die Entwicklung von Azidose und schließlich Koma.

Jeder Einfluß, der zu einem Verlust von Leberglykogen führt, kann eine Azidose auslösen. Solche Einflüsse finden sich beim Hungern, bei gastro-intestinalen Störungen, bei Infektionen usw. Eine ebenfalls häufige Ursache ist Weglassen des Insulins (*Mirsky* — 161). Aus der Untersuchung von zwölf wiederholt mit diabetischer Azidose zur Krankenhausbehandlung aufgenommenen Patienten kamen *Rosen* und *Lidz* (193) zu dem Schluß, daß nicht so sehr emotionale Spannung als vielmehr bewußtes Abgehen von den diabetischen Vorschriften eine primäre Rolle bei der Ätiologie der Azidose spielt. Nach diesen Autoren benutzen Kranke mit rezidivierender Azidose ihren Diabetes „als ein Werkzeug zur Flucht entweder in die schützende Atmosphäre des Krankenhauses oder sogar in den Selbstmord". Die Untersuchungen von *Hinkle* und *Wolf* (121) zeigen jedoch, daß emotionale Spannungen Ketose herbeiführen können, selbst wenn der Kranke die vorgeschriebene diabetische Lebensweise einhält. Sie beschrieben ein ängstliches Mädchen mit Einpassungsschwierigkeiten, die unter dem Einfluß von Furcht in einer belastenden Lebenssituation eine Ketonämie entwickelte. Sie wiesen nach, daß unter einer experimentellen Verlängerung dieser Belastung die Ketose in das Stadium der klinischen Azidose fortschritt. Bei einer anderen Untersuchung an 25 Diabetikern beobachteten *Hinkle, Conger* und *Wolf* (120) fünfzigmal das Vorkommen von klinischer Ketose unter emotionalen Konflikten. Sie fanden, daß eine traumatisch wirkende psychoanalytische Sitzung eine Steigerung der Ketonkörper im Blut verursachen kann und daß dies um so leichter zustandekommt, je schwerer der Diabetesfall ist. Es hat daher den Anschein, als könnten stärkere emotionale Konflikte einen direkten Einfluß auf die Produktion von Ketonkörpern ausüben. Der Mechanismus, mit dessen Hilfe dieses zustande kommen könnte, wurde weiter oben beschrieben.

Einige Kliniker sind der Meinung, daß es wesentlich ist, die Nahrungsmenge des Diabetikers scharf zu beschränken, um den Harn zuckerfrei zu machen; andere bevorzugen eine freie Diät, solange der Patient dabei keine Azetonurie und keine klinischen Symptome zeigt. Die konservative Anschauung schenkt dabei der Tatsache wenig Beachtung, daß eine Diätbeschränkung in Kalorien- oder Grammzahlen mehr bedeutet als eine Nahrungseinschränkung; sie bedeutet nämlich außerdem noch Versagung und verstärkt die Unsicherheit des Diabetikers, die sich aus seiner Wahrnehmung ergibt, daß er anders ist als seine gesunde Umgebung. Ein Arzt, der über den Diabetiker eine strenge Disziplin verhängt, nimmt damit die Rolle eines strafenden, ablehnenden Vaters an und verschlimmert so die beim Patienten vorhandene rebellische und empfindsam-übelnehmerische Widerstandshaltung gegen elterliche Autorität. Eine freie Diät fördert andererseits die Fettsucht und kann sich daher als genau so schädlich erweisen wie die scharfe Diätbeschränkung. Die läßliche Haltung des Arztes in diesem Fall kann von dem Kranken als Mangel an Interesse ausgelegt werden und Feindseligkeit und Schuldgefühle entstehen lassen, die ihrerseits wieder in ungünstiger Weise den Verlauf der Krankheit beeinflussen können. Auf der anderen Seite kann auch die entstehende Fettsucht die physiologische Entgleisung weiterhin verschärfen.

Der Arzt sollte sich stärker für die von den Patienten verwerteten Kalorien interessieren als für die Menge, die der Patient ißt oder ausscheidet. Die richtige Anwendung von Insulin läßt eine normale Kostform zu. Gleichzeitig muß er den Patienten wie einen Menschen und nicht wie einen bloßen Kalorienapparat behandeln. Der Diabetiker wird sich seiner unbewußten Ansprüche und seiner Versagungen bewußt werden müssen und Kompromisse einzugehen lernen, die sich sowohl mit seinem chronologischen Alter als auch mit seinem sozialen Milieu vertragen. Dann wird er wie ein normaler Mensch handeln und essen können und weder sich selbst noch seiner Umgebung Schaden zufügen.

KAPITEL XIV

Emotionale Faktoren bei den Störungen der Gelenke und der Skelettmuskulatur

1. RHEUMATISCHE ARTHRITIS

Die Rolle emotionaler Faktoren bei der Pathogenese der Arthritis rheumatica ist schon seit langen Zeiten vermutet und von einer Reihe von Klinikern ausdrücklich anerkannt worden. Ein auffälliger Zug dieser Krankheit — ihr sprunghafter Verlauf, ihre unerklärlichen Rezidive und Remissionen — weist schon auf die Beteiligung emotionaler Konflikte hin. Nur wenige systematische psychosomatische Untersuchungen über Arthritiskranke liegen vor. Obgleich zahlreiche klinische Beobachtungen veröffentlicht worden sind, sollen sie in diesem Buch nicht diskutiert werden; der Leser muß auf *Dunbars* „Emotion and Bodily Changes" (71) verwiesen werden.

Unter den systematischen Untersuchungen verdienen die von *Booth* (34) und *Halliday* (113, 114) besondere Erwähnung. Viele ihrer Beobachtungen haben sich bei systematischen Untersuchungen bestätigen lassen, die im Chicagoer Institut für Psychoanalyse von *Johnson, Louis Shapiro* und *Alexander* (126) durchgeführt worden sind. Da die Mehrzahl der untersuchten Patienten Frauen waren, werden wir uns bei dieser Besprechung vorzugsweise mit weiblichen Fällen beschäftigen.

Die erste mit großer Regelmäßigkeit beobachtete Eigentümlichkeit ist eine starke Neigung zu körperlichen Aktivitäten, die sich in einer Bevorzugung von Freiluftbeschäftigungen und Kampfsportarten manifestiert. Dieser Zug ist besonders hervorstechend im prä- und postpubertalen Alter, in dem die weiblichen Patienten ein ausgesprochen jungenhaftes Benehmen an den Tag legen. Im Erwachsenendasein beweisen sie starke Beherrschung in bezug auf jeden emotionalen Ausdruck. Sowohl *Booth* als auch *Halliday* fanden diese charakteristischen Persönlichkeitszüge. In Ergänzung zu dieser Neigung, ihre Gefühle zu beherrschen, neigen diese Kranken auch dazu, ihre menschliche Umgebung, ihre Ehemänner und Kinder zu beherrschen. Sie sind im allgemeinen ihren Kindern gegenüber anspruchsvoll und genau, machen sich aber gleichzeitig ebensoviel Sorgen über sie und tun sehr viel für sie. Es handelt sich jedoch um eine herrische Art von Rat und Hilfe, eine Mischung der Neigung zu Beherrschen mit dem masochistischen Bedürfnis, anderen Menschen zu dienen. Dieser Masochismus scheint auf den ersten Blick einen Widerspruch zu der aggressiven Herrschsucht darzustellen; aber durch ihre dienende Aufopferung für die Familienmitglieder beherrschen sie ihre Umgebung.

In ihren sexuellen Haltungen zeigen diese Patientinnen auch eine erstaunliche Einförmigkeit. Sie legen eine offene Ablehnung der weiblichen Rolle an den Tag, die in der psychoanalytischen Literatur meist als „männliche Protestreaktion" bezeichnet wird. Sie legen sich gewisse männliche Haltungen bei; sie konkurrieren mit Männern und können sich ihnen nicht unterwerfen. Es ist in diesem Zusammenhang äußerst interessant, daß die meisten dieser Patientinnen sich nachgiebige und passive Männer als Ehe- und Liebespartner auswählen. Mehrere der Ehemänner hatten körperliche Schäden, und dieses Vorkommnis war häufiger, als sich durch zufälliges Zusammentreffen erklären ließe. In den meisten Fällen akzeptieren die Ehemänner bereitwillig die ihnen zufallende dienende Rolle ihren, mit dem Fortschreiten der Krankheit körperbehindert werdenden, Frauen gegenüber.

Bei oberflächlicher Betrachtung scheinen die auslösenden emotionalen Faktoren keinen gemeinsamen Nenner zu besitzen: Sie erstrecken sich über eine große Vielfalt von äußeren Ereignissen, ja, sie umfassen fast sämtliche denkbaren Lebenssituationen: Geburt eines Kindes, Fehlgeburt, Todesfall in der Familie, berufliche Veränderung, plötzliche Veränderungen der Ehesituation oder außerehelicher sexueller Beziehungen, oder eine große Enttäuschung bei irgendeiner zwischenmenschlichen Beziehung. Es nimmt daher nicht wunder, daß ein so aufmerksamer Untersucher wie *Halliday* wenig Sinn und Verstand in den auslösenden Faktoren finden konnte.

Wenn wir jedoch unsere Aufmerksamkeit auf das lenken, was diese verschiedenen Ereignisse für die Kranken bedeuten, so können wir die auslösenden Ursachen auf einige wenige signifikante psychodynamische Faktoren reduzieren. Sie treten in drei Konstellationen in Erscheinung: 1. Die Krankheit setzt oft ein, wenn die unbewußte rebellische und gereizte Haltung gegen den Mann durch gewisse Widerwärtigkeiten des Lebens verstärkt worden ist; zum Beispiel, wenn eine Patientin von einem Manne verlassen worden ist, bei dem sie Sicherheit empfunden hat, oder wenn ein bisher nachgiebiger Mann selbstbewußter wird, oder wenn ein Mann, auf den die Kranke sehr viel gesetzt hat, sie enttäuschte. 2. Die Krankheit kann auch von Ereignissen ausgelöst werden, die geeignet sind,

Feindseligkeit und Schuldgefühle, die vorher latent waren, zu verstärken. Zum Beispiel kann die Geburt eines Kindes, die eine alte Geschwisterrivalität wieder belebt, der auslösende Faktor sein. Es kann zu einer Mobilisierung von Schuld kommen, wenn die Gelegenheiten, sich aufzuopfern und zu dienen, verbaut werden, wie es bei dem Ereignis der Fehlgeburt oder des Todes eines gehaßten abhängigen Verwandten der Fall ist, oder wenn die Patientin in eine Situation gedrängt wird, wo sie eine Hilfe annehmen muß, die ihre Fähigkeit, mit Dienen zu kompensieren, übersteigt. Anwachsen von Schuld steigert die selbstauferlegten Hemmungen der Kranken und aktiviert Feindseligkeit, die sie nicht zum Ausdruck bringen können, weil sie sie nun nicht mehr mit Dienstleistungen für andere kombinieren können. Die Kombination von Dienen und Herrschen, die ihnen als Ausdrucksmöglichkeit für feindselige Antriebe in einer maskierten Weise gedient hatte, ist zerbrochen.
3. In einigen wenigen Fällen war die Krankheit auch durch sexuelle Erlebnisse zum Ausbruch gekommen, in dem Moment nämlich, als die Patientin zum Annehmen der weiblichen Rolle, gegen die sie mit einem verstärkten maskulinen Protest reagiert hatte, gezwungen wurde.

Die hier aufgezählten auslösenden Ereignisse gaben uns einen guten Ausgangspunkt zur Rekonstruktion der verwundbaren Stellen in der Persönlichkeitsstruktur dieser Kranken. Der allen Fällen gemeinsame psychodynamische Hintergrund besteht in einem chronisch gehemmten, feindseligen, aggressiven Zustand, einer Aufständischkeit gegen jede Form von äußerlichem oder innerlichem Druck, gegen das Beherrschtwerden von anderen Menschen oder gegen den hemmenden Einfluß ihres eigenen überempfindlichen Gewissens. Die männliche Protestreaktion in sexuellen Beziehungen ist die am meisten in die Augen springende Manifestation dieses Widerstandes gegen das Beherrschtwerden.

Dieser zentrale psychodynamische Befund, ein chronisch gehemmter, feindselig-rebellischer Zustand, konnte in den meisten Fällen bis auf eine höchst charakteristische frühe Familienkonstellation zurückverfolgt werden. Diese bestand gewöhnlich in einer starken beherrschenden, fordernden Mutter und einem gemeinhin mehr anlehnungsbedürftigen, nachgiebigen Vater. *Booth* und *Halliday* waren von diesem Befund sehr beeindruckt. *Booth* spricht von den harten Eltern dieser Kranken, und *Halliday* fand, daß die Arthritispatienten zum mindesten e i n e n dominierenden Elternteil hatten, und daß Selbstbeschränkung früh in ihrem Leben einsetzte. Als kleines Mädchen entwickelten unsere Patientinnen Abhängigkeit von und Furcht vor der kalten aggressiven Mutter, und trugen gleichzeitig Aufsässigkeit in sich, die sie wegen dieser Abhängigkeit und Furcht nicht zum Ausdruck zu bringen wagten. Die gehemmte Aufsässigkeit gegen die Mutter ist der Kern ihrer feindseligen Antriebe. Sie wird später auf Männer und sämtliche Familienmitglieder übertragen. Wenn sie schließlich selbst zu Müttern werden, kehren sie die Situation der Vergangenheit um und beherrschen ihre Kinder in der gleichen Weise, wie sie von ihren Müttern beherrscht worden waren. Die folgende Krankengeschichte ist ein recht eindrucksvolles Beispiel[1]):

Frau S. G., 28 Jahre, entwickelte Schmerzhaftigkeit und Versteifung der Muskulatur, unmittelbar nachdem sie herausbekommen hatte, daß ihr Mann eine außereheliche Beziehung gehabt hatte. Nachdem Schmerzhaftigkeit und Versteifung der Muskulatur mehrere Monate bestanden hatten, stellte sich Arthritis ein. Ihre Mutter war eine gewissenhafte aber kalte Frau. Der Vater hatte die Familie im Stich gelassen, als die Patientin zwei Jahre alt war. Sie hatte starke Konkurrenzgefühle gegen ihren älteren Bruder und verbrachte viel Zeit in ihrer Kindheit mit Freiluftbeschäftigungen. Sie hatte das Empfinden, daß die Rolle ihrer Mutter und die Stellung der Frau im allgemeinen unerträglich seien und sprach offen aus, daß sie eher sterben würde als ihrem Mann zu gestehen, daß sie ihn liebte, selbst wenn es wahr wäre. „Dann könnte ich nie oben sein." Sie lehnte nach ihrer Hochzeit mehrere Monate lang jeglichen sexuellen Verkehr ab, hat nie einen Orgasmus erlebt und ließ sich nur selten zum Geschlechtsverkehr herbei. Obgleich ihr Mann von Beruf Boxer war und sie eine zerbrechlich scheinende kleine Person, hatte sie stets die Führung im Hausstand und fällte alle Entscheidungen, wobei sie ihre drei kleinen Töchter zur Unterstützung bei ihrer ausgezeichneten Haushaltsführung heranzog. Die Untreue ihres Mannes kam als erstes Anzeichen seines Widerstandes und ihrer Unfähigkeit, mit ihm zu konkurrieren und ihn zu beherrschen. Als ihre konkurrierende Überlegenheit durch diesen Fehlschlag bedroht wurde, nahm die Feindseligkeit zu, fand keine Abfuhr, und es kam zu der Muskelschmerzhaftigkeit und der Arthritis. Während der Analyse lehnte sie es fortlaufend ab, mit ihrem Mann zum Vergnügen auszugehen, und er wurde ihr schließlich zum zweitenmal untreu. Das löste eine akute Verschlimmerung der Krankheit aus.

Bei einer anderen Patientin kam das masochistische Bedürfnis nach Dienstleistungen besonders auffällig zum Ausdruck. Sie war eine 32-jährige Mutter dreier Kinder, selbst die Achte von neun Geschwistern. Die folgende Aussage gibt ein konzises Bild ihrer Persönlichkeit: „Ich will schnell mit meiner Arthritis fertigwerden, damit ich schnell meine Familie zuende bauen kann. Wenn meine Mutter nicht so viel Kinder gehabt hätte, wäre ich nicht da." Als kleines Kind hat sie nicht nur schwere Hausarbeit gemacht und für ihre körperbehinderte Mutter gesorgt, sondern sie hat auch ihrem Vater bei landwirtschaftlichen Arbeiten geholfen, obwohl ein jüngerer Bruder vorhanden war. Alle Geschwister gingen aufs College; nach Absolvierung der höheren Schule übersiedelte sie zu ihrer älteren Schwester, um dieser bei der Pflege

---

[1]) Zitiert aus A. Johnson, L. B. Shapiro und F. Alexander: "A Preliminary Report on a Psychosomatic Study of Rheumatoid Arthritis", Psychosom. Med. 9 : 295, 1947.

ihrer vielen Kinder unter die Arme zu greifen. In ihrer Ehe fuhr sie fort, dieselbe sklavenhaft dienende Haltung ihren drei Töchtern und ihrem Mann gegenüber an den Tag zu legen. Die Reaktion auf eine Fehlgeburt markiert den Einsatz der arthritischen Symptome. Als sie in Analyse kam, sagte sie charakteristischerweise: „Ich habe keinerlei emotionale Probleme, bin aber glücklich, irgendetwas für die Wissenschaft tun zu können." Der Nachdruck, mit dem sie anderen Menschen zu Diensten war, gestattete ihr, feindselige aggressive Tendenzen zu entladen, ohne darüber Schuldgefühle zu entwickeln.

Als allgemeine psychodynamische Formulierung der auslösenden Faktoren in der Ätiologie von Entstehung und Exazerbationen der Arthritis bietet sich uns ein prädisponierender Persönlichkeitsfaktor an, der sich als Ergebnis einer exzessiv einschränkenden elterlichen Haltung entwickelt. Beim kleinen Kind ist die primitivste Ausdrucksform von Versagung eine wahllose motorische Entladung. Wenn dieser Entladungsmechanismus durch Strafmaßnahmen mit Furcht und Schuld assoziiert wird, dann bildet sich im späteren Dasein, immer wenn Furcht und Schuld entstehen, eine „psychologische Zwangsjacke". Diese Kranken versuchen, ein Gleichgewicht zwischen aggressiven Antrieben und Beherrschung zu erreichen. Sie lernen, Aggressionen durch Muskeltätigkeit in annehmbaren Kanälen abzuführen: Schwere Arbeit, Sport, Gartenarbeit, aktiv dem Haushalt vorstehen. Sie lernen auch, den einschränkenden Einfluß des Gewissens aufzuheben durch eine dienende Haltung anderen gegenüber. Sobald dieses Gleichgewicht durch bestimmte Ereignisse gestört wird, die die angepaßte Art der Abfuhr von Feindseligkeit und der Erleichterung von Schuld unterbrechen, führt die chronisch gehemmte Aggression zu gesteigertem Muskeltonus und in irgendeiner Weise zur Arthritis.

Bei einem kleinen Teil der untersuchten Fälle wurden spezifische sexuelle Konflikte nach dem typischen symbolischen Konversionsmechanismus gehandhabt. Ob dieses Verhalten nur auf dieselbe Charakterstruktur wie bei der Mehrzahl unserer Fälle auf gelagert ist, oder ob diese Konfliktbehandlung unabhängig als auslösender Faktor dienen kann, ist eine unentschiedene Frage. Unsere augenblickliche Vermutung geht dahin, daß diese Kranken ihre verdrängten aufsässigen Tendenzen über die Skelettmuskulatur, über gesteigerten Muskeltonus zum Ausdruck und zur Abfuhr bringen. Dieses würde ihre Symptomatik in die Kategorie der hysterischen Konversion einzureihen gestatten. Zum mindesten ist der modus operandi der gleiche wie bei der Konversionshysterie — nämlich der Ausdruck eines unbewußten Konfliktes durch somatische Veränderungen in der willkürlichen Muskulatur. Wir nehmen an, daß muskuläre Verspannungen und gesteigerter Muskeltonus, die durch verdrängte feindselige Antriebe verursacht sind, unter gewissen Bedingungen einen arthritischen Anfall auslösen können.

Das Verständnis der Psychodynamik der Arthritis rheumatica wirft Licht auf viele der Remissionen ebenso wie auf die Rückfälle, die bei den Patienten während der Analyse auftreten. Wenn eine alte Abfuhrbahnung für die Feindseligkeit durch plötzliche Nachgiebigkeit von Seiten des Mannes wieder geöffnet wurde, zeigte sich, daß die Arthritis zurückging. Eine Frau hatte eine so schwere Arthritisform, daß sie sich von ihrem Manne herumtragen lassen mußte. Als dieser plötzlich starb, stand sie aus dem Bett auf, übernahm die Verantwortung für alles, reiste quer durch das Land zur Beerdigung und erlebte eine sofortige Gesundung, die mehrere Monate anhielt. Das Wiederauftreten der Arthritis, sobald die Gelegenheiten für masochistisches Dienen seltener werden, ist uns zur Beobachtung gekommen, ebenso, daß im selben Falle die Symptomatik wieder schwand, sobald von den Familienumständen erneut eine Selbstaufopferung verlangt wurde. Sobald die Kranken unter dem Einfluß der Psychoanalyse besser fähig werden, Hilfe anzunehmen, geht die Krankheit zurück.

Bei der Untersuchung der Arthritis verdient es festgehalten zu werden, daß das Persönlichkeitsbild fortgeschrittener verkrüppelter Fälle von einer chronischen psychologischen Anpassung der Persönlichkeit an den Zustand des Verkrüppeltseins überlagert ist. Natürlich hat der vorpathologische Charakter einen Einfluß auf das Verhalten, aber das Bild wird jetzt von neuen Zügen beherrscht. Die meisten Autoren, die solche Fälle untersucht haben, ließen sich von diesen sekundären Zügen, zu denen Stoizismus und Optimismus gehören, beeindrucken. Ergänzend zu der selbsttäuschenden Wunscherfüllung dieser Haltung kann dieser Anpassungstyp aus der Tatsache verstanden werden, daß der Krankheitszustand den Patienten seiner Schuldgefühle enthebt und ihm das Recht gibt, Zuwendung zu erwarten, die vordem nicht gegeben wurde oder dem Kranken unannehmbar war. Dies kam deutlich zum Vorschein bei einer Patientin, die jahrelang für einen fordernden Vater zu sorgen hatte. Als ihre Arthritis weit genug fortgeschritten war, sagte sie: „So, jetzt muß er für mich sorgen."

Die Auffassung, daß gesteigerter Muskeltonus bei dieser Krankheit wesentlich ist, wird ferner durch die sehr häufig gemachte Beobachtung belegt, daß Arthritiker über Muskelsteifigkeit und -spannung beim Aufwachen klagen. Einige von ihnen berichten, daß sie in überstreckten Haltungen zu schlafen pflegen. In vielen Fällen waren Muskelsteifigkeit und -schmerz die Vorläufer des ersten gelenkrheumatischen Anfalles. Wir dürfen an dieser Stelle auf die verbreitete Anwendung von Prostigmin durch viele Kliniker hinweisen, die glauben, Erleichterung von Muskelkrampf und Schmerz könne selbst in einem ausgebrannten Gelenk zu erreichen sein.

Ich möchte betonen, daß wir beim augenblicklichen Zustand unserer Untersuchungen noch nicht in der Lage sind, die emotionale Bedeutung all dieser Befunde zu werten. Wir nehmen an, daß gehemmte feindselige Antriebe zu gesteigertem Muskeltonus führen. Die feindseligen Antriebe suchen Abfuhr durch Muskelkontraktionen, aber ihre Hemmung führt zu gleichzeitiger Steigerung des Antagonistentonus. Diese gleichzeitige Erregung der Antagonisten kann für die Gelenke ein Trauma bedeuten und einen bereits in Gang befindlichen Krankheitsprozeß fördern, der vielleicht eine noch unbekannte somatische Grundlage besitzt.

Der Hang der Arthritiker, verdrängten Tendenzen über die Skelettmuskulatur zum Ausdruck zu verhelfen, wurde von *French* und *Shapiro* in ihrer Arbeit über die Träume eines Patienten mit rheumatischer Arthitris aufgezeigt (91).

Auch männliche Patienten zeigen einen chronischen Zustand von gehemmter aufsässiger Feindseligkeit. Dies scheint eine Reaktion gegen unbewußte, abhängige weibliche Tendenzen zu sein, die sie durch Aggressivität überkompensieren. Die Hemmung dieser aggressiven Antriebe schafft ein psychodynamisches Bild, das ähnlich dem bei den weiblichen Patienten gefundenen ist.

Die endgültige Auswertung aller dieser Vorstellungen muß zurückgestellt werden, bis ausführliche myographische Untersuchungen die Veränderungen des Muskeltonus bei arthritischen und nichtarthritischen Patienten im Zusammenhang mit verschiedenen emotionalen Zuständen aufgeklärt haben. Die vorläufigen Ergebnisse einer Gemeinschaftsarbeit des Psychosomatischen Instituts des Michael-Reese-Hospitals und des Chicagoer Instituts für Psychoanalyse zeigen einen übernormalen Grad von Muskelansprechbarkeit auf emotionale Reize bei Arthritikern und auch bei einigen anderen Kranken, zum Beispiel bei Hypertonikern. Daraus läßt sich erkennen, daß noch weitere Faktoren aufgefunden werden dürften, die der Charakterisierung des Arthritikers dienen können. Beim augenblicklichen Stand unseres Wissens ist es noch zu früh, irgendwelche Schlußfolgerungen in Bezug auf die Wirksamkeit der Psychotherapie in diesen Fällen zu ziehen. Will man die Tatsache würdigen, daß viele dieser Kranken erfolgreich durch Psychotherapie behandelt worden sind, so darf man die Häufigkeit spontaner Remissionen kürzerer oder längerer Dauer bei dieser Krankheit nicht vergessen.

Spezifisch dynamisches Grundschema bei der Arthritis rheumatica

Beschränkende und (bei Frauen) überbehütende elterliche Einflüsse in der Kindheit → Aufständischkeit gegen einschränkende elterliche Einflüsse → Angst → Verdrängung aufsässiger Tendenzen zufolge exzessiver Abhängigkeit, die durch elterliche Überbehütung genährt wird → Ausdruck der Aufsässigkeit in konkurrierenden Sportarten und Freiluftbeschäftigungen in der Kindheit und frühen Jugend → Ausdruck von Feindseligkeit in einer Kombination von Bedienen und Beherrschen der Umgebung (wohlwollende Tyrannei) im späteren Leben; außerdem Ablehnung der weiblichen Rolle (männlicher Protest) → Unterbrechung des erfolgreichen Abfuhrschemas von gleichzeitigem Bedienen und Beherrschen der Umgebung → gesteigerter Muskeltonus → Arthritis.

2. DIE UNFALLPERSÖNLICHKEIT

Die Auffassung der modernen Psychiatrie, daß die meisten Unfälle nicht Unfälle im eigentlichen Sinne sind, sondern weitgehend durch die eigene Disposition des Opfers verursacht werden, ist eigentlich nichts weiter als eine Bestätigung einer alltäglichen Beobachtung. Im strengen Sinne ist ein Unfall ein Vorkommnis, dessen Ursache sich der Kontrolle des Betroffenen entzieht. Ein auf den Kopf eines Fußgängers herabfallender Dachziegel ist ein vollkommenes Unfallereignis, besonders, wenn der Fußgänger durch keinerlei Zeichen, daß ein solches Ereignis möglicherweise an einer bestimmten Stelle eintreffen könnte, gewarnt ist. Die meisten gewerblichen, häuslichen und Verkehrsunfälle sind jedoch anderer Art. Der einen Unfall Erleidende nimmt in irgendeiner Form aktiven Anteil an dessen Verursachung. Im populären Sinne wird angenommen, daß er ungeschickt, ermüdet, abwesend war, weil er sonst den Unfall hätte vermeiden können.

Tiefergehende wissenschaftliche Einsichtnahme hat jedoch erwiesen, daß die meisten Unfälle nicht Folge so grob sichtbarer menschlicher Eigenschaften sind. Gewisse Menschen inklinieren dazu, mehr Unfälle zu haben als andere, nicht weil sie ungeschickt oder nicht geistesgegenwärtig sind, sondern aus Gründen der Gesamtstruktur ihrer Persönlichkeit. Der entscheidende Faktor besteht nicht in einem bestimmten isolierten Zug wie etwa einer langsamen Reaktionsweise oder einem Mangel an Intelligenz, sondern in etwas weit mehr Grundlegendem, das der Totalität des menschlichen Individuums zugehört. Hier sollen jetzt zunächst einige überraschende Tatsachen betreffs des menschlichen Faktors bei Unfällen angeführt werden.

Vor mehr als zwanzig Jahren machte *Marbe* (146), ein deutscher Psychologe, die bemerkenswerte Beobachtung, daß ein Mensch, der einen Unfall erlitten hat, mit größerer Wahrscheinlichkeit weitere Unfälle erleidet als Menschen, die niemals Opfer eines Unfalles gewesen sind. Statistische Untersuchungen bei großen Industrieunternehmen haben gezeigt, daß Unfälle keine gleichmäßige Verteilung unter den Angestellten aufweisen, sondern daß ein sehr kleiner Prozentsatz von Angestellten einen sehr hohen Prozentsatz der gesamten Unfälle erleidet. Man könnte daraus vielleicht schließen, daß möglicherweise diejenigen Angestellten, denen die meisten Unfälle zustoßen, auch mit den gefährlichsten Aufgaben betraut sind. Daß dies jedoch nicht der Fall ist, zeigt die Tatsache, daß jene Personen, die bei einer bestimmten Beschäftigungsart die meisten Unfälle haben, auch in anderen Stellungen wieder die meisten Unfälle erleiden. Außerdem haben diejenigen Angestellten, denen die meisten Berufsunfälle zustoßen, auch die meisten Unfälle zu Hause oder auf dem Wege zur Arbeitsstätte.

Bei einer Untersuchung der Autounfälle in Connecticut ließ sich erweisen, daß in einem Zeitraum von sechs Jahren einer kleinen Gruppe von nur 3,9% sämtlicher in Unfälle verwickelten Fahrer 36,4% sämtlicher Unfälle zustießen (171).

Ein großes Unternehmen, das zahlreiche Lastwagenfahrer beschäftigt, wurde eines Tages durch die hohen Kosten seiner Autounfälle beunruhigt und ließ die Unfallursachen untersuchen, um die Häufigkeit vermindern zu können. Unter anderen Verfahren untersuchten sie auch die Unfallgeschichten der einzelnen Fahrer, und als Ergebnis wurden diejenigen, die die meisten Unfälle erlitten hatten, in andere Stellungen versetzt. Mit dieser einfachen Maßnahme gelang es, die Unfallhäufigkeit auf ein Fünftel des Ausgangswertes herabzusetzen. Das interessanteste Ergebnis dieser Untersuchung ist, daß die Fahrer mit einer hohen Unfallquote ihre Unfallgewohnheit in ihren neuen Beschäftigungen beibehielten. Das zeigt unwiderleglich, daß es so etwas gibt wie einen „unfallanfälligen Menschen" und daß zu Unfällen neigende Individuen diese Eigenschaft bei jeder Beschäftigungsart und im Alltagsleben beibehalten.

Das nächste Problem bestand darin, diejenigen Eigenschaften eines Menschen zu erkennen, die ihn für Unfälle prädestinieren. *Dunbar* (72, 75), die eine große Zahl von Knochenbruchpatienten mit modernen psychiatrischen Methoden untersuchte, beschreibt den Menschen mit Unfallneigung wie folgt: Er hat große Entschlußkraft bis zur Impulsivität; er konzentriert sich auf unmittelbare Vergnügungen und Befriedigungen. Er ist geneigt, einer Augenblicksregung zu folgen. Er liebt Aufregung und Abenteuer und schätzt es nicht, zu planen und für die Zukunft zu arbeiten. Eine große Zahl der Menschen mit der Unfallgewohnheit hat eine strenge Erziehung hinter sich und hat von daher ein ungewöhnliches Maß von widerständiger Empfindlichkeit gegen Autoritätspersonen zurückbehalten. Kurz, es sind Menschen des Handelns, nicht des Planens, Menschen, die zwischen Triebregungen und ihrer Ausführung nicht viel Überlegung und Zögern einschalten. Dieses Ungestüm kann verschiedene Gründe haben, aber offensichtlich ist Aufsässigkeit gegen Beschränkung durch Autorität und jede Art von äußerem Zwang ihr verbreitetester Ursprung. Der Mensch mit Unfallneigung ist im Wesen ein Rebell; er kann nicht einmal Selbstbeherrschung vertragen. Er rebelliert nicht nur gegen äußere Autoritäten, sondern auch gegen die Macht seiner eigenen Vernunft und Selbstbeherrschung.

Ausgedehnte psychoanalytische Untersuchungen einiger Fälle haben einen tieferen Einblick in die Verwicklungen des emotionalen Lebens des zu Unfällen neigenden Menschen gestattet. Besonders aufschlußreich waren dabei Untersuchungen, die den emotionalen Zustand des Menschen unmittelbar vor dem Unfall scharf untersuchten. *Dunbar* (72, 75); Karl *Menninger* (153); *Rawson* (185); *Ackerman* und *Chidester* (6) und andere haben gezeigt, daß in den meisten Unfällen ein absichtliches Element enthalten ist, wenngleich diese Absicht kaum je bewußt wird. Mit anderen Worten: Die meisten Unfälle sind unbewußt motiviert. Sie gehören zu der Gruppe von Phänomenen, die von *Freud* als Fehlhandlungen des Alltagslebens beschrieben worden sind, so wie „Verlegen“ von Gegenständen, „Vergessen“ einen Brief einzustecken oder „Versprechen“, falsche Aussprache eines Wortes. *Freud* konnte zeigen, daß solche Unfälle nicht zufällig im strengen Sinne des Wortes sind, sondern einer unbewußten Absicht entspringen. Wenn der Präsident eines Parlaments irrtümlicherweise eine Sitzung für geschlossen erklärt anstatt sie zu eröffnen, so hat er einen guten, aber versteckten Grund, zu wünschen, daß die Sitzung vorbei wäre, bevor sie begann. Ein Mensch, der tagelang einen Brief in seiner Tasche trägt, hat auch einen definitiven, wenn auch unbewußten Grund, ihn nicht zur Post zu geben. Die meisten Unfälle sind in ähnlicher Weise durch unbewußte Motivierungen verursacht, obwohl sie gewöhnlicherweise sehr viel schwerere Konsequenzen nach sich ziehen als diese harmlosen Fehlhandlungen des Alltagslebens.

Psychoanalytische Forschungen haben die Natur der unbewußten Motive klargelegt, die manche Menschen treiben, in einer Unfälle herausfordernden Weise zu handeln. Das verbreitetste Motiv findet sich in einem Schuldgefühl, von dem das Opfer sich durch selbstauferlegte Bestrafung zu entsühnen versucht. Der unbewußt herbeigeführte Unfall dient diesem Zweck. Da diese Aussage ungewöhnlich klingen könnte, will ich versuchen, sie mit einigen kurzen Beispielen zu belegen. *Ackerman* zitiert den folgenden Fall:

Ein Jugendlicher fuhr seine Mutter beim Einkaufen. Er bat sie dabei, ihm den Wagen am folgenden Tage zu überlassen, weil er mit einigen Freunden zum Angeln fahren wollte. Sie lehnte ab, woraufhin er sich ärgerlich hochwarf, „versehentlich" auf den Gashebel trat und den Wagen in einen Straßengraben jagte, wobei er selbst und seine Mutter verletzt wurden.[1])

In diesem Fall zeigt sich die Kombination von Rache und Schuld ganz offensichtlich. Der junge Mann rächte sich an seiner Mutter, bestrafte sich zur gleichen Zeit aber auch selbst.

Nach *Rawson* gestanden 60 Prozent von psychiatrisch untersuchten Knochenbruchpatienten Schuld und Groll ein, die ihrer Beziehung zu einem anderen mit dem Unfall in Verbindung stehenden Menschen galten. Er gibt die folgenden Beispiele:

Ein 16jähriger Junge aus Puerto Rico sagte: „Es war wirklich meine Schuld, weil Mutter mich zum Abendessen rief und mir sagte, daß ich nicht mehr weggehen solle. Ich ging trotzdem fort, geriet in einen Ringkampf und brach mir den Arm dabei. Trotzdem glaube ich, Mutter wird es jetzt leid tun, daß sie so streng zu mir war."

Eine 27jährige Frau verletzte sich, als sie ein Treppengeländer herunterrutschte. Sie hatte immer Verärgerungen mit ihren Eltern und später auch mit ihrem Mann mit solchen Tricks abreagiert. „Vielleicht sollte ich besser wissen, was ich zu tun habe; aber ich wäre nicht so gewesen, wenn sie mehr Verstand gehabt hätten und mich mehr wie einen Menschen behandelt hätten, anstatt mit mir so streng zu sein."

Eine Sekretärin stürzte und brach sich die Hüfte: „Ich fragte meine Freunde, warum ich so bestraft werden muß. Ich kann mich nicht erinnern, etwas Schlechtes getan zu haben, aber ich muß doch etwas Fürchterliches begangen haben.[2])

Die Grundlage dieser befremdlichen Gefühlskombination besteht in einer tief eingegrabenen, unsere augenblickliche Zivilisation beherrschenden gefühlsmäßigen Einstellung, daß Schuld durch Leiden gesühnt werde. Wenn das Kind etwas Falsches tut, wird es bestraft. Durch das von der Strafe verursachte Leiden tilgt es seine Schuld und verdient so die Liebe seiner Eltern, die

---

1) N. W. Ackerman und L. Chidester: „'Accidental' Self-Injury in Children", Arch. Pediat. **53** : 711, 1936.

2) A. T. Rawson: „Accident Proneness", Psychosom. Med. **6** : 88, 1944.

es damit wieder gewinnt. Unsere Strafgesetze beruhen auf derselben Haltung: Der Verbrecher dient seine Strafe ab, nach deren Beendigung er als ein freier Mensch in die Gemeinschaft zurückkehren kann, nachdem er für seine Übeltaten gebüßt hat. Das menschliche Gewissen wendet das gleiche Prinzip innerhalb der Persönlichkeit an, indem es als ein nach innen verlagerter Richter fungiert, der Leiden für Übeltaten fordert. Leiden beseitigt Gewissensbisse und stellt den inneren Frieden wieder her.

Die verbreitetste Ursache von Schuldgefühlen bei Kindern sind feindselige aufsässige Antriebe gegen die Eltern. Der zu Unfällen neigende Mensch behält seine Kindheitsaufsässigkeit gegen Autoritätspersonen selbst im späteren Leben bei; und er behält ebenso die Schuldreaktionen, die er ursprünglich gegen seine Eltern empfand, bei. Die Kombination dieser beiden, Aufsässigkeit und Schuldgefühl, ist ein verbreiteter Faktor bei Unfällen. Diejenigen Menschen, die sehr viel von diesem Selbstbestrafungsdrang besitzen, stellen die Mehrzahl der zu Unfällen neigenden Individuen dar. Die Schuldgefühle werden in überzeugender Weise durch die häufige Frage des Verunglückten unmittelbar nach seinem Unfall belegt: „Warum mußte mir das passieren? Womit habe ich das verdient?“ Diese Fragen zeigen, daß das Schuldgefühl, wenn auch nicht ganz bewußt, so doch in unbestimmter Weise von dem Patienten wahrgenommen wird.

Vor mehr als zwanzig Jahren konnte ich mich von der unbewußt beabsichtigten Art gewisser Unfälle überzeugen. Ich wurde von einem intelligenten Mann in mittleren Jahren konsultiert, der an einer schweren Depression litt, die sich aus seinem erfolglosen Existenzkampf heraus entwickelt hatte. Er entstammte einer gut gestellten, gesellschaftlich anerkannten Familie, hatte aber in eine andere gesellschaftliche Schicht hineingeheiratet. Nach dieser „Mesalliance“ lehnten sein Vater und seine Familie es ab, mit ihm noch irgendetwas zu tun zu haben. Sein langer Kampf um einen Lebensunterhalt endete (wegen neurotisch bedingter Hemmungen) in einem vollständigen seelischen Zusammenbruch. Ich riet ihm, bei einem Kollegen in Analyse zu gehen, weil mich persönliche Beziehungen mit ihm und seiner Familie verbanden und weil ich mit seinem früheren Leben sehr vertraut war. Die Entscheidung machte ihm große Schwierigkeiten. Eines Abends, als die endgültige Entscheidung getroffen werden mußte, bat er, mich besuchen zu dürfen, um das Für und Wider noch einmal durchzusprechen. Er kam jedoch nicht an; er war in der Nähe meines Hauses von einem Auto überfahren worden. Man hatte ihn mit schweren Verletzungen in ein Krankenhaus gebracht. Ich selbst hörte erst am nächsten Tage von diesem Unfall. Als ich ihn als Dritter-Klasse-Patient im Krankenhaus fand, war er wie eine Mumie bandagiert. Er konnte sich nicht bewegen, und alles, was man von seinem Gesicht sehen konnte, waren seine Augen, die in einem euphorischen Licht erstrahlten. Er war bester Laune und völlig frei von der bedrückenden Melancholie der letzten Tage. Die ersten Worte, mit denen er mich begrüßte, waren: „Jetzt habe ich für alles gezahlt; jetzt werde ich endlich meinem Vater sagen können, was ich von ihm denke." Er wollte sofort einen entschiedenen Brief an seinen Vater diktieren und darin seinen Anteil an dem Kapital seiner Mutter fordern. Er war voller Pläne und wollte ein neues Leben beginnen.

Was an dieser Geschichte am eindrucksvollsten ist, ist die emotionale Erleichterung, die dieser Patient aus seiner Verletzung zog. Sie befreite ihn von dem Druck seines schlechten Gewissens, das von seinen äußerst feindseligen Gefühlen gegen seine Familie herrührte, die es ablehnte, seine Heirat anzuerkennen. Nach dem Unfall war er bereit, all seinen Ärger frei zum Ausdruck zu bringen und seinem Vater zu sagen, was er von ihm dachte.

Gelegentlich sind noch andere unbewußte Motive bei der Verursachung von Unfällen am Werke, so der Wunsch, Verantwortlichkeiten zu entgehen, der Wunsch, versorgt zu werden, und selbst das Streben nach finanzieller Entschädigung.

Im ganzen genommen ist das zu Unfällen neigende Individuum ein ungestümer Mensch, der seine Augenblicksregungen unmittelbar in Handlung umsetzt. Er hegt eine tief eingegrabene Aufsässigkeit gegen die übertriebenen Gesetze seiner Erziehung in sich, einen tiefen Groll gegen alle Autoritätspersonen. Gleichzeitig besitzt er ein strenges Gewissen, das ihn für diese Aufsässigkeit mit Schuld belädt. Mit dem unbewußt provozierten Unfall bringt er seinen Groll und seine Rachegefühle zum Ausdruck, wobei er für seine Aufsässigkeit mit seiner Verletzung büßt.

Da die hauptsächlichen Faktoren bei Unfällen nicht äußerer Natur sind, wie zum Beispiel Maschinendefekt oder ungünstige Umstände wie Wetter, Dunkelheit usw., sondern in dem Menschen selbst begründet liegen, der den Unfall erleidet, müssen die primären Maßnahmen zur Verhütung auf die Persönlichkeit selbst abzielen. Es gibt nur zwei wirksame Wege des Vorgehens gegen diesen menschlichen Faktor. Der eine besteht in der Wandlung der Persönlichkeit und der andere darin, den zu Unfällen neigenden Menschen in andere, weniger Gefahren in sich bergende Beschäftigungen zu überführen. Beide Maßnahmen erfordern verläßliche Methoden, mit deren Hilfe das unfallanfällige Individuum erkannt werden kann. Weil die zu Unfällen prädisponierenden psychologischen Faktoren nicht einfache, isoliert an der Oberfläche erkennbare Eigenschaften sind, können sie nicht mit den gewöhnlichen Methoden psychologischer Tests aufgedeckt werden. Die von einem Fachmann durchgeführte psychiatrische Exploration, in der die gesamte Vorgeschichte eines Menschen aufgerollt wird, ist die verläßlichste Methode. Die Unfallgewohnheit entwickelt sich in frühen Lebensstadien und manifestiert sich schon beim kleinen Kinde in einer merklichen Neigung, sich körperliche Verletzungen zuzuziehen, selbst wenn diese nur geringfügig sind. Die Kombination von äußerster Widerspenstigkeit und Schuld manifestiert sich schon in der frühen Kindheit in verschiedenen, dem geschulten Psychiater vertrauen Weisen.

KAPITEL XV

Die Funktionen des Sexualapparates und ihre Störungen

von

THERESE BENEDEK, M. D.

Das psychosomatische Vorgehen in der Medizin begegnet seiner vielversprechendsten Aufgabe bei Untersuchungen im Zusammenhang mit den Funktionen des Sexualapparates, denn auf keinem anderen Gebiet ist die Beziehung zwischen den psychologischen und den physiologischen Seiten einer Funktion so eng wie bei der Sexualität.

Seit undenklichen Zeiten ist bekannt, daß die Sexualdrüsen — die Hoden und die Eierstöcke — einen entscheidenden Einfluß auf Temperament und Verhaltensweisen ausüben. Kastration, also die Entfernung der Hoden, ebenso wie das Verschneiden weiblicher Tiere, also die Entfernung der Eierstöcke, sind in der Tierzucht schon immer gebräuchlich gewesen, um Temperamentsveränderungen hervorzurufen, die sich bei der Domestizierung von Tieren als nützlich erweisen, oder um Stoffwechselveränderungen zu erzielen, die das Fleisch der Tiere wohlschmeckender machen. Auch beim Menschen ist bekannt, daß Kastration die Virilität herabsetzt, nicht weil sie zu Unfruchtbarkeit führt, sondern weil sie körperliche Veränderungen an den Geschlechtsmerkmalen und Gefühlsveränderungen hervorruft, die die Neigung zu männlichen Tätigkeiten schwächen. In ähnlicher Weise bewirkt bei Frauen frühzeitige Entfernung der Ovarien oder deren angeborene Insuffizienz Sterilität und greift hemmend in die Entwicklung der physischen und emotionalen weiblichen Merkmale ein.

Aufsehenerregende Experimente um die Zeit der Jahrhundertwende erwiesen die Rolle der Keimdrüsen (Gonaden) bei der Produktion der Sexualhormone. *Freuds* frühe Vermutung, daß die „gestörte Chemie des (sexuell) unbefriedigten Menschen Angst auslöst und so zu anderen Symptomen führt“ (92), befand sich in Übereinstimmung mit der Erwartung anderer Biologen seiner Zeit. In seiner ersten umfassenden Arbeit über die Theorie der Sexualität (94 — Drei Abhandlungen zur Sexualtheorie) brachte *Freud* die Hoffnung zum Ausdruck, daß die Endokrinologie die Antwort auf die Probleme des normalen und abnormen Sexualverhaltens geben könne. Seit jenen Tagen hat die Psychoanalyse mit großer Sorgfalt die Rolle des Sexualtriebes und der ihm entsprechenden psychischen Energie — der Libido — bei der Dynamik psychischer Vorgänge herausgearbeitet. Es konnte erwiesen werden, daß die Reifung der Sexualfunktion und die Integration der Persönlichkeit eng miteinander verwobene Vorgänge sind. Das endokrinologische Substrat der Sexualität war jedoch in diesen Untersuchungen nicht einbegriffen. Die Endokrinologie ging ihren eigenen Weg.

Nach der Isolierung und Synthese der Steroidhormone schien sich aus Experimenten an niederen Säugetieren die Tatsache zu ergeben, daß das Sexualverhalten einer einfachen chemischen Kontrolle unterstehe. Es wurde nachgewiesen, daß bei niederen Säugern die zyklische Funktion der Ovarien das Sexualverhalten beherrscht: die Paarung kommt auf dem Höhepunkt des periodisch wiederkehrenden **Oestrus** — Heißwerdens — zustande, was sich an bestimmten erkennbaren und zur Kopulation führenden Tätigkeiten manifestiert. Beobachtungen an Primaten deckten jedoch Diskrepanzen in der Proportionalbeziehung zwischen Keimdrüsenfunktion und Paarungsverhalten auf. (*Maslow* — 149.) Die Primaten können zur Sexualtätigkeit von einer Vielzahl von Faktoren angeregt werden, die unabhängig vom Oestrus sind. Beim Manne können die verwickelten und veränderlichen Reize, die das Sexualverhalten motivieren, den psychologischen Zyklus nahezu vollständig verdecken. Als es klar wurde, daß sich das Sexualverhalten nicht einfach in Ausdrücken der Keimdrüsenfunktion erklären läßt, mußte die Rolle der Hormone in der Ordnung und in der Wechselwirkung der Faktoren, die das Sexualverhalten bedingen, in die Untersuchung einbezogen werden.

Aus der großen Masse physiologischer Kenntnisse wollen wir hier nur die bekannten Tatsachen, die der Sexualfunktion sämtlicher Säugetiere innewohnen, anführen. Bei beiden Geschlechtern befinden sich die Keimdrüsen unter dem regulierenden Einfluß der Hypophyse. Durch eine Gruppe spezifischer Hormone beeinflußt die Hypophyse das Körperwachstum ebenso wie zahlreiche Stoffwechselfunktionen, und durch ihr **gonadotropes Hormon** fördert sie die Reifung und steuert die Funktionen von Hoden und Ovarien. Der Vorgang ist beim Manne einfacher als bei der Frau. Unter dem Einfluß gonadotroper Hormone produzieren die Hoden die männlichen Gameten, die **Spermatozoen,** und neben diesen eine Gruppe von Hormonen, die **Androgene**[1]), die für die physischen und emotionalen Charakteristika der Männlichkeit verantwortlich gemacht werden. Beim weiblichen Geschlecht ist der Ablauf kom-

1) Der chemische Vertreter der Androgene ist Testosteron.

plizierter: Es findet sich eine Wechselwirkung zwischen Hypophysen- und Ovarialfunktionen, die rhythmische Änderungen der Produktion von Gonadotropin bewirkt, und dies seinerseits bewirkt die zyklische Natur der Ovarialtätigkeit. Die Ovarien geben die weiblichen Gameten — **Ova** — und zwei Gruppen von Hormonen ab, die nacheinander produziert werden: **Oestrogene,** die die Reifung der Geschlechtszellen anregen, und **Progestine,** die die Einbettung und Erhaltung der befruchteten Eier sichern. Beide Arten von Hormonen haben einen spezifischen Einfluß auf die sekundären Geschlechtsmerkmale und auf den Gefühlshaushalt der Frau.

Es ist erwiesen, daß die Keimdrüsenhormone unbedingt notwendig sind für die Vollendung der zur Fortpflanzung führenden Reifungsprozesse. Doch „das Hormon darf nicht als direkter Motor des Verhaltens noch als organisierende Kraft der zutage tretenden Reaktionsweisen, sondern nur als ein fördernder Stoff, der die Ansprechbarkeit des spezifischen neuromuskulären Systems auf adäquate Reize erhöht, betrachtet werden"[1]). Die physiologische Rolle der Keimdrüsenhormone im Organismus wird durch „eine genetisch festgelegte Ansprechbarkeit der nervösen Mechanismen" (*Beach* — 24) beeinflußt. Beim Menschen wird die primäre Disposition des Nervensystems in seiner Ansprechbarkeit auf innere und äußere Reize in hohem Maße von äußerlichen (kulturellen) Faktoren kompliziert, die sowohl den Reiz als auch dessen Beantwortung durch das Individuum modifizieren. Aus diesem Grunde lassen sich die Wirkungen der Keimdrüsenfunktion beim Menschen kaum von den psychologischen Faktoren abtrennen, die die Entwicklung der Persönlichkeit als einer beständigen, funktionierenden Einheit bestimmen.

Es gehört nicht in den Rahmen dieser Darstellung, einen genauen Überblick über die psychoanalytischen Vorstellungen von der Persönlichkeitsentwicklung zu geben, die die Integration der normalen Fortpflanzungsfunktion mit allen anderen Funktionen der Persönlichkeit umfaßt[2]). Um die Faktoren herausarbeiten zu können, die zu Fehlfunktionen des Sexualapparates führen, soll jetzt die Rolle der emotionalen Bisexualität bei der psychosexuellen Reifung besprochen werden.

---

[1]) F. A. Beach: Hormones and Behavoir. New York und London, Paul B. Hoeber, Inc., 1948.

[2]) Die wichtigsten dynamischen Vorstellungen in diesem Zusammenhang werden in F. Alexanders „Fundamentals of Psychoanalysis" (8) besprochen. Eine umfassende Darstellung der Persönlichkeitsentwicklung aus der Feder des Autors dieses Abschnittes wird in „Dynamic Psychiatry" von Alexander et al. erscheinen.

Das **Geschlecht** des Individuums wird bei der Empfängnis von der Chromosomenzusammensetzung der Gameten entschieden. Damit sind dem Embryo die potentiellen Entwicklungstendenzen auf ein bestimmtes Geschlecht hin gegeben. Es finden sich allerdings Anzeichen, daß diese Entwicklung nicht vollständig gesichert ist, daß bereits in utero Bedingungen auftreten können, die die Entwicklung des männlichen Foeten in Richtung auf die Männlichkeit stören. So etwas kommt zum Beispiel vor, wenn der männliche Foet mit weiblichen Sexualhormonen derartig überschwemmt wird, daß sich ein „sekundärer Zwitter" entwickelt. So kann es geschehen, daß nicht die Gene, sondern „äußerliche" hormonale Bedingungen für das wechselnde Ausmaß an **Bisexualität** bei der Geburt verantwortlich sind (*Hoskins* — 122). Der Ausdruck Bisexualität ist hier nicht auf anatomischen Hermaphroditismus oder andere manifeste Formen von „Zwittertum" bezogen, sondern soll eine spezifische Prädisposition für gewisse Reaktionen auf Umwelteinflüsse bedeuten. Die Umwelt des Neugeborenen wird von der weiter bestehenden Symbiose zwischen Mutter und Kind beherrscht. Durch Stillen und körperliche Pflege übermittelt die Mutter Einflüsse, die für die Säuglinge beiderlei Geschlechts verschiedene Bedeutung tragen. Die Hormone, die das Mädchen von der Mutter empfängt, ebenso wie die Entwicklungstendenzen zur Identifizierung mit ihr weisen beide in der Richtung auf die spätere psychosexuelle Entwicklung des Mädchens. Der Junge empfängt jedoch einen endokrinen Einfluß durch die Muttermilch, der die feminine Komponente in ihm verstärken kann; die Entwicklung des Knaben geht während der oral-rezeptiven Phase durch eine Mutteridentifizierung hindurch; auch dies kann die Tendenz zu bisexuellen Reaktionen verstärken, die sich dem endgültigen psychosexuellen Entwicklungsziel des Mannes entgegenstellen.

Die Manifestationen der psychischen Bisexualität lassen sich in frühen prägenitalen Entwicklungsstufen erkennen. Der zweijährige Knabe, wenn er ein „richtiger Junge" ist, zeigt eine Neigung zu Selbstbestätigung und Unabhängigkeit, während das „Püppchen" vor jedem neuen Schritt Angst hat und vor Selbstbestätigung zurückschreckt, um sich eine fortgesetzte Mutterabhängigkeit zu erhalten. Es ist nicht bekannt, ob endokrine Faktoren bei diesen Erscheinungen eine Rolle spielen. Kinder beiderlei Geschlechts produzieren kleine Mengen von Oestrogenen und Androgenen; es ist jedoch nicht bekannt, ob diese Hormone an der „Überschußerregung" teilnehmen, die die prägenitale Libido hervorruft (*Alexander* — 8). Ebensowenig ist es bekannt, ob eine Veränderung in den Keimdrüsenhormonen stattfindet, wenn das Kind in die **Oedipusphase** eintritt und seine sexuell gefärbten Forderungen auf den Elternteil gegensätzlichen Geschlechts wendet und auf diese Weise „schuldig wird" und sich vor Bestrafung durch den gleichgeschlechtlichen Elternteil zu fürchten beginnt. Es scheint jedoch über jeden Zweifel erhaben, daß das psychodynamische Ergebnis dieses entscheidenden Lebenskonfliktes sehr stark von den bisexuellen Komponenten der psychosexuellen Anlage beeinflußt wird. Die „psychische Realität" des **Kastrationskomplexes** hängt nur zum Teil von der Stärke des Triebwunsches ab; sie ist ebenso, wenn nicht noch stärker, abhängig von der Umwelt: von der Straf- und Verführungshaltung der Eltern und von dem Geborgenheitsgefühl des Kindes bei ihnen; nicht zuletzt hängt sie auch von der Disposition des Kindes ab, die es die Vorstellung als psychische Realität erleben läßt, daß die Kastration, der Verlust des Penis, möglich ist. (*Alexander* und *Staercke* wiesen darauf hin, daß der kleine Junge auf den Verlust des Penis durch so frühe Erlebnisse wie den Verlust der Mutterbrust aus seinem Munde und den Verlust der Fäces aus dem Anus vorbereitet ist, weil er einst diese als einen Teil seines Selbst angesehen hatte. In gleicher Weise können die strömenden Erregungen von Erektionen, deren Kommen und Gehen von ihm nicht beherrscht werden kann, das Kind erschrecken.) In der Psychoanalyse stellt sich gewöhnlich heraus, daß die Entdeckung der weiblichen Genitalregion das Trauma ist, das in der Vorstellung des kleinen Jungen den Glauben befestigt, daß man den Penis verlieren kann, weil es ja eben andere Menschenwesen gibt, die diesen nicht besitzen. Für ihn kann daher das weibliche Genitale als ein Freßorgan erscheinen, das den Penis sich einverleiben und behalten will. Identifizierung mit dem gefährlichen Individuum ist die wirksamste Abwehr gegen diese Furcht. Durch die Mutteridentifizierung entwickelt der Knabe den „negativen Oedipuskomplex"; statt sich mit seinem Vater in der Tendenz, die Mutter zu lieben, zu identifizieren, will er vom Vater geliebt werden und seine Mutter bei ihm ersetzen. Eine solche Lösung des Oedipuskomplexes ist sehr wertvoll für die seelische Ökonomie: sie vermindert die Furcht vor den weiblichen Genitalien und drängt gleichzeitig die Furcht vor der väterlichen Strafe zurück. Der Vorgang ist bei Mädchen mit starken Neigungen zu männlicher Identifizierung ähnlich. Ein solches Mädchen löst, nachdem sie heterosexuelle Triebregungen verspürt und so den Eindruck gewonnen hat, daß der Penis ein „gefährliches Organ" ist, den Oedipuskomplex durch Identifizierung mit ihrem Vater. Zufolge des starken Wunsches nach einem Penis oder durch die Illusion, daß sie einen habe oder daß ihr noch einer wüchse, verdrängt das Mädchen die Furcht vor dem männlichen Genitale und entwickelt zur gleichen Zeit die Hoffnung, daß sie von der Mutter in der gleichen Weise geliebt wird wie der Vater und/oder Bruder.

Die Manifestationen bisexueller Tendenzen lassen sich während der prägenitalen Stufe an den wechselnden Identifizierungen des Kindes erkennen. Es bedarf jedoch des Kampfes der Oedipusphase, um die quantitativen Unterschiede zwischen männlichen und weiblichen Triebkomponenten aufzudecken, zwischen der Bereitschaft, das Risiko heterosexueller Entwicklung auf sich zu nehmen und der Tendenz, vor dieser wegen der Stärke der Gegenstrebungen zurückzuschrecken. *Margaret Gerard* weist in ihren ausgedehnten Arbeiten über das Bettnässen (99) darauf hin, daß die Enuresis als neurotisches Symptom eine Manifestation einer bisexuellen Tendenz ist. Sowohl Knaben als auch Mädchen leiden an Albträumen, deren Inhalt die Furcht ist, von einem Erwachsenen des anderen Geschlechtes angegriffen zu werden. Die Furcht mobilisiert die sado-masochistische Erregung, die durch die Blasenentleerung entladen wird. Das Verhalten der Knaben ist regressivpassiv und selbstverachtend; die Mädchen zeigen sich in überkompensierter Weise aktiv, was durch ihre männliche Identifizierung motiviert wird. Aus den vielen möglichen Variationen der Konstellationen des Oedipuskomplexes haben wir eine ausgewählt, die, weil sie beim Knaben die femininen und beim Mädchen die maskulinen Neigungen fördert, die bisexuellen Tendenzen des Individuums verstärkt.

Die Festlegung der Entwicklungspotentiale auf eine bestimmte Richtung ist eine der Wirkungen der Oedipusphase der Entwicklung; ein weiteres Ergebnis muß in der neu entstehenden Persönlichkeitsinstanz gesehen werden, die *Freud* das **Überich** genannt hat. Diese seelische Instanz stellt die Einverleibung der Verbote dar, die in unserer Kultur die Verdrängung der Sexualität der Kindheit fordern. Durch den beherrschenden Einfluß des Überich gewinnen die psychologischen Faktoren bei der Steuerung des sexuellen Reifungsprozesses an Einfluß.

Das psychische Gleichgewicht besteht aus einer Bilanz der Funktionen in den verschiedenen strukturellen Instanzen der Persönlichkeit. Dementsprechend hängt es einerseits von der Stärke des Ichs ab — dessen Fähigkeit, die störenden Erregungen zu verdrängen — und andererseits von der Intensität dieser Erregungen, ob die **Latenzperiode** — eine Zeit, in der das Individuum seiner Sexualität nicht gewahr wird — zustande kommt, nachdem die Oedipusstrebungen verdrängt worden sind. Es gibt Kulturen, in denen eine Latenzzeit keine kulturelle Forderung ist. Doch auch in diesen Kulturen bringt die Gesellschaft Mittel und Vorschriften hervor, um die Kinder vor ihrer eigenen Sexualität und vor der der Erwachsenen zu schützen (*Mead* — 151). Trotz der strikten Forderung nach Verdrängung sexueller Triebregungen gibt es viele Kinder, die im Latenzalter (zwischen 6 und 11 oder 12 Jahren) von sexuellen Phantasien und Tätigkeiten beunruhigt werden, die zu Konflikten mit ihrer Umwelt ebenso wie mit ihrem Überich Veranlassung geben. Um die Faktoren werten zu können, die für die sexuellen Antriebe der Latenzzeit verantwortlich sein können, muß man verschiedene Möglichkeiten ins Auge fassen: 1. Eine nicht qualifizierte Überschußerregung wird durch den Sexualapparat in Abfuhrkanäle gelenkt; 2. Nicht verdrängbare sexuelle Triebregungen als Folge einer spezifischen endokrinen Erregung; 3. Die Fähigkeit des Ichs, sexuelle Triebregungen zu unterdrücken, ist schwach entwickelt und die nicht einmal so starken Triebregungen können deshalb die Abwehr durchbrechen und sofortige Befriedigung verlangen. In der Analyse ergibt sich oft eine Kombination der Faktoren. Es geschieht oft, daß das Ich schwach erscheint beim Unterdrücken von sexuellen Regungen, die aus im Konflikt befindlichen Tendenzen entspringen. Auf der Grundlage einer psychoanalytischen Beurteilung der individuellen Entwicklung läßt sich die Rolle würdigen, die die sexuellen Erlebnisse der Oedipus- und Latenzzeit bei der Modifikation, Auslösung und/oder Unterbrechung der psychosexuellen Reifungsvorgänge gespielt haben. Es liegt jedoch kein Material über entsprechende Abweichungen in den Entwicklungsvorgängen des endokrinen Apparates vor. Aus dem vorliegenden psychoanalytischen Beobachtungsmaterial scheint sich herauszuschälen, daß Fixierungen auf prägenitalen Stufen der Sexualität und deren Wiederholungszwang während der Latenzzeit ebenso wie die Kastrationsangst, die diese begleitet oder motiviert, die Vollendung der sexuellen Reifung eher hintanhalten als beschleunigen. *Fenichel* nimmt an, daß „jede Fixierung notwendigerweise den hormonalen Zustand verändert" (83). Diese Annahme wird sich wahrscheinlich auch dann nicht verifizieren lassen, wenn die endokrinen Untersuchungstechniken noch größere Verfeinerungen erfahren haben.

In der **Pubertät** regen die gonadotropen Hormone der Hypophyse die Produktion von androgenen Stoffen und von Ovarialhormonen an, was bei beiden Geschlechtern das allmähliche Auftreten der sekundären Geschlechtsmerkmale verursacht. Die Pubertät — also die physiologische Reifung der Keimdrüsen — setzt die zugehörigen emotionalen Entwicklungsprozesse in Gang, die die

Periode der Halbwüchsigkeit **(Adoleszenz)** darstellen. Die beunruhigenden Symptome dieser Lebensperiode sind der Ausdruck einer Reorganisation der Persönlichkeit. Diese wird in Gang gesetzt durch das Aufschießen von „Überschußenergie", die durch die Tätigkeit der Keimdrüsen und anderer Wachstumsprozesse bedingt ist. Es wäre jedoch eine unzulässige Vereinfachung, wollte man annehmen, daß während der Adoleszenz eine physiologisch reife Sexualität mit Hemmungen im Kampf liegt, die sexuelle Befriedigung verhindern und ihren Ursprung in den introjizierten sexuellen Verboten der Vergangenheit und den gesellschaftlichen Realitäten der Gegenwart haben. Jüngere Untersuchungen an einer Reihe von Südseebevölkerungen (*Montagu* — 167) haben ergeben, daß während der Adoleszenz bei Frauen eine Periode der Sterilität besteht. Das zeigt, daß die Vollendung der physiologischen Reifung eine lange Zeit in Anspruch nimmt, selbst unter Kulturbedingungen, in denen die psychosexuelle Entwicklung keine Verdrängungs- und Latenzperioden passieren muß. Es ist naheliegend, zu erwarten, daß die Periode der Adoleszenz (und die Vollendung der physischen Reife) in unserer Zivilisation eher noch länger dauert, in der das Ziel der sexuellen Reifung nur erreicht werden kann durch die Aussöhnung des Sexualtriebes mit allen anderen Funktionen der Persönlichkeit.

Während der Adoleszenz geht die Sexualität aus einer allgemeinen, lustbetonten Erregung in ein wesentliches Bedürfnis über; ihre ideale Befriedigung läßt sich nur durch den Koitus mit einem Angehörigen des anderen Geschlechtes erreichen. Die hervorbrechende sexuelle Energie rührt jedoch die Konflikte der früheren Entwicklungsperioden mit den diesen zugehörigen Affekten erneut auf. Die Kanäle prägenitaler Befriedigungen werden erneut besetzt, und die Ängste, die den Oedipuskonflikt begleitet haben, erhalten neue Nahrung. Aus diesen Gründen hält im Beginn der Adoleszenz eine tiefwurzelnde Angst die beiden Geschlechter voneinander fern. Die Schwere des Adoleszentenkonfliktes wird bei beiden Geschlechtern von seinen beiden psychodynamischen Komponenten bestimmt: der Intensität der durch die physiologische Anregung bedingten Triebansprüche und der Kastrationsfurcht, die, in früheren Konflikten wurzelnd, durch die physiologische Anregung erneut mobilisiert wird. Der Vorgang der Adoleszenz besteht in einer komplizierten Wechselwirkung zwischen physiologischen und psychischen Kräften und hat normalerweise die Auflösung der Kastrationsfurcht zum Ergebnis.

Sexuelle Reife bedeutet, daß das Individuum gelernt hat, Befriedigung seiner Triebbedürfnisse innerhalb des Rahmens seines

Gewissens zu finden. Daraus erhellt, selbst ohne weiteres Herausarbeiten der dynamischen Prozesse, daß die genitale Sexualität des erwachsenen Menschen unter der Kontrolle eines strukturell hochdifferenzierten Ichs steht. Die genitale sexuelle Energie muß auf ihrem Wege zur Befriedigung Bedingungen erfüllen, die vom Überich aufgerichtet sind und muß Widerstände überwinden, die ihr vom Ich in den Weg gestellt werden; sowohl der beschränkende Einfluß des Überichs als auch die Abwehr des Ichs können den freien Ausdruck und die Abfuhr von Libido behindern oder hintanhalten. Doch nicht nur Ich und Überich, sondern auch die Triebregungen selbst können der sexuellen Reifung Hindernisse in den Weg legen: Fixierungen an prägenitale Befriedigungsformen können die sexuelle Energie binden; von prägenitalen Konflikten ausgehende Angst kann diese Energie ablenken und in infantile Kanäle zwingen. Auf diese Weise kann die psychosexuelle Energie vollständig oder teilweise in intrapsychischen Prozessen verbraucht werden. Solchen Betrachtungen über die Ökonomie intrapsychischer Prozesse zufolge wird es offenbar, daß nicht die Produktion von sexueller Energie, sondern ihre Verwendung für die Unterschiede im Sexualverhalten des Menschen verantwortlich ist.

Selbst eine so skizzenhafte Darstellung der Wechselwirkung zwischen sexueller Reifung und der Persönlichkeitsentwicklung läßt erkennen, daß der Aufbau des Sexualtriebes aus seinen prägenitalen Quellen zur genitalen Reife die eigentliche Achse ist, an der sich die Organisation der Persönlichkeit orientiert. Vom Gesichtspunkt der Sexualfunktion aus betrachtet, ist der Sexualtrieb beim Manne und bei der Frau verschieden organisiert, um die Motivierungen für ihre spezifischen Funktionen bei der Fortpflanzung energetisch versorgen zu können.

1. SEXUALFUNKTIONEN DES MANNES

Die männliche Sexualfunktion wird in einem einzigen Akt ausgeführt: Im Koitus. Der Mann befriedigt seine aktiven heterosexuellen Triebbedürfnisse durch diesen Akt und entleert gleichzeitig die Spermatozoen in den weiblichen Genitalkanal und ermöglicht so die Befruchtung (Empfängnis). Der männliche Sexualtrieb befindet sich dementsprechend unter der Herrschaft einer einzigen Gruppe von Sexualhormonen — der Androgene. Beim Erwachsenen findet sich eine Korrelation zwischen der Produktion von Keimdrüsenhormon und der Stärke der sexuellen Triebregungen (*Pratt* — 183). Es gibt bei ihm jedoch keinen regelmäßig wiederkehrenden Zyklus von Abbau und Wiederaufbau der psychosexuellen Verhaltensweisen, der sich direkt mit dem Sexualzyklus der Frau vergleichen ließe. Man kann allerdings auch beim Manne emotionale Schwankungen beobachten, die, wenn auch nicht mit regelrechter Periodizität auftretend, doch von der Keimdrüsenfunktion abhängig scheinen. Sie manifestieren sich klinisch ähnlich wie eine leichte Depression. Das psychoanalytische Material ergibt eine Veränderung der heterosexuellen Strebungen: die allgemein nach außen gekehrten Tätigkeiten ebenso wie das Sexualverlangen erscheinen herabgesetzt; die auf das Selbst gerichtete psychosexuelle Energie ruft eine hypochondrische Stimmung hervor. Während man bei Frauen einen solchen emotionalen Zustand als Entsprechung zu einem niedrigen Keimdrüsenhormonspiegel ansehen kann, liegen beim Manne noch keine Untersuchungen über den Zustand der zugehörigen Keimdrüsenproduktionsgrößen vor. Die Tendenz zu solchen emotionalen Schwankungen könnte beim Manne unabhängig von der Keimdrüsenproduktion sein.

Welche Rolle die Keimdrüsenhormone nun auch bei der Entstehung und Lenkung von genitaler Sexualenergie spielen mögen, es finden sich Beobachtungen, aus denen hervorgeht, daß die Ausführungsorgane der Sexualfunktionen durch andere als durch Keimdrüsenfaktoren angeregt werden können. In dieser Hinsicht können wir die Wahrnehmung von Libido als die Funktion der psychischen Ausführungsorgane ansehen. Normalerweise wird die Libido als Lust, als ein lustbetonter Trieb wahrgenommen, der, auf die Sexualorgane hingeleitet, diese für die Abfuhr libidinöser Spannungen in Befriedigungsakten sensibilisiert. In einer kürzlich erschienenen Veröffentlichung beschreibt *W. H. Perloff* (179) den Fall eines männlichen Eunuchen, der heterosexuelle Triebregungen verspürte und zu Erektion und Orgasmus in der Lage war. Dieser Fall ist ebenso wie der ähnliche Fall eines Mädchens mit nicht angelegten Ovarien, das sich in normaler Weise heterosexuell von Männern angezogen fühlte, etwas Ungewöhnliches. Aber solche Fälle lassen doch erkennen, daß beim Menschen Libido und Potenz vorhanden sein können, selbst wenn die Keimdrüsenhormone fehlen oder in ungenügender Menge vorhanden sind. Andere, weniger ungewöhnliche Zustände, wie die Hypersexualität postklimakterischer Individuen beweisen ebenfalls, daß die libidinöse Spannung nicht der Produktion an Keimdrüsenhormonen proportional geht. Andererseits finden sich Ungleichheiten der libidinösen Gefühle ebenso wie des Sexualverhaltens, die sich nicht quantitativ auf die mit den heutigen Techniken erfaßbaren Veränderungen der Keimdrüsenhormonproduktion beziehen lassen. Die Ökonomie intrapsychischer Prozesse — wie vorstehend besprochen — bietet die Erklärung für dieses Phänomen an. Da die psychosexuelle Energie in intrapsychischen Prozessen ausgegeben werden kann, ist leicht zu verstehen, daß die genitale Sexualenergie nicht in jedem Falle den Grad von Wirksamkeit zu erreichen braucht, der für die Integration der psychischen und somatischen Seiten der Sexualität erforderlich ist, selbst wenn diese Energie aus einer normalen Keimdrüsenfunktion herrührt.

2. SEXUALFUNKTIONEN DER FRAU

Bei Frauen macht die Flut und Ebbe der Keimdrüsenhormonproduktion die Wechselwirkungen zwischen endokrinen Funktionen und psychodynamischen Prozessen der Untersuchung zugänglich. Die erste derartige Untersuchung wurde unternommen, als die Verfasserin in Zusammenarbeit mit *B. B. Rubenstein* die psychosexuellen Manifestationen der Ovarialfunktionen studierte (28). Auf der Grundlage täglicher Temperaturkurven und mit Hilfe von Vaginalabstrichen wurde der genaue Ablauf des Ovarialzyklus bei einer Reihe von Frauen verfolgt, die sich gleichzeitig in Psychoanalyse befanden. Die psychoanalytischen Protokolle wurden einer Durchsicht zum Zwecke der Feststellung von Veränderungen und Schwankungen in den psychosexuellen Manifestationen dieser Patientinnen insbesondere in Beziehung zum Ovarialzyklus unterzogen. Auf der Grundlage dieser Sichtung wurde eine Kurve des Menstrualzyklus ausgearbeitet. Beim Vergleich der unabhängig zusammengestellten Daten fand sich eine nahezu vollständige Übereinstimmung; beide Methoden erwiesen sich als geeignet, die entscheidenden Phasen der Ovarialfunktionen festzustellen. Das Sexualverhalten bei Frauen wird von einer großen Mannigfaltigkeit von Faktoren motiviert; die biologischen Strebungen werden durch kulturelle Verhaltensbahnungen und durch die Entwicklungsvorgänge, die die individuellen Variationen im sexuellen Ausdrucksvermögen bedingen, larviert und modifiziert. Trotz der komplexen psychologischen Struktur der menschlichen Persönlichkeit erwies diese Arbeit, daß 1. die emotionalen Manifestationen des Sexualtriebes ebenso wie die Fortpflanzungsfunktion selbst durch Keimdrüsenhormone angeregt werden; 2. parallel zur Oestrogenproduktion eine aktive, extravertierte heterosexuelle Strebung die Verhaltensweise motiviert; 3. parallel zur Progestinphase die psychosexuelle Energie einwärts gerichtet wird und als passiv-rezeptive und retentive Strebung in Erscheinung tritt; insofern läuft (4.) parallel mit dem hormonalen ein emotionaler Zyklus ab. Der hormonale und emotionale Zyklus gemeinsam stellen den **Sexualzyklus** dar.

Der Sexualzyklus beginnt mit der Follikelreifungsphase, während der die Produktion von Oestrogenen langsam anwächst. Die aktiven heterosexuellen Strebungen lassen sich am offenen oder versteckten Sexualverhalten, in Träumen und Phantasien und an einer gesteigerten Lebhaftigkeit bei den extravertierten Tätigkeiten des Individuums erkennen. In der Tat scheint es, als ob die Oestrogene beim Menschen genau wie bei niederen Säugetieren dazu dienen, die Geschlechtstätigkeit hervorzurufen. Zur gleichen Zeit regen die Oestrogene das Ich auch zu höherer Integration und Koordinierung seiner Tätigkeiten auf anderen, nicht sexuellen Gebieten an[1]).

Um die Zeit des Follikelsprunges erreicht die Oestrogenproduktion ihren Höhepunkt und vermischt sich mit der beginnenden Ausschüttung von Progestinen. Dieses Anhalten der Produktion ist der Anstoß für die höchste Stufe der psychosexuellen Integration, das heißt der biologischen und emotionalen Bereitschaft zur Empfängnis. Dies findet seinen Ausdruck in der gesteigerten libidinösen Bereitschaft, den Sexualpartner zu empfangen oder, wenn der Weg dazu verbaut ist, in einer wachsenden emotionalen Spannung; dadurch ist die präovulative Phase häufig charakterisiert.

Nach dem Eintritt des Follikelsprunges läßt die heterosexuelle Spannung plötzlich nach, und es folgt eine Periode der Ruhe; die Richtung der psychosexuellen Energie verändert sich und wird auf den weiblichen Körper und sein Wohlbefinden konzentriert. Die Wirkung davon ist eine allgemeine Erotisierung; die Bereitschaft, den Sexualpartner zu empfangen, ist gewöhnlich bewußt; der Wunsch nach Befruchtung und Schwangerschaft läßt sich in der Regel nur in Träumen und Phantasien erkennen. So lange die Aktivität des Corpus luteum (Progestinproduktion) zunimmt, entwickelt sich eine mehrere Tage anhaltende Periode, die der „stillen Periode" niederer Säugetiere vergleichbar ist. Das dieser Phase entsprechende psychologische Material läßt sich unter dem Stichwort „Vorbereitung auf die Mutterschaft" zusammenfassen. Diese kann als Wunsch nach oder Furcht vor Schwangerschaft und/oder eine

---

1) Um die Stärke der heterosexuellen Bedürfnisse abschätzen zu können, muß man die Affektveränderungen in Betracht ziehen, die nach der Befriedigung oder bei Gelegenheit der Versagung dieser Bedürfnisse auftreten; in letzterem Falle steigt die emotionale Spannung an, im ersteren läßt sie nach. In der gleichen Weise muß man die Abwehr gegen die heterosexuellen Strebungen bei gehemmten Individuen in Betracht ziehen. Bei solchen Menschen werden parallel zur Größe der Oestrogenproduktion die charakteristischen Abwehrhaltungen gegen die Sexualität mobilisiert und umso mehr affektgeladen, wie die Hormonproduktion ansteigt. Bei infantilen Individuen kann Angst und/oder Feindseligkeit gegen Männer die heterosexuellen Strebungen überdecken.

feindselige Abwehrbereitschaft gegen diese zum Ausdruck kommen. Eine Analyse dieses Materials deckt gewöhnlich die Wiederholung der Konflikte auf, die die Frau in ihrer Kindheit zu bewältigen hatte, und die sie unbewußt noch ihrer Mutter gegenüber aufrecht erhält; man erkennt das Streben nach Lösung solcher Konflikte und nach Versöhnung mit der Mutter, insbesondere im Akzeptieren der oder dem Verlangen nach Mutterschaft. In diesen Fällen sind in dem psychologischen Material Phantasien über Kinderkriegen und Interessen für Kinderpflege vorherrschend. Wo diese Stufe der psychosexuellen Reifung nicht erreicht ist, kommt der regressive Wunsch der Frau, selbst Kind zu sein und umhegt zu werden, zum Ausdruck, der gewöhnlich von einer depressiven Stimmung begleitet ist.

Wenn keine Befruchtung eintritt, läßt die Produktion von Progestinen nach, und der sich ergebende niedrige Hormonspiegel charakterisiert die prämenstruelle Phase des Zyklus. Die emotionalen Reaktionen der Frau lassen ihre Wahrnehmung „des mäßigen Grades von Ovarialinsuffizienz“[1]) erkennen, den die prämenstruelle Phase darstellt. Parallel dazu findet eine partielle Regression der psychosexuellen Integration statt, und prägenitale — gewöhnlich anal-sadistische und eliminative — Strebungen treten unter den Motivierungen im psychoanalytischen Material in Erscheinung. Dies dürfte gemeinsam mit der gesteigerten allgemeinen Erregbarkeit des sympathischen Nervensystems für die Tatsache verantwortlich sein, daß die prämenstruelle Phase gern als die wiederkehrende Neurose der Frau (*Chadwick* — 46) bezeichnet wird. Die Symptome zeigen große Vielseitigkeit: Unbestimmte Befürchtungen und die Furcht vor dem Bluten scheinen die Vorstellung wieder zu beleben, daß die Menstruation mit Kastration identisch ist; so können infantile Sexualvorstellungen in Angstträumen wiederkehren und selbst im Wachen Reizbarkeit motivieren. In anderen Fällen zeigen Müdigkeit, gesteigerte Empfindlichkeit und Tränenausbrüche einen depressiven Zustand an. Der hormonale Zustand selbst zeigt Variationen, wodurch die prämenstruelle Phase bei verschiedenen Individuen verschiedene emotionale Begleitzustände hat. Diese können auch bei der gleichen Frau von Zyklus zu Zyklus Veränderungen zeigen. Das psychoanalytische Material der späten prämenstruellen Phase ergibt Korrelationen mit a) niedrigem Hormonspiegel, der das Ergebnis gleichzeitigen Nachlassens beider Hormone ist; b) Abnahme von Progestin- und beginnender Oestrogenproduktion, und c) Abnahme der Progestin- und Zunahme der Oestrogenproduktion. Das letztere ist eine Konstellation, in der die

[1]) R. G. Hoskins: Endocrinology. New York, W. W. Norton & Company, Inc., 1941.

dem abnehmenden Progestin gleichlaufende eliminative Tendenz sich mit der heterosexuellen Strebung vermischt. Die entsprechenden emotionalen Zustände sind durch eine erhöhte Spannung charakterisiert, die allen Tätigkeiten während dieser Tage eine „treibende“ Eigenschaft verleiht. In diesen Fällen ist die Frau zufrieden, wenn sie mehr arbeitet als zu anderen Zeiten; aber meistens klagen die Frauen über Ruhelosigkeit, die ihren übertriebenen Tätigkeitsdrang begleitet. Gleichzeitig zeigt das Sexualverlangen eine Stärke, die die gleiche Frau in anderen Phasen ihres Sexualzyklus nicht zu erleben braucht. Wenn man das gleiche Phänomen vom Standpunkt des Ichs aus beschreibt, so kann man es auch als eine Regression auffassen, so als ob das Ich einiger seiner integrativen Fähigkeiten beraubt worden wäre und unfähig ist, zwischen den verschiedenen Bedürfnissen zu vermitteln. Alle Wünsche erscheinen unaufschiebbar, alle Versagungen unerträglich. Alle Emotionen sind schlechter beherrscht, und die Frau erscheint weniger gesetzt als während anderer Phasen des Sexualzyklus. Glücklicherweise bleibt die Reaktion auf die prämenstruelle Hormonschwankung nicht die gleiche während der ganzen Periode der Zeugungsfähigkeit der Frau. Mit weiterer sexueller Reifung, insbesondere nach Geburten, scheint die Regression durch die Anpassungsvorgänge der Entwicklung absorbiert zu werden.

Das Ende des Sexualzyklus ist durch die Menstruationsblutung gekennzeichnet, die, von einem plötzlichen Abfall der Hormonproduktion eingeleitet, mehrere Tage anhält. Sobald die Blutung eingesetzt hat, läßt die gespannte Stimmung nach, die gesteigerte Erregbarkeit nimmt ab, und die erwachsene Frau akzeptiert die Menstruation gewöhnlich mit Erleichterung. Die depressiven Einstellungen tendieren dazu, sich aus der prämenstruellen Phase in die Menstruationstage selbst fortzusetzen. Wenngleich dies auf einer hormonalen Basis erklärt werden könnte, ist es doch interessant, festzustellen, daß das entsprechende psychologische Material sich als Bedauern über das Mißlingen der Schwangerschaft deuten läßt. Frauen erinnern dann oft traurige Erlebnisse, oder sie empfinden Reue über vorangegangene Aborte; sie betrachten mit Verachtung die weiblichen Genitalien, die ihnen nutzlos erscheinen; sie identifizieren menstruelle Blutungen mit Kot, und auf diese Weise werden die Genitalien als schmutzig und die Persönlichkeit als entwürdigt betrachtet. Nach ein paar Tagen, gewöhnlich noch während der Blutung, setzt die Follikelfunktion des neuen Zyklus ein, begleitend dazu kommt es zu sexueller Anregung, und es entsteht ein Zustand des Wohlbefindens.

Diese zugegebenermaßen schematische Darstellung des Sexualzyklus muß genügen, um zu zeigen, daß die zyklischen Hormonschwankungen die emotionalen Vorgänge bei der erwachsenen Frau in gewisse regulierte Bahnen zwingen.

Auf der anderen Seite der Bilanz findet sich der Einfluß emotionaler Faktoren auf die Keimdrüsen. Die vergleichende Untersuchung einer Reihe von Zyklen bei der gleichen Frau zeigt die Wirkungen auf, die fördernde oder hemmende emotionale Faktoren auf den Verlauf des Keimdrüsenzyklus haben. Es ist allgemein bekannt, daß Emotionen die Menstruation auslösen oder verzögern können; weniger bekannt ist die Tatsache, daß der Ovulationstermin ebenso unter ähnlichen Einflüssen verschieblich ist. Zum Beispiel kann befriedigender oder erregender heterosexueller Verkehr den Follikelsprung befördern, während Versagung oder Angst ihn hemmen kann. Die Schwankungen des Ovulationstermins sind so stark ausgeprägt, daß es beim Menschen wahrscheinlich keine festgelegte Periode physiologischer Unfruchtbarkeit gibt (wenngleich dieser Zustand annähernd in der letzten Woche vor dem Menstruationstermin erreicht wird). In der gleichen Weise wird auch die Zahl der Follikelsprünge, die Häufigkeit anovulatorischer Zyklen und die Symptomik der prämenstruellen Phase — bei der einen Frau mehr, bei der anderen Frau weniger — von emotionalen Faktoren beeinflußt. Die vergleichende Untersuchung der Sexualzyklen mehrerer Individuen zeigt, daß das Grundschema des Zyklus sich in Übereinstimmung mit den konstitutionellen und umweltbedingten Faktoren entfaltet, die die Persönlichkeitsstruktur bestimmen. Das deutlichste Charakteristikum des Zyklus ist seine Länge — das heißt, der Abstand zwischen zwei Menstruationen. Die durchschnittliche Länge beträgt 28 Tage; manche Frauen menstruieren in 21- bis 23tägigen Intervallen; andere, ebenfalls noch im Rahmen des Normalen, haben Zyklen von 32 bis 35 Tagen Dauer. Die meiste Aufklärung für das Grundschema des hormonalen Zyklus gibt die verwickelte Beziehung zwischen den Oestrogen- und Progestinphasen des Zyklus.

Progestin ist das spezifisch weibliche Hormon. Während Oestrogen in verschieden starkem Ausmaß von Kindheit an (und bei beiden Geschlechtern) produziert wird, entsteht Progestin nur nach der Pubertät als Funktion des weiblichen Eies. Es ist verständlich, daß seine Beziehung zur Oestrogenproduktion, sein relativer Mangel oder sein Vorherrschen die zyklischen Veränderungen bestimmt. Wenn das Individuum eine normale sexuelle Reife erreicht, ohne daß fixierende Traumen in den prägenitalen Phasen entstehen, ist der hormonale Zyklus (das heißt die Beziehungen zwischen Oestrogen- und Progestinphasen des Zyklus) normal; dies bedingt praktisch normale Ovulation und normale Zyklusdauer. Wenn — entweder wegen der Konstitution oder wegen einschneidender Traumen oder durch Zusammenwirken beider — eine Fixierung an eine prägenitale Stufe stattfindet, wird die Störung der psychosexuellen Reifung im Zyklusverhalten widergespiegelt. Zum Beispiel kommt bei knabenhaften bisexuellen Individuen die Progestinphase nicht voll zur Ausbildung. Diese haben daher meist verkürzte Zyklen. Frauen, deren infantile Fixierung eine Vorherrschaft rezeptiv-retentiver Tendenzen (zum Beispiel Fälle von Bulimie, Fettsucht) verursacht, haben gewöhnlich lange Progesteronphasen und auch lange Zyklen. Wenn die psychosexuelle Enwicklung noch stärker gehemmt ist, charakterisieren lange Perioden niedriger Hormonspiegel den Zyklus; die Menstrualblutung kann mit Unregelmäßigkeiten innerhalb der normalen Grenzen auftreten. Während sich das Grundschema des hormonalen Zyklus gleichzeitig mit denjenigen Faktoren entfaltet, die die psychosexuelle Entwicklung bestimmen, scheint der psychodynamische Verlauf des Zyklus die ganze Entwicklung in zusammengedrängter Form wieder und wieder unter dem Reiz des hormonalen Zyklus zu wiederholen.

Das Studium des Sexualzyklus erlaubt signifikante Schlußfolgerungen im Hinblick auf die Organisation des weiblichen Sexualtriebes. Entsprechend den zwei Phasen der weiblichen Sexualfunktion besitzt er zwei Tendenzen, die nacheinander zur Wirkung kommen: Eine a k t i v e Tendenz, deren Ziel es ist, den Sexualakt sicherzustellen, und eine p a s s i v e (rezeptiv-retentive) Tendenz, die auf die Sicherung der Schwangerschaftsfunktionen abgestellt ist. *Helene Deutsch* (63) kam durch psychoanalytische Beobachtungen zu dem Schluß, daß eine „Tendenz zur Introversion“ und eine „tiefwurzelnde Passivität“ die spezifischen Eigenschaften der weiblichen Psyche seien. Das Studium des Sexualzyklus bestätigt diese Ansicht und bestimmt deren physiologisches Substrat. Da diese Tendenzen in periodischen Intervallen parallel zu der Aktivität des spezifischen weiblichen Keimdrüsenhormons Progestin manifest werden, sind wir berechtigt, anzunehmen, daß die psychodynamischen Tendenzen, die die emotionale Vorbereitung auf die Mutterschaft erstreben, eine genuine Eigenschaft der weiblichen psychosexuellen Anlage darstellen.

Schwangerschaft

Wenn Schwangerschaft eintritt, wird die zyklische Funktion der Ovarien unterbrochen und in voller Regelmäßigkeit erst nach Beendigung der Laktation wieder aufgerichtet. Die Psychologie der Schwangerschaft mit ihren grundlegenden psychodynamischen Vorgängen läßt sich leicht verstehen im Lichte dessen, was über die Psychologie der Progestinphase bekannt ist. Die rezeptiven und retentiven Tendenzen und die Tendenzen zur Introversion psychischer Energien charakterisieren ebenfalls die Schwangerschaft; deren Stärke ist jedoch um ein vielfaches vermehrt, was sich gut mit der erheblich gesteigerten Hormonproduktion deckt.

Die Wechselwirkung zwischen Mutter und Foetus — die Symbiose — beginnt sofort nach der Empfängnis (*Benedek* — 26). Die Steigerung der hormonalen und allgemeinen Stoffwechselprozesse, die zur Aufrechterhaltung der Schwangerschaft notwendig ist, schafft wieder „Überschußenergie" und ergänzt das Reservoir des primären Narzißmus der Mutter. Die schwangere Frau erlebt in ihrer starken vegetativen Ruhe mit Freuden ihren Körper, der von libidinösen Gefühlen überströmt. Das steigert ihr Wohlbefinden und wird zur Quelle ihrer Mütterlichkeit. Die primärnarzißtische Befriedigung der Schwangerschaft vergrößert die Geduld der Mutter im Hinblick auf die Unbequemlichkeiten der Schwangerschaft. Ein anderer Faktor bei der Psychologie der Schwangerschaft kommt in der Verstärkung der rezeptiven Tendenzen zum Ausdruck. Dies ist die Manifestation der biologischen Wachstumsprozesse, denen sie dienen. Die schwangere Frau kann nicht nur „für zwei essen" wollen[1]); ihre Abhängigkeitsbedürfnisse werden auch wiederbelebt. Sie strebt nach dem Rat und der Hilfe ihrer Umgebung, und wenn ihre Abhängigkeitswünsche unerfüllt bleiben, steigert das resultierende Versagungsgefühl ihrer rezeptiven Bedürfnisse, die den primärnarzißtischen Zustand der Schwangerschaft zerstören können und so der Entwicklung zur Mütterlichkeit hindernd in den Weg treten.

Obwohl die Schwangerschaft etwas biologisch Normales ist, stellt sie doch einen Ausnahmezustand dar, der die physischen und psychologischen Reserven der Frau auf die Probe stellt. Während ihre ganze Stoffwechsel- und Gefühlsökonomie auf die Aufgaben der Schwangerschaft konzentriert ist, erscheint ihr Ich, gemessen an seinem gewöhnlichen Integrationsgrad, in der Regression befindlich. Zur gleichen Zeit dehnt sich auf einem biologischen Niveau die Spannweite der Gesamtpersönlichkeit zum Einschluß ihres Kindes aus. Wenn die Mutter ihre wachsende Fähigkeit, zu lieben und ihr Kind zu umsorgen, empfindet, dann erlebt sie eine allgemeine Besserung ihres emotionalen Befindens. Viele Frauen fühlen sich trotz physischer Unbequemlichkeit und Übelkeit emotional gefestigt und haben eine „gute Zeit" während der Schwangerschaft. Ob die allgemeine

---

1) Dr. Thomas S. Szasz diskutiert in zwei jüngst erschienenen Veröffentlichungen (224, 225) die während der Schwangerschaft auftretende Steigerung des Speichelflusses unter dem Gesichtspunkt der regressiven Phänomene des vegetativen Nervensystems.

stoffwechselmäßige und hormonale Anregung primär für solche Verbesserungen des Befindens verantwortlich ist, oder ob vielmehr die Befriedigung eine entscheidende Rolle spielt, die zustande kommt, weil die Persönlichkeit ihr Ziel bei der Fortpflanzung erreicht, muß weiterer klinischer Beobachtung überlassen bleiben und ist wahrscheinlich von Fall zu Fall verschieden.

Geburt

Jüngst erschienene Arbeiten von *Dunbar* (219) und anderen beschäftigten sich mit dem Einfluß der psychologischen Haltung der Mutter auf den Geburtsvorgang. Sie haben eine Reihe von Methoden der „psychischen Hygiene" während der Überwachung der Schwangerschaft in Anwendung gebracht, um die Furcht der Frauen vor der Geburt zu vermindern. Andererseits wendet die moderne Geburtshilfe Hypnose und verschiedene Narkoseformen an, um die Geburt schmerzlos zu gestalten. Wie weit diese Maßnahmen der Mutter helfen, aus der Geburt mit dem beglückenden Gefühl der Mütterlichkeit hervorzugehen und in welcher Weise diese Maßnahmen dabei stören, muß noch durch ausgedehnte Fallstudien geklärt werden. Es besteht kein Zweifel, daß in vielen Fällen das geburtshilfliche Trauma eine Entfremdung zwischen der Mutter und ihrem Kinde herbeigeführt hat. Doch die allermeisten Frauen haben ihre Kinder geboren und gebären ihre Kinder noch immer ohne Narkose. Sie erholen sich gewöhnlich schnell und lächeln glücklich zu ihrem Kind herab. Es ist allgemein bekannt, daß Frauen die Schmerzen der Geburt sehr bald vergessen. Es gibt auch viele Frauen, die sich der großen Empfindung der Mutterschaft beraubt fühlen, weil sie ihr Kind unter Narkose zur Welt gebracht haben. Sie klagen, daß die mangelnde Erinnerung an den Vorgang des „In-die-Welt-setzens" es für sie schwierig mache, das Kind als ihr eigen zu akzeptieren und ihm gegenüber „mütterlich" zu empfinden.

Die Geburt unterbricht die biologische Symbiose zwischen Mutter und Kind. Der Vorgang stellt nicht nur für das Kind, sondern auch für die Mutter ein Trauma dar. Die hormonalen Veränderungen, die die Schwangerschaft einleiten und leiten, die Wehenschmerzen und die Aufregung, selbst ohne Narkotika, unterbrechen die emotionale Kontinuität der Mutter-Kind-Einheit. Während der Geburt ist die Mutter ganz darauf konzentriert, lebend davon zu kommen. Nach der Geburt quillt die Liebe zu dem Neugeborenen in ihr auf, wenn sie den ersten Schrei des Kindes hört. Mit dem Gefühl, „eine große Leistung gut vollbracht zu haben", sinkt sie zurück; ihr Organismus bereitet sich auf die nächste Funktion der Mutterschaft vor, die **Laktation.**

Die Milchproduktion (Laktation) ist eine Funktion, die angeregt und unterhalten wird von einem spezifischen Hormon des Hypophysenvorderlappens, dem Prolaktin. Der Einfluß des Prolaktins auf die Durchführung der Aufgaben der Mütterlichkeit ist bei Tieren genau untersucht. Beim Menschen ist man geneigt, die rein physiologischen Seiten einer so hochgeschätzten Leistung wie der Mütterlichkeit zu vernachlässigen. Die physiologische Vorbereitung auf die Laktation zeigt an, daß der mütterliche Körper nach der Geburt noch nicht bereit ist, die Symbiose mit dem Kind aufzugeben: die Laktation stellt eine extrauterine (partielle) Symbiose zwischen Mutter und Kind dar. Die psychodynamischen Korrelate der Laktation sind denen der Progestinphase des Zyklus ähnlich[1]). Während dieser Phase kommt das Streben zur Mütterlichkeit durch aktive und passive rezeptive Tendenzen zum Ausdruck. Während der Laktation gewinnen diese Tendenzen an Stärke; sie werden zum Zentrum, um das sich die Tätigkeiten der Mütterlichkeit gruppieren. Das Verlangen der Mutter, ihr Kind zu nähren, ihm körperlich nahe zu sein, stellt die Fortsetzung der ursprünglichen Symbiose dar, und diese verursacht lustbetonte Empfindungen in der Tastsinnsphäre, nicht nur beim Kind, sondern auch bei der Mutter. Während sich das Kind die Brust bzw. deren Inhalt einverleibt, fühlt sich die Mutter eins mit ihm. Die Identifizierung mit dem Baby gestattet der Mutter, sich „Regressionen“ zu überlassen — das heißt, ihre eigenen passiv-rezeptiven abhängigen Bedürfnisse erlebnismäßig zu wiederholen und zu befriedigen. Über den Identifizierungsprozeß zwischen Mutter und Kind gestattet die Laktation einen langsamen, Schritt für Schritt vor sich gehenden Aufbau normaler Mütterlichkeit. Wenn dieser Vorgang der mütterlichen Entwicklung unterdrückt wird, können die erzwungenen Veränderungen in der hormonalen Funktion das psychosomatische Gleichgewicht stören, das die Quelle der Mütterlichkeit ist.

Die Verwundbarkeit der Entwicklung der Frau zur Mütterlichkeit läßt sich mit Hilfe einer Zusammenfassung der psychosomatischen Vorgänge des Kindbetts und der Laktation erklären: Diese Phase im Leben der Mutter wird von oral-rezeptiven Tendenzen beherrscht. Daß die Verstärkung der oral-rezeptiven Tendenzen die psychodynamischen Bedingungen für die Entwicklung

---

1) Prolaktin und Oestrogen wirken antagonistisch. Während der Schwangerschaft unterdrückt die hohe Oestrogenproduktion die Milchdrüsenfunktion; bei normaler Laktation hemmt Prolaktion die Oestrogenproduktion. Die meisten Frauen ovulieren oder menstruieren daher während der Laktation nicht.

von Depressionen darstellt, ist ein gut gesicherter Befund der Psychoanalyse (*Abraham, Freud* — 3, 93). Aus diesem Grunde enthalten die Mutterschaft und Stillen begleitenden psychodynamischen Tendenzen auch die Voraussetzung zur Selbstkritik der Frau in bezug auf die gleichen Funktionen. Sie wird überempfindsam in Hinblick auf ihre Fähigkeit, eine gute Mutter zu sein. Jedes Anzeichen von Versagen — das Weinen des Kindes zum Beispiel — steigert ihr Minderwertigkeitsgefühl und kann ängstliche Spannung und Depression in ihr auslösen. Wie die Unterdrückung der Laktation die Mütterlichkeit stören kann, so kann auch ein aus anderen Quellen der Persönlichkeit stammendes Versagen der Mütterlichkeit ungünstig auf die Laktation wirken. Die Volksweisheit hat stets angenommen, daß der emotionale Zustand der Mutter ihre Stillfähigkeit beeinflußt; wenn sie glücklich war, war ihre Milch gut und das Baby gedieh mit ihr. Wenn sie unglücklich, deprimiert oder aufgeregt war, veränderten sich Menge und Qualität ihrer Milch und verursachten Koliken und andere Leiden des Kindes. Es ist Aufgabe weiterer Erforschung der äußeren Symbiose zwischen Mutter und Kind, eine wissenschaftliche Erklärung für diese Anspruch auf Beachtung erhebenden Beobachtungen zu finden. Wenn die Laktation beendet ist, ist auch die Zeugungsaufgabe der Mutter bei einem Kind vollbracht. Die zyklische Funktion der Ovarien stellt sich wieder ein, um sie auf den nächsten Sproß vorzubereiten. Durch die zyklische Wiederholung der Vorbereitung auf die Mutterschaft und durch die Erfüllung dieser Triebansprüche erreicht die Frau ihre sexuelle Reifung ebenso wie die Vollendung ihrer Persönlichkeitsentwicklung.

Die Menopause

Die zeugungsfähige Periode dauert bei Frauen im Durchschnitt etwa 35 Jahre. Ihr Niedergang nähert sich allmählich; ihr Ende ist durch das Aufhören der Menstruationsblutung — **Menopause** — gekennzeichnet, was in der Periode der „Wechseljahre" geschieht — das heißt während des Klimakteriums. In unserer Kultur sieht man dieser Periode gewöhnlich mit ängstlichen Gefühlen entgegen, da die Frauen annehmen, daß das Klimakterium eine Zeit schwerer seelischer und körperlicher Belastungen und Leiden darstellt. Doch gibt es sehr viele Frauen, die den Übergang kaum bemerken; andere leiden für längere oder kürzere Zeit an Unruhe und Reizbarkeit, an Schlaflosigkeit, Herzklopfen und „Hitzewallungen", das heißt an Symptomen, die der Gleichgewichtsstörung im vegetativen System zuzuschreiben sind. Es finden sich Hinweise auf einen

Unterschied in der Art der Gewebsrückbildung der Ovarien bei Frauen, die nicht geboren haben gegenüber denen, die mehrere Schwangerschaften durchgemacht haben. Die Menopause setzt in der ersteren Gruppe eher ein und ist von stärkeren Reaktionen begleitet als in der letzteren. Dieser Befund steht in Übereinstimmung mit psychoanalytischen Beobachtungen — daß nämlich mit vollendeter sexueller Reifung und Funktion die regressiven emotionalen Erscheinungen, die die prämenstruelle Hormonebbe charakterisieren, von den Anpassungsvorgängen der Entwicklung aufgesagt werden. So wird die emotionale Ökonomie der gesunden Frau nicht ernsthaft bedroht, wenn die anregende Funktion der Keimdrüsen endgültig versiegt. Wenn die Integration der Persönlichkeit einmal erreicht ist, wird die Frau von dem stimulierenden Einfluß der Keimdrüsen bei der Aufrechterhaltung der während der zeugungsfähigen Periode erreichten Sublimierungen unabhängig.

Frauen, die unfähig blieben, sich an das monatliche prämenstruelle Hormonversiegen anzupassen und die deshalb unter prämenstrueller Depression und Dysmenorrhoe litten, neigen auch dazu, wieder unter den Unannehmlichkeiten des Klimakteriums zu leiden. Viele Frauen leiden an neurotischen, somatischen und sogar psychotischen Symptomen, die wegen ihres Vorkommens um die Zeit der Menopause oft den Belastungen des Klimakteriums zugeschrieben werden. Die psychoanalytische Untersuchung solcher Fälle zeigt aber, daß die während des Klimakteriums in erschwerter Form in Erscheinung tretenden Symptome in dem empfindlichen Gleichgewichtszustand der Persönlichkeit während der zeugungsfähigen Periode bereits existiert hatten (oder, wenn latent, präformiert waren). Lebensgeschichte und Persönlichkeitsstruktur dieser Fälle ergeben in einem großen Prozentsatz, daß 1. die bisexuelle Disposition eine störende Rolle in der Entwicklung spielte und 2. die seelische Ökonomie (sehr ähnlich der des Mannes) von Ich-Trieben stärker beherrscht war als von den primären emotionalen Befriedigungen der Mütterlichkeit[1]).

Das Klimakterium verläuft anders bei den Frauen, deren Anpassungsfähigkeit nicht durch frühere neurotische Vorgänge erschöpft worden ist. Wenn das Aufhören des biologischen Wachstums psychische Energie freisetzt, die vorher bei den Zeugungsaufgaben Verwendung fand, so fließt dem biegsamen Ich solcher Frauen neuer Schwung zu Lernen und zur Vertiefung ihrer sozialen Interessen zu. Die vielfältigen Interessen und produktiven Tätig-

1) In der Sprache der Hormone ausgedrückt, können wir sagen, daß die Oestrogenphase die Progestinphase des Sexualzyklus bei diesen Frauen erdrückt.

keiten von Frauen nach dem Klimakterium ebenso wie die Besserung ihrer allgemeinen physischen und emotionalen Gesundheit verführen uns, das Klimakterium im psychologischen Sinne als eine Entwicklungsphase zu betrachten (*Benedek* — 25).

3. PSYCHOSEXUELLE FEHLFUNKTIONEN

Die Fehlfunktionen der Sexualität werden oft als Manifestationen von Hypo- und Hypersexualität unterschieden. Die vorausgehende Besprechung dürfte aber deutlich gemacht haben, daß eine solche Unterscheidung mehr deskriptiven als psychodynamischen oder endokrinologischen Wert hat. Die Ausdrücke, mit denen die verschiedenen Symptome sexueller Dysfunktionen belegt sind, beziehen sich nicht auf eindeutig definierte nosologische Einheiten. Die Symptome können beim gleichen Individuum einander abwechseln, was nicht nur aus mehr oder weniger dauerhaften Entwicklungsveränderungen der Psychodynamik entspringt, sondern auch mit vorübergehenden Umständen zusammenhängen kann, die die Stimmung beeinflussen und sowohl das Verlangen als auch die mit dem Geschlechtsverkehr in Zusammenhang stehende Angst auf- oder abschwellen lassen.

Sexuelle Hemmungen können als Scheu vor dem anderen Geschlecht empfunden werden oder als mangelndes Interesse an oder Antipathie gegen sexuelle Betätigung. Sie können als Angst vor Geschlechtskrankheiten rationalisiert werden oder auch mittels kultureller Forderungen nach Keuschheit. Diese Emotionen dienen ebenso wie ihre Rationalisierungen als Abwehr gegen bedeutsamere sexuelle Konflikte, die sich in Verdrängung halten lassen, so lange der Geschlechtsverkehr vermieden wird. In diesem Sinne kann Impotenz beim Manne und Frigidität bei der Frau als ein Abwehrmechanismus des Ichs angesehen werden.

Impotenz ist ein Symptom, das das Selbstbewußtsein des Mannes zutiefst verletzt. Es dient als Abwehr gegen Konflikte und Triebregungen, die zu Bedrohungen des Selbst werden könnten, wenn die Herrschaft des Ichs in der sexuellen Ekstase verloren geht. Impotenz kann zum Beispiel sadistische Triebregungen und Phantasien in der Verdrängung halten. Die Phantasie, daß der Penis ein mächtiges zerstörerisches Organ ist, das der geliebten Frau unwiederbringlichen Schaden zufügen könnte, ist nichts als die Verneinung und Projektion der Kastrationsangst, die die grundsätzliche Motivierung sämtlicher sexueller Hemmungen abgibt. Die Angst, den Penis zu verlieren, kann das Zustandekommen von Erektionen stören oder kann auch das Nachlassen der Erektion ante portas verursachen. Die Schwere der Impotenz läßt sich an der Stärke oder Schwäche der Erektionen messen. In leichten Fällen kann die Impotenz sozusagen das Ergebnis eines „negativen bedingten Reflexes" sein. Nachdem der Mann einmal versagt hat, können Scham und Erwartungsangst seine Erektion beim nächsten Versuch des Geschlechtsverkehrs verhindern. Impotenz stellt ein schwereres Symptom dar, wenn es durch widerstreitende bisexuelle Tendenzen motiviert ist; in solchen Fällen kann die Erektion schnell nachlassen oder überhaupt nicht vollständig zustande kommen. Die psychodynamische Motivierung der Impotenz ist in diesen Fällen der der Ejaculatio praecox eng verwandt.

Ejaculatio praecox kann dem Grade der Ausprägung und der Häufigkeit nach verschieden stark sein. Die leichten Fälle sind durch die Kürze des Aktes charakterisiert und/oder durch die Tendenz zu einem passiven Ausströmens der Samenflüssigkeit ohne den muskulären Rhythmus des Orgasmus. Das kann gelegentlich bei Männern von normaler Potenz vorkommen. Es kann nämlich geschehen, daß der Entleerungsdrang, der eines der Elemente des orgastischen Aktes ist, das andere, zurückhaltende, einbehaltende Element überwuchert. So etwas kann nach langer Abstinenz vorkommen. In diesem Fall scheint der Druck der Samenflüssigkeit eine schnelle Entladung zu erzwingen, womit die Tatsache anschaulich wird, daß die männlichen Sexualorgane vorwiegend eine Ausscheidungsfunktion besitzen. *Abraham* (1) untersuchte die verschiedenen Formen der Ejaculatio praecox und beschrieb deren Dynamik, der seither wenig Neues hinzugefügt worden ist. Die Ejaculatio praecox stellt eine Fixierung an die **Urethral-Erotik** dar. Diese libidinöse Fixierung ist gemeinhin durch Enuresis und Masturbation „trainiert" und ist daher mit Schuld und mit Minderwertigkeitsgefühlen verknüpft; sie führt gewöhnlich zu einer unbewußten Identifizierung des Samens mit Urin, was den Impuls mit sich bringt, sich sofort zu entleeren, wenn Druck empfunden wird[1]). Daraus ergibt sich, daß die an Ejaculatio praecox Leidenden nicht in der Lage gewesen sind, mit der primären passiv-eliminativen Tendenz die aktive, aggressiv-eliminative Komponente des Sexualtriebes zu verschmelzen, ohne die die genitale Vorherrschaft des Penis nicht aufgerichtet werden kann. Nur ein rhythmischer Wechsel

[1]) Dies erklärt nicht, warum es einen solchen Widerstand gegen das Zurückhalten von Urin und die Sphinkterkontrolle gibt. Das Symptom stellt Regression auf eine frühere Phase infantilen Funktionierens dar, in der die Blase sich passiv leerte, ohne die Notwendigkeit des Überwindens der Sphinkterspannung.

zwischen solchen aktiven eliminativen und retentiven Tendenzen schafft den Orgasmus. *Abraham* erkannte die weibliche Orientierung der führenden erogenen Zone im Fall der Ejaculatio praecox: Der Höhepunkt der Erregung wird an der Wurzel des Penis und am Damm stärker als an der Eichel und am Schaft des Penis empfunden. Daraus ergibt sich, daß die Ejaculatio praecox von der weiblichen Komponente der Sexualanlage motiviert ist, die beim sexuellen Reifungsvorgang nicht beherrscht und überwunden worden ist.

Ejaculatio retardata ist symptomatisch das Gegenteil von Ejaculatio praecox: Die Tendenz zurückzuhalten, überwältigt die Entleerungstendenz und stört damit die orgastische Entladung. Dieses Symptom kann ebenfalls bei Individuen von normaler Potenz besonders nach sexueller Erschöpfung vorkommen. Als pathologisches Symptom bringt es die mit dem Samenverlust verbundene Angst zum Ausdruck. Während die Kastrationsangst in diesen Fällen das Verlangen nach und die Kraft zur Erektion und Immissio nicht stört, ist die Ejakulation durch die Angst gehemmt, das Selbst zu verlieren (anders ausgedrückt auch, durch Furcht vor dem Tode). Deshalb übernimmt die zurückhaltende, ursprünglich anal-sadistische Tendenz die Regulation des orgastischen Rhythmus. Es wäre nicht überraschend, wenn genauere Beobachtungen zeigen würden, daß das Symptom mit funktioneller Sterilität des Mannes zu tun hat.

Die Tatsache, daß die Urethralerotik dicht mit der infantilen Genital-Erotik verwachsen ist, ist für das Symptom der **Enuresis** verantwortlich. Dieser Zustand tritt gewöhnlich während der Latenzzeit auf und wird in der großen Mehrzahl der Fälle überwunden, so bald die Keimdrüsenfunktion einsetzt. Das Verschwinden des Bettnässens in der Pubertät ist wahrscheinlich das Ergebnis der Reifung der Sexualorgane. Die Erregung, die bisher durch die prägenitale Harnerotik abgeführt wurde, wird auf die Genitalorgane verschoben und in nächtlichen Pollutionen abgeführt[1]). Es gibt jedoch Fälle, in denen die Enuresis über die Pubertät hinaus bestehen bleibt.

Die Vorherrschaft der Harnerotik in der Kindheit hinterläßt Spuren im psychosexuellen Haushalt, die durch nichtsexuelle Erregungen wieder erweckt werden können. Nicht nur libidinöse Befriedigungen provozieren das kindliche Interesse am Urinieren; die ersten Ich-Befriedigungen und das Gefühl der Meisterschaft sind

---

[1]) Bei Mädchen kann das Äquivalent der nächtlichen Pollutionen, spontaner Orgasmus, kaum für das Aufhören der Enuresis nach der Pubertät verantwortlich gemacht werden. Mit der Reifung der Sexualorgane gewinnen andere Strebungen an Kraft und übernehmen die Abfuhr von sexueller Erregung.

ebenfalls mit dem Erlernen der Sphinkterkontrolle verknüpft. So entwickelt sich ein großer Teil des Selbstgefühls des Kindes in Verbindung mit seiner ersten vielgepriesenen Leistung. Später, während der Latenzperiode, kommt das Streben des Ichs nach Meisterschaft, sein Ehrgeiz nach Erfolg im Konkurrenzstreben zum Ausdruck und bleibt von nun an mit der Urethralerotik verbunden (*Jones* — 127). Daher werden Erregungen ursprünglich nichtsexueller Natur über den Harntrakt entladen. Zum Beispiel kann eine Angstspannung, insbesondere, wenn die Angst in Beziehung steht zu Ich-Funktionen und Ich-Leistungen, eine Steigerung der Diurese verursachen. Die Nieren füllen die Blase mit großen Mengen Urin (von sehr niedrigem spezifischen Gewicht) und erzwingen eine vordringliche Beschäftigung mit Blasenkontrolle und Harnlassen. Manche Menschen erotisieren diesen Vorgang in einem solchen Grade, daß das Trinken großer Wasermengen und die folgende Diurese großer Harnmengen einen Diabetes insipidus nachahmen kann. In anderen Fällen aktiviert die Polyurie von sich aus Angst in bezug auf die Beherrschung der Blasenfunktion; die Furcht, „zu spät zu kommen", aktiviert eine sado-masochistische Spannung und häufiges Harnlassen (Pollakisurie). Dieses erzwungene Harnlassen kann von Spermatorrhoe begleitet sein. Dieses ist eine Art Leck, durch das Samenflüssigkeit (oder meist Prostatasekrete) verloren gehen. Onanie oder vielmehr die Furcht vor deren Folgen kann dieses Symptom bei jüngeren Männern verursachen; es kommt jedoch häufiger bei älteren Männern vor, insbesondere bei Bestehen einer Prostatavergrößerung und Vorbesetzung mit häufigem Harnlassen. Es kann dann als eines der Symptome des **männlichen Klimakteriums** auftreten.

Der Ausdruck „Klimakterium" wird häufig auf die Periode der nachlassenden Zeugungsfunktion bei beiden Geschlechtern angewendet. Der Vorgang unterscheidet sich bei Mann und Frau entsprechend der verschiedenen Organisation der Fortpflanzungsfunktion. Es gibt bei Männern kein endgültiges Aufhören der Fortpflanzungsperiode, das sich mit der Menopause der Frau vergleichen ließe. Bei Männern kann nicht nur der Sexualtrieb, sondern auch die Zeugungsfähigkeit wieder angefacht werden, selbst wenn sie bereits vollständig erloschen schienen. Dennoch nimmt mit fortschreitendem Alter die sexuelle Leistungsfähigkeit merklich ab. Die Art und Weise, mit der das Individuum auf das Schwinden seiner sexuellen Potenz reagiert, hängt von der gesamten Organisation der Persönlichkeit ab. Der Ausgeglichene nimmt es in Kauf und findet Ausgleichsmöglichkeiten in seinen Werken und in seiner Familie. Manche Individuen jedoch, besonders Menschen von ausgeprägt narzißtischer Charakterbildung, können auf Unsicherheit über ihre Potenz mit einer Regression reagieren. Da ein Versagen der Potenz als nicht wieder gutzumachende Schädigung der Persönlichkeit in Erscheinung treten kann, kann es die stets latent vorhandene Kastrationsfurcht aktivieren; diese motiviert ihrerseits die Symptome, die die Annahme eines männlichen Klimakteriums gerechtfertigt erscheinen lassen. In einigen Fällen kann mit dem Verlust der Spannkraft eine Erotisierung regressiver Tendenzen einhergehen; dann können sich Harnstörungen, wie oben beschrieben, entwickeln. In anderen Fällen erweckt der krampfhafte Versuch, die Potenz zu bewahren, obwohl die integrierende Wirkung der Androgene bereits nachgelassen hat, infantile Phantasien und Neigungen zu sexuellen Perversionen. Auf diese Weise kann sich eine Pseudohypersexualität entwickeln. Da bekanntlich in der Involutionsperiode die Keimdrüsenhormone mangeln, lassen die sie begleitenden Perversionen erkennen, daß Perversionen keine Hypersexualität in physiologischem Sinne darstellen. Sie stellen nichts anderes dar als Fixierungen an und Regressionen auf prägenitale Sexualstrebungen (*Fenichel* — 83).

Der Ausdruck **Homosexualität** umfaßt bei lockerer Terminologie sämtliche sexuellen Praktiken zwischen Angehörigen des gleichen Geschlechtes. Die psychodynamischen Motivierungen jeder Art der homosexuellen Perversion sind ausreichend erforscht, beginnend mit dem einfachen Stehenbleiben der heterosexuellen Entwicklung und jene funktionellen Zwitterzustände einschließend, bei denen sexuelle Gefühle für das andere Geschlecht nicht feststellbar sind. Es fehlt jedoch jeder Nachweis einer Proportionalität zwischen psychodynamischen Konstellationen und körperlichen und hormornalen Anzeichen sexueller Verirrungen. In manchen Fällen von Homosexualität — doch keineswegs in allen und nicht in einfacher Beziehung zur Schwere der Perversion stehend — lassen Einzelheiten des Körperbaues, des Behaarungstyps, des Ganges und der Gestik erkennen, daß die Homosexualität nicht nur in der emotionalen, sondern auch in der physischen Aufmachung tief eingegraben ist. Es sind mehrere Versuche unternommen worden, das Rätsel durch Bestimmung der vermuteten endokrinen Bilanz zu lösen, mit der Absicht, nachzuweisen, daß ein umgekehrter Androgen-Oestrogen-Quotient die Grundlage der Homosexualität sei. Da die Streuung dieses Indikators für die Bisexualität bei sogenannten Normalen ebenfalls sehr groß ist, bringen die Ergebnisse keine Lösung des Problems der Homosexualität. Es sind Fälle in der Literatur beschrieben, bei denen die Implantation von Hodengewebe die Richtung der Libido verändert hat. Hormontherapie ist jedoch im allgemeinen erfolglos, da die erhöhte hormonale Spannung eine Abfuhr in homosexueller Richtung erzwingt (*Perloff* — 179). Trotz dieser Umstände scheint die psychoanalytische Therapie nur in den Fällen einen Wandel der psychodynamischen Konstellation zu erreichen, in denen die Entwicklungsverzögerung die biologisch motivierenden Faktoren überwiegt.

Hypersexualität und/oder sexuelle Frühreife wird in der Literatur beschrieben; von solchen Individuen liegen keine psychoanalytischen Untersuchungen vor. Es finden sich gewisse Hinweise darauf, daß prägenitale Tendenzen, die im psychosexuellen Haushalt ein solches Gewicht erlangen, daß sie zu bleibenden Perversionen Anlaß geben, vielleicht eine partielle Hypersexualität in der Kindheit dargestellt haben könnten. Um dies in psychodynamischer Terminologie auszudrücken: Partialbetriebe können einen so großen Teil der verfügbaren Libido aufsaugen, daß sie sich nicht mehr in den Entwicklungsvorgang der Sexualität einbauen lassen; isoliert bestehen bleibend, drängen sie auf unabhängige Abfuhr. Solche Teilentladung kann nicht die gesamte Sexualenergie vollständig abführen. So ergibt sich das Bedürfnis nach Befriedigung der Partialtriebe in kurzen Abständen; sie scheinen unersättlich. Aus diesem Grunde machen Perversionen den Eindruck von Hypersexualität. Am psychosexuellen Gesamthaushalt gemessen, kommt jedoch der Minusbetrag als herabgesetzte orgastische Potenz zum Vorschein.

Alle hier besprochenen Manifestationen von Hypo- und Hypersexualität — mit Ausnahme des männlichen Klimakteriums — lassen erkennen, daß die Fehlfunktionen des Sexualapparates von intrapsychischen Konflikten aus motiviert werden und damit letzten Endes von dem innerlichen Verbrauch psychosexueller Energie; wie somatisch ihre Symptome auch scheinen mögen, sie haben doch kein endokrinologisches Korrelat, das massiv genug wäre, um mit den heutigen Methoden der Endokrinologie nachweisbar zu sein. Sie sind im wahren Sinne des Wortes psychosexuelle Fehlfunktionen.

Die psychosexuellen Fehlfunktionen der Frau lassen sich leicht zur Eierstocksfunktion in Beziehung setzen, da diese ganz direkt in Variationen des Sexualzyklus und der menstruellen Symptome zum Ausdruck kommt.

Frigidität, die häufigste psychosexuelle Fehlfunktion, läßt sich jedoch nur in den seltenen Fällen von schwerem Hypogonadismus auf die Ovarialfunktion beziehen. In allen anderen Fällen können Frauen jegliche Form und jeglichen Grad von Frigidität aufweisen und dennoch gleichzeitig eine normale Keimdrüsenfunktion besitzen. Zweifellos bekommen viele Frauen Kinder und werden gute Mütter, ohne je einen Orgasmus erlebt zu haben. Denn bei Frauen hängt, anders als bei Männern, die Qualität des sexuellen Erlebnisses von dem Partner ab, also von seiner Potenz und seinem Können, von seiner Fähigkeit, ihre Scheu und Sexualangst zu überwinden. Es gibt natürlich Frauen, deren orgastische Fähigkeit ungehemmt ist und die auch durch den anatomischen Bau ihres Genitalapparates leicht zum Orgasmus kommen. Die Komplexität der sexuellen Reifung bei Frauen, mit all ihren kulturellen Komplikationen, ist geeignet, Abwehrmechanismen gegen die Sexualität aufzurichten, die in Hemmungen der weiblichen Orgasmusfähigkeit zum Ausdruck kommen. Die psychodynamischen Motivierungen der Frigidität sind dieselben wie die der Impotenz. Frigidität wurzelt in Angst vor den Gefahren, die unbewußt mit dem Erreichen des Sexualzieles verknüpft bleiben: Bei Frauen die Furcht, durch den Penis verletzt zu werden und die Furcht vor Schwangerschaft und Geburt. Die gesellschaftliche und emotionale Bedeutung der Frigidität unterscheidet sich sehr stark von der der Impotenz. Frigidität ist kein Hindernis für die Zeugungsfunktion wie die Impotenz. Da der weibliche Orgasmus durch „passive Mitarbeit" erreicht werden soll, wird das Selbstbewußtsein durch sein Versagen nicht so stark verletzt, wie das des Mannes unter Impotenz leidet. Sexuelle Praktiken, die sich bei der Überwindung der Frigidität der Frau hilfreich erweisen, können oft ein Hindernis der eigenen Befriedigung des Mannes darstellen; daher wird die Frigidität häufig als zu vernachlässigende Größe angesehen. In manchen Sittencodices, wie denen des viktorianischen oder wilhelminischen Zeitalters westlicher Kultur — wurde der feminine Orgasmus als „unweiblich" angesehen und keinen Orgasmus zu haben als Tugend geschätzt. Es ist ausreichend gesichert, daß Konversionshysterie ein Korrelat der von solchen Sittencodices geforderten Verdrängung der Sexualität ist. Heute wird die Frigidität nicht als Tugend, sondern als Mangel angesehen, dessenthalben die Frauen manchmal sich selbst und häufiger ihre Männer beschuldigen. Soweit Frauen ihre Reaktionen auf die Versagung ihrer Orgasmusbedürfnisse zugeben, hängt ihr endgültiges Reagieren doch von der Struktur der Gesamtpersönlichkeit ab. Es gibt Frauen, die in einer Art von „mütterlich gebender" Haltung mit einer partiellen Befriedigung zufrieden sind; andere reagieren mit Verärgerung und Depression; wieder andere, die sich vor dem Mißlingen fürchten, bewachen ängstlich den Geschlechtsakt und kontrollieren ihn mit Feindseligkeit; sie kommen auf diese Weise dem in die Quere, was sie erreichen wollen, jedenfalls soweit ihr bewußtes Selbst davon Kenntnis hat. Die emotionalen Manifestationen lassen den zugrundeliegenden sexuellen Konflikt erkennen, der gewöhnlich auf widerstreitenden bisexuellen Tendenzen beruht, die die Orgasmusfähigkeit behindern.

Vaginismus ist die äußerste Manifestation des bisexuellen Konfliktes und der sich daraus ergebenden sexuellen Furcht. Dieses Symptom stellt die Verlagerung der erwarteten sexuellen Erregung auf die Damm- und Scheidenmuskulatur dar. Während es die Frau vor dem befürchteten Schmerz bewahrt, leidet sie an einem selbstverursachten Schmerz. Unter Beiseitelassung der sexuellen Phantasien, die dieses Symptom zum Ausdruck bringt, erreicht der Scheidenkrampf sein Ziel durch Fernhalten des Penis oder sein Hinausstoßen oder durch ein schmerzhaftes Einschließen. Ohne Zweifel vermischen sich sadistische und masochistische Tendenzen in diesem Symptom mit urethralen und analen eliminativen und retentiven Tendenzen. Damit kann das Symptom der Ejaculatio praecox und /oder Ejaculatio retardata an die Seite gestellt werden. Da die Scheide ein Aufnahmeorgan ist, stellt der Scheidenkrampf einen Ausdruck starker oral-inkorporativer Tendenzen dar; er scheint die Verwirklichung der drohenden Vorstellung von der „Vagina dentata“ zu sein. Der Vaginismus tritt gewöhnlich bei jungen Frauen auf, deren psychosexuelles Erscheinungsbild neben der urethralen und analen Fixierung auch ihren sexuellen Infantilismus erkennen läßt. Dieser kommt nicht nur in ihrem Gefühlsleben, sondern auch in der Unvollständigkeit und Unreife ihrer Sexualzyklen zum Ausdruck. Doch dürfen die physiologischen und psychologischen Seiten des Phänomens nicht unabhängig voneinander betrachtet werden. Wenn der Sexualzyklus der Frau, die auf ihre sexuellen Verhinderungen mit ärgerlicher Gereiztheit und Depression anspricht, gleichlaufend mit dieser Stimmung eine Abnahme der Bildung von Ovarialhormon zeigt, so läßt sich mit unseren augenblicklichen Untersuchungstechniken nicht entscheiden, ob der niedrige Hormonspiegel die unzufriedene Stimmung verursacht, oder ob ärgerliche Gereiztheit und Versagung die Hormonproduktion unterdrücken. Frauen mit labilerer Hormonfunktion scheinen stärker zur Frigidität zu neigen. Es ist jedoch nicht ungerechtfertigt, zu fragen, ob die Frigidität verursachende Faktorengruppe auch die Ovarialfunktionen über das Medium von Versagung und ärgerlicher Gereiztheit beeinflußt. Es verdient festgehalten zu werden, daß der einmal in Gang gebrachte Sexualzyklus kein unveränderliches, unbeeinflußbares stabiles Geschehen darstellt; das gibt auch einen Schlüssel zum Verständnis der verwickelten Vorgänge bei der Dysmenorrhoe.

Mit **Dysmenorrhoe** (*Dunbar* — 75) werden die physischen und emotionalen Störungen bezeichnet, die 24 bis 72 Stunden vor oder bald nach dem Einsatz der Menstruationsblutung auftreten. In der Pathogenese dieses Syndroms sind stets zwei Seiten anerkannt worden: 1. Die physische, die man als eine mangelnde Vollständigkeit der sexuellen Reife ansah, und 2. die emotionale, die mit dem Ausdruck „psychogene Faktoren" bezeichnet wurde. Die Symptome der Dysmennorrhoe zeigen eine große Mannigfaltigkeit, wenn auch das gleiche Individuum gewöhnlich bei jedem dysmenorrhoeischen Zustand die gleiche Symptomengruppe aufweist. Manche Frauen leiden unter wehenähnlichen Schmerzen und stoßen Blutgerinnsel ab; andere leiden unter Hyperämie und Schwellung der Beckenorgane; wieder andere zeigen „Dysmenorrhoea membranacea" und stoßen die hyperplastische Schleimhaut unter großen Schmerzen in Fetzen ab. Kein Wunder, daß diese Frauen — meistens Mädchen — die Menstruation fürchten und sich auf sie wie auf eine erwartete Operation vorbereiten. Die häufigste Form der Dysmenorrhoe ist die „Menstrualkolik". Bauchschmerzen, Übelkeit, Erbrechen und Durchfall sind ihre gewöhnlichen Symptome; Migräne und andere vasomotorische Symptome, Tachy- oder Bradykardie, Angstzustände und Ohnmachtsanwandlungen können sich bei jedem dieser Zustände entwickeln. Die emotionalen Manifestationen der prämenstruellen Spannung und Depression können sich trotz Abwesenheit jeglicher physischer Symptome der Dysmenorrhoe entwickeln. Sie können jedoch mit „Menstrualkoliken" gemeinsam auftreten und als eine Art hilfloser Wut erscheinen. Die Symptome der prämenstruellen Spannung können eine agitierte Depression imitieren: Ein Gefühl von Vereitelung, ärgerlicher Gereiztheit und Unruhe erfüllt die unglückliche, lieblose Stimmung. Der andere Typus der prämenstruellen Depression wird durch gesteigerte Empfindsamkeit, Traurigkeit und hypochondrische Angst charakterisiert. (Diese Depressionen sind so schwer, daß die Frauen während ihres Bestehens jegliche Erinnerung an die Tatsache verlieren, daß dieser Zustand nur wenige Tage andauert).

Im allgemeinen haben die Symptome der Dysmenorrhoe und der prämenstruellen Depression die gleiche psychodynamische Motivierung wie die Symptome, die das normale Korrelat der späten prämenstruellen Phase darstellen; bei der Dysmenorrhoe werden jedoch die Symptommanifestationen in hohem Maße übertrieben. Zum Beispiel sind die emotionalen Manifestationen, die der abnehmenden Progesteronmenge entsprechen, durch die analen eliminativen und retentiven Tendenzen motiviert. Bei Normalen kommen diese Tendenzen in Träumen und Gefühlsreaktionen auf die Menstruation (sie ist schmutzig usw.) zum Ausdruck, während im Falle der Dysmenorrhoe die gleichen Tendenzen die vegetative Entladung der „Menstrualkolik" motivieren. Dies stellt an sich ein verwickeltes und interessantes Problem dar. Wenn man psychoanalytischen Vorstellungen folgt, dann könnte sich die allgemeine nervöse Erregung aus der Angst erklären lassen, die die Menstruation ursprünglich in diesen Individuen mobilisierte und zu der noch die Furcht vor einer Wiederholung des Leidens hinzukommt. Rein physiologisch ist bekannt, daß die ovarielle Unterfunktion die Erregbarkeit des vegetativen Nervensystems steigert. Aber Dysmenorrhoe kommt nicht nur in Zusammenhang mit niedrigen Hormonspiegeln vor; sie ist oft von hoher Oestrogenproduktion in der späten prämenstruellen Phase und während der Menstruationsblutung begleitet.

Die folgenden klinischen Tatsachen dürften bei der Klärung dieses Problems von Nutzen sein: 1. Dysmenorrhoe ist in der eigentlichen Pubertät selten; sie entwickelt sich gewöhnlich erst in den späteren Phasen der Adoleszenz. 2. Sie kann bei Frauen auftreten, die bisher vollständig normal menstruierten und Geburten hinter sich haben; nach eingetretener Reife kann also eine Regression Dysmenorrhoe aktivieren. Ein Beispiel der ersten Art ist folgender Fall:

Eine junge Frau, die mit 13 Jahren zum erstenmal menstruiert hatte; sie hatte dabei keinerlei Beschwerden; ihre Blutungen waren nicht stark und traten in unregelmäßigen sechs- bis achtwöchigen Intervallen auf. In ihrer Collegezeit hatte sie mit 18 Jahren mehrere mehr oder weniger tiefgehende Flirts; unter diesen entwickelte sie eine äußerst schwere Dysmenorrhoe, deretwegen sie zweieinhalb Jahre lang mit Hormoninjektionen behandelt wurde. Ihre Menstruationen wurden mit der Zeit regelmäßiger, aber die Schwere der Dysmenorrhoe ließ nicht nach; nachdem sie geheiratet hatte, wurde ihre Dysmenorrhoe von schweren prämenstruellen Spannungszuständen kompliziert. Während der psychoanalytischen Behandlung ergaben Vaginalabstriche hormonale Zyklusstörungen; sie zeigte normale Oestrogenphasen, während die Progesteronphasen hormonal ungenügend gestützt war. (Sie war unfruchtbar.) Diese Zusammenhänge machen es wahrscheinlich, daß die Dysmenorrhoe einsetzte, als die erotische Reizung der Sexualität emotionale Dringlichkeit verlieh, wobei gleichzeitig ihr Widerstand, ihre Aufsässigkeit gegen die „weibliche Rolle" wachgerufen wurde. Ihr hormonaler Zyklus zeigte, daß sie dem Niveau ihrer psychosexuellen Reifung entsprechend ein Übergewicht von oestrogener Anregung hatte, das die Dysmenorrhoe erklären kann.

Ein Beispiel der zweiten Variante von Fällen:

Eine junge verheiratete Frau hatte vor ihrer Ehe keine Menstruationsschwierigkeiten. Sie wurde leicht schwanger und bekam zwei Kinder (Altersdifferenz zwischen diesen zweieinhalb Jahre). Als ihr zweites Kind etwa eineinhalb Jahre alt war, empfand sie plötzlich starke aggressive Triebregungen gegen ihre Kinder. Das löste panischen Schrecken bei ihr aus; sie bekämpfte ihre Panik mit phobischen Reaktionen. Gemeinsam mit diesen entstand eine schwere Dysmenorrhoe. Sie empfand die Menstruation als gleichbedeutend mit Abtreibung und daß sie leiden müsse, weil sie keine weiteren Kinder haben wolle. Ihr emotionaler Zyklus hatte den Kampf gegen die Mutterschaft gezeigt. So fühlen wir uns berechtigt, anzunehmen, daß entsprechend und in Reaktion auf ihren schweren Angstzustand eine Regression stattgefunden hat. In diesem Falle nehmen wir an, daß Angst und Schuldgefühle den Tonus des vegetativen Nervensystems steigerten und gleichzeitig den Haushalt des hormonalen Zyklus störten; die beiden Faktoren sind gemeinsam für die Dysmenorrhoe verantwortlich.

Die psychodynamischen Reaktionen auf die späte prämenstruelle Phase sind gewöhnlich stärker und komplexer, als man auf der Grundlage der Ovarialhormonproduktion allein erwarten sollte. In Fällen von Dysmenorrhoe ist die Spezifität der psychodynamischen Reaktionen von der Reaktion des vegetativen Nervensystems überdeckt. Obgleich die Dysmenorrhoe eine Reaktion auf eine ungenügende Ovarialfunktion (infantilen Typs) darstellt, ist sie nicht einfach ein Symptom der Hyposexualität. Sie ist vielmehr eine Folge der nachlassenden Herrschaft des Ichs über die psychosexuellen Konflikte. Die „aus der Verdrängung wiederkehrenden" Konflikte mobilisieren Angst und Allgemeinreaktionen des Nervensystems, die ihrerseits eine erhöhte Reaktivität der Frau in bezug auf die prämenstruellen hormonalen Veränderungen bedingen.

Oligomenorrhoe bedeutet spärliche Menstruation in großen Zeitabständen. Sie kann ein Anzeichen verzögerter sexueller Reifung auf der Grundlage von Hypogonadismus sein, tritt aber häufiger sekundär als Ergebnis einer psychischen Regression auf. Dies findet sich zum Beispiel bei Fällen von Bulimie mit nachfolgender alimentärer Fettsucht. Bulimie kann sich bei Frauen entwickeln, die auf die weibliche Sexualfunktion nicht mit männlicher Identifizierung, sondern mit Depression und mit Regression auf die orale Entwicklungsstufe reagieren. Die Stoffwechselvorgänge bei der Fettsucht können ebenso wie die Depression für die Manifestationen der Hyposexualität verantwortlich sein; diese sprechen im allgemeinen gut auf Psychotherapie an.

Amenorrhoe ist eine gesteigerte Form der Oligomenorrhoe. Die beiden Manifestationen können sich abwechseln. Amenorrhoe kann als Anzeichen von Hypogonadismus auftreten, aber sie kann auch als Ergebnis psychogener Einflüsse zustandekommen. Unter den psychogenen Fällen von Amenorrhoe lassen sich zwei Formen unterscheiden: Die eine ist die Amenorrhoe junger Frauen, die in ihrer Abwehr gegen die weibliche Sexualität fähig sind, den Ovarialzyklus mehr oder weniger vollständig zu unterdrücken. Dabei werden gewöhnlich die emotionalen Manifestationen der Sexualität nicht gleichzeitig verdrängt. So können sie fortfahren, von einem Leben zu träumen, das reich an heterosexuellen Erlebnissen ist, ohne irgend etwas mit dem „schmutzigen, schmerzhaften, unangenehmen“ Teil der Weiblichkeit zu tun zu haben. Ohne Zweifel erleichtert eine organische Disposition das Zustandekommen dieser Symptomatik. Denn eine vergleichbare Stärke der psychosexuellen Konflikte und eine selbst noch größere Intensität der Angst motivieren in anderen Fällen andere, die Zeugungsfunktion weniger beeinträchtigende Symptome. Diese Fälle sprechen jedoch sehr gut auf analytische Psychotherapie an; sobald die Patientinnen fähig werden, heterosexuelle Erregungen zu erleben, verschwindet die Amenorrhoe im allgemeinen.

Die andere Form der Amenorrhoe tritt als ein Teil des Syndroms der **Pseudocyese** oder der „eingebildeten Schwangerschaft“ auf. Diese Ausdrücke beziehen sich auf Amenorrhoefälle, in denen die Frau fest glaubt, schwanger zu sein und objektive Schwangerschaftszeichen bei Abwesenheit von Schwangerschaft entwickelt. Es kommt häufig vor, daß unter dem Einfluß des Wunsches nach und der Furcht vor Schwangerschaft die Frühsymptome der Schwangerschaft in Erscheinung treten und dabei die Menstruation viele Wochen lang unterdrücken. Die oft berichteten Fälle von langdauernder Amenorrhoe mit Anschwellen des Bauches und Brustveränderungen, die eine Schwangerschaft imitieren, sind komplexe psychosexuelle Symptome, gewöhnlich konversionshysterischer Natur. Das Symptom bringt die mit dem Gebären zusammenhängenden Konflikte auf verschiedenen Schichten zum Ausdruck. Im allgemeinen sind diese Frauen unfruchtbar. Im Unbewußten die Schwangerschaft fürchtend und Schuldgefühle wegen der häufig bewußten Feindseligkeit gegen Kinder hegend, sehnen sich diese Frauen im Bewußtsein geräuschvoll nach Schwangerschaft und erfreuen sich während der Zeit der Pseudocyese der Befriedigung, die nur eine echte Schwangerschaft rechtfertigt.

Die psychopathologischen Manifestationen der Zeugungsfunktion sind mannigfaltiger Art. Der Zeugungstrieb — der nur eine spezielle Manifestation des Selbsterhaltungstriebes ist — kann in allen seinen Phasen mit den Interessen, Absichten und Wünschen des Selbst in Konflikt geraten. Das spielt auch in der Sexualpathologie des Mannes eine Rolle. Bei Frauen erscheint der Konflikt zwischen Selbsterhaltung und Fortpflanzungsfunktion berechtigt, da Gebären gefährlich sein kann und die Aufgaben der Mutterschaft beschwerlich sind. Was über die triebhaften Tendenzen zur Mutterschaft, deren entwicklungsmäßigen Aufbau während der sexuellen Reifung und ihre Manifestationen während jedes Sexualzyklus' gesagt worden ist, enthüllt auch die Konflikte, die zu den verschiedenen pathologischen Manifestationen der Zeugungsfunktion führen können. Frauen werden ihrer Konflikte bezüglich des Gebärens im allgemeinen erst gewahr, wenn diese Konflikte durch die intensiven psychischen und stoffwechselmäßigen Vorgänge der Schwangerschaft belebt werden. Die zur Schwangerschaft gehörige emotionale Störung kann als eine **Hypochondrie** beschrieben werden. Hypochondrie ist das Ergebnis der Konzentration von (narzißtischer) Libido, die als ängstliche und besorgte Beachtung des oder der Organe wahrgenommen wird, die eine Gefahrenquelle darstellen (*Ferenczi* — 84). So kann die gleiche nazißtische Kathexis, die in der normalen Schwangerschaft den Zustand großer Zufriedenheit bedingt, eine unerträgliche Angst provozieren, wenn das Ich der Frau nichts als Gefahr in der Schwangerschaft wittert. Die Analyse deckt im individuellen Falle auf, ob die Angst aus den Reaktionen auf die körperlichen Schwangerschaftsveränderungen und aus der ängstlichen Erwartung der Gefahren des Kindbetts entspringt, oder ob sie ihre primäre Ursache in der Feindseligkeit gegenüber dem noch ungeborenen Kind besitzt. In manchen Fällen verursacht körperbezogene Angst nur hypochondrische Symptome; in anderen Fällen kann die mobilisierte Aggression auf das Kind projiziert werden, das als Ursache der ganzen Störung gehaßt und gefürchtet wird. Manchmal setzt die primäre Aggression gegen das Kind eine Depression in Gang, die sekundär zur Hypochondrie führen kann.

Das psychoanalytische Studium der zahlreichen Formen von Schwangerschaftsstörungen hat gezeigt, daß die gleichen psychodynamischen Konflikte für verschiedene pathologische Phänomene verantwortlich sein können. Wir dürfen vielleicht annehmen, daß konstitutionelle Faktoren[1]) darüber entscheiden, ob die Entwicklungskonflikte die somatischen (hormonalen und stoffwechselmäßigen) Schwangerschaftsprozesse beeinflussen, oder ob der gleiche Konflikt psychiatrische Störungen aktiviert. In manchen Fällen können die Furcht vor der Schwangerschaft und/oder die feindseligen Regungen gegen das Kind eine Unterdrückung der hormonalen Vorgänge, die die Schwangerschaft befestigen, bewirken, so daß es zum Abort kommt; in anderen Fällen entwickelt sich Schwangerschaftserbrechen oder Anorexia nervosa ohne jedes bewußte Gewahrwerden des emotionalen Konfliktes. Bei den „rein" psychiatrischen Fällen kann die Schwangerschaft normal weiterlaufen, doch die Frau wird plötzlich von Panik ergriffen, die ihre

1) Neben den Ovarien können alle anderen endokrinen Drüsen, insbesondere die Hypophyse, die Nebennieren und die Schilddrüse, beteiligt sein.

Rationalisierung in der Vorstellung des Schadens findet, den der wachsende Foetus im Innern des Körpers anrichtet, oder auch in Furcht vor dem Tode im Kindbett; die Panik kann durch Selbstmordregungen oder aggressive Triebregungen gegen das Kind Verstärkung erfahren. Beim Abwehrkampf gegen die Panik kann die Frau phobische Reaktionen oder Depressionen entwickeln oder auch Regression in schwere schizophrene Psychosen („postpartale Psychosen") zeigen. In manchen Fällen kann Schwangerschaftsunterbrechung oder Einleitung der Geburt zu symptomatischer Besserung führen; in anderen Fällen läßt sich der pathologische Prozeß dadurch nicht aufhalten, der, einmal begonnen, die Frau wegen des Versagens bei ihrer natürlichen Aufgabe sich minderwertig und schuldig fühlen läßt. Es hat den Anschein, als ob die hereinbrechenden Stoffwechselvorgänge der Schwangerschaft die Entwicklungskonflikte mit so intensiven Emotionen wieder aufladen, daß sie das Ich überwältigen und angesichts der wichtigsten integrativen Funktion im Leben der Frau hilflos machen.

In mancher Beziehung glücklicher sind die Frauen daran, denen die Realisierung ihrer Konflikte in bezug auf das Gebären durch **Unfruchtbarkeit** erspart bleibt. Die Untersuchung der verschiedenartigen Manifestationen von Hemmungen der Zeugungsfunktionen zeigt, daß die Fruchtbarkeit etwas Relatives ist. Unfruchtbarkeit kann in Fällen von Anomalie des Beckens und der hormonalen Funktionen, die als Entwicklungsdefekte oder durch Krankheiten zustande kommen, absolut sein. Alle anderen Formen der Unfruchtbarkeit sind relativ und hängen von einer großen Mannigfaltigkeit von organischen (stoffwechselmäßigen) und psychischen Faktoren ab. Und hier dürfen wir wiederholen: Soweit uns die psychodynamischen Motivierungen der Sterilität bekannt sind, können die gleichen Konflikte, die bei der einen Frau eine hypochondrische Panik und bei der anderen Depression verursachen, bei wieder einer anderen im Zusammenhang mit der Sterilität aufgedeckt werden. Frauen, die unter funktioneller Sterilität „leiden", sind sich ihrer Ängste und Feindseligkeitsregungen im Zusammenhang mit dem Gebären nicht bewußt; nichts hindert sie, ihre unambivalente Einstellung zur Mutterschaft zu betonen.

Die sogenannte „funktionelle Sterilität" zeigt zahlreiche Formen; in manchen Fällen reicht es nicht zu einem wirklichen psychosomatischen Symptom, weil sich keine somatischen Veränderungen finden. Zum Beispiel kann eine Frau unfruchtbar scheinen, wenn das Verlangen nach Geschlechtsverkehr während der fruchtbaren Tage des Zyklus unterdrückt ist und Coitus nur in der unfruchtbaren Zyklusphase zustandekommt. Die zu Unfruchtbarkeit führende somatische Veränderung kann in einer Zyklusverschiebung bestehen, so, daß die Ovulation nur während der Menstruation auftritt, in der gemeinhin nicht koitiert wird (*Rubenstein* — 197, 198). So kann die neurotische Veränderung des Wunsches nach Kindern bei einem oder bei beiden Ehepartnern eine Unfruchtbarkeit einleiten, und als Ergebnis der gegenseitigen Beeinflussung beider Ehepartner kann es schließlich auch zur Unterdrückung der Fruchtbarkeit führen. Eine stärkere organische Beteiligung findet sich in den Fällen, in denen die Sterilität durch Spasmus der Eileiter und deren Verschluß verursacht ist, und auch in den Fällen, in denen die psychosexuellen Konflikte zur Unterdrückung der Ovarialfunktion führen und damit das Auftreten eines Follikelsprunges unmöglich machen.

Die Motivierungen der funktionellen Unfruchtbarkeit können am besten durch Analyse der Reaktionen der Frauen auf ihre Sterilität untersucht werden. Die reizvollen Probleme der Psychologie der Adoption können wir hier leider nicht einschließen. Doch die Motive, die eine Frau zur Adoption eines Kindes drängen, wenn sie ihre Unfruchtbarkeit erkannt hat, liefern uns Einsichten in die Psychologie der Mutterschaft ebenso wie in die der Sterilität. Manche Frauen sind, gedrängt von ihrer natürlichen Mütterlichkeit, begierig, diese an ein Kind zu verschwenden; wenn es nicht ihr eigenes sein kann, dann wird das adoptierte Kind emotional als ein Ersatz angenommen.[1]) Bei anderen Frauen überdeckt der Drang nach Adoption das Gefühl von Minderwertigkeit, den Schaden, den das Ich durch die Sterilität erlitten hat; bei wieder anderen erscheint die Adoption als eine willkommene Lösung sämtlicher Probleme, weil sie neben anderen Befriedigungen die Mutter (den Vater ebenso, nebenbei gesagt) der Ängste und narzißtischen Konflikte enthebt, die man in bezug auf das Erbgut seines eigenen Kindes haben kann. Alle diese Faktoren lassen die komplexe Beteiligung des Ichs an der Elternschaft erkennen. Daß solche Einflüsse genügen können, um die Fähigkeit, Kinder zu bekommen, bei der Frau zu unterdrücken, wird durch jene Fälle belegt, in denen die Frauen nach der Adoption eines Kindes fruchtbar wurden. Wenngleich nur wenige derartige Fälle veröffentlicht worden sind (*Orr* — 176), sind sie doch kein seltenes Vorkommnis. Es scheint, daß sich bei der Frau, nachdem sie Gelegenheit hatte, ein Kind anzunehmen und ihre Mütterlichkeit zu „praktizieren", ihre Ängste genügend abschwächen, um eine Empfängnis zu ermöglichen.

---

[1]) Das kommt meist in Situationen vor, wo eine nicht unfruchtbare, mütterliche Frau die Sterilität ihres Mannes auf sich nimmt und fähig ist, dem adoptierten Kinde eine gute Mutter zu werden.

Es bleibt jetzt nur noch übrig, die Ursachen der unterschiedlichen Anfälligkeit des Zeugungsapparates gegen emotionale Einflüsse zu ventilieren. Da die durch Umwelteinflüsse motivierten Konfliktmöglichkeiten begrenzt sind, die von diesen ausgelösten Reaktionen jedoch sehr erhebliche Unterschiede zeigen, können wir uns fragen, welches die konstitutionellen Faktoren sind, die wir für die Verstärkung des Konfliktes auf der psychologischen Seite in Rechnung setzen müssen. Als breite Verallgemeinerung können wir auf die Bisexualität hinweisen. Auf der organischen Seite können konstitutionelle Faktoren für eine, Unfruchtbarkeit möglich machende, Anfälligkeit des endokrinen Systems eingesetzt werden.

Totaler oder teilweiser Gonadotropinmangel verursacht Versagen der Keimdrüsen. **Hypogonadismus** kann bei beiden Geschlechtern vorkommen. Der Umfang seiner Einwirkung auf die Persönlichkeit hängt bei beiden Geschlechtern von Ursache und Grad der Keimdrüsenunterfunktion sowie von dem Lebensalter ab, in dem sich die Wirkungen dieses Mangels zeigen. Beim Manne verursacht Gonadotropinmangel **Eunuchoidismus. Kryptorchismus** (das Nichtzustandekommen der Herabwanderung der Hoden in den Skrotalsack) ist ebenfalls das Ergebnis eines Gonadotropinmangels und kann zu Eunuchoidismus verschiedenen Grades führen. Kastration durch Unfall, chirurgischen Eingriff oder Krankheiten wie Mumps und Tuberkulose verursacht ebenfalls Hypogonadismus. Der männliche Eunuchoidismus springt stärker ins Auge, kommt wahrscheinlich häufiger vor und ist genauer untersucht als die Fälle weiblicher „Eunuchen". Die letzteren sind Frauen mit angeborener Atresie der Ovarien (*Wilkins* und *Fleischmann* — 250); ihre physische und emotionale Aufmachung scheint sich von der von Mädchen zu unterscheiden, die früh kastriert werden mußten. Die Wirkungen des Hypogonadismus auf den Stoffwechsel und den Körperbau beiseite lassend, wenden wir uns nur seinen Einflüssen auf den Gefühlshaushalt zu.

Ob nun der Mangel an Keimdrüsenerregung seine psychologische Wirkung in der frühen Kindheit zeigt oder ob dies die Folge von Stoffwechselveränderungen ist, die durch das fehlende Stück im endokrinen Apparat verursacht sind, der Hypogonadismus wird jedenfalls früh an der Persönlichkeit des kleinen Jungen erkennbar. Es ist wahrscheinlich das Bestehenbleiben einer neutralen asexuellen Form und nicht so sehr „Femininität", was den deutlichen Eindruck einer Abweichung von der normalen Jungenhaftigkeit hinterläßt. Knaben mit echtem Keimdrüsenmangel zeigen nicht die Charakteristika der „emotionalen Bisexualität". Sie sind vielmehr asexuell. Bei kleinen Mädchen, die ohne Ovarien geboren werden, ist die Asexualität nicht so augenfällig. Wahrscheinlich beeinflussen dabei unsere Erwartungen unser Urteil, die die Passivität des kleinen Jungen als pathologisch anerkennen, während wir die Niedlichkeit des passiven kleinen Mädchens als normal annehmen. Wahrscheinlich ist bei Mädchen die normale Identifizierung mit der Mutter für ein Verhalten verantwortlich, das regelrecht mädchenhaft ist. Die intellektuelle Ausstattung und die Entwicklungsfähigkeit der Gesamtpersönlichkeit entscheiden über den Grad der Einpassung, den ein solches Kind — sowohl Junge wie Mädchen — während der Vorpubertätszeit erreicht. Es scheint, daß sich diese Periode „normal" abwickelt — das heißt in der Weise, in der sich das jeweilige Kind unter dem Einfluß seiner besonderen Umwelt entwickeln müßte. Die Pubertät ist die Zeit, in der der Hypogonadismus dem Individuum schmerzlich offenbar wird und ihn zum Außenseiter in seiner sozialen Gruppe macht. Die Anpassungsaufgabe des Mädchens erscheint dabei leichter als die des männlichen Eunuchoiden. Dies ist wahrscheinlich so, weil der unentwickelte Körper des Mädchens und seine zunehmende Scheu es nicht als auffällig unweiblich abstempeln. Während in ihr Gefühlsleben tiefgehende Hemmungen einziehen (es in gewissem Sinne eingeengt wird), kann sie mit ihren Altersgenossen fast unbemerkt weiter einhergehen. Sie wird nicht zum Zentrum feindseliger Beachtung wie der eunuchoide Knabe. So hängt die Persönlichkeitsentwicklung des eunuchoiden Knaben nach der Pubertät von seiner Fähigkeit ab, sich an seine eigene Unzulänglichkeit anzupassen. Das ist eine sehr beachtliche Aufgabe, die häufig durch die unsympathische Haltung seiner Umgebung — selbst seiner eigenen Familie — noch wesentlich erschwert wird. Denn die Familie kann auf diesen Zustand nicht mit der gleichen Sympathie reagieren, mit der sie irgendeinem anderen angeborenen Zustand begegnen würde. Das Gefühl der Beschämung, das jedes sexuelle Versagen begleitet, modifiziert das Verhalten gegenüber dem Eunuchoiden so, daß seine Anpassungsaufgaben untragbar schwierig werden können. Es gibt nur wenige genaue Untersuchungen über die Persönlichkeitsentwicklung und Charakteristika der Eunuchoiden in unserer Gesellschaft. Das jüngst erwachte Interesse an ihrem Ansprechen auf Hormontherapie konzentriert sich meist auf die physischen Veränderungen ihrer Geschlechtsmerkmale und ihrer Sexualfunktion. *Carmichael* (45) hat einen analysierten Fall von Eunuchoidismus veröffentlicht. Die Psychoanalyse dieses Mannes setzte ein, nachdem durch Testosteronpropionat die sekundären körperlichen Geschlechtsmerkmale hervorgerufen worden waren, die normalerweise in der Pubertät in Erscheinung treten. Die Hormonbehandlung wurde während der Psychoanalyse fortgesetzt. Dieser Kranke zeigte alle charakteristischen Ich-Abwehrmechanismen einer schwer gehemmten zwangsneurotischen Persönlichkeit. Während seine frühe Entwicklung ein strenges Überich bedingte, entwickelten sich seine Symptome in der Hauptsache nach dem gewöhnlichen Pubertätsalter, als sein Mangelzustand seine Verbitterung wegen seiner „Kastration“, zusammen mit Scham über seine Unzulänglichkeit, aktivierte. Diese Emotionen waren jedoch in dem streng regulierten Leben eines Bankangestellten leicht zu verbergen. Seine Gefühle waren „kalt“ und nicht allzu beunruhigend, bis die Hormontherapie sie aktuell aufrührte. Von da ab bedurfte er der psychoanalytischen Therapie, um die Konflikte zur Auflösung zu bringen, die seine Anpassung an die Sexualität beeinträchtigten.

Daniels und *Tauber* (233) untersuchten die emotionale Anpassung bei Substitutionstherapie nach chirurgischer Kastration. Ihre Beobachtungen deckten eine weitere Seite der psychischen Einflüsse auf die Hormonwirkung auf. Die Kastration und der Verlust der sexuellen Potenz stellen ein Trauma dar, das die regressiven Züge der betroffenen Individuen in den Vordergrund treibt; die Regression ihrerseits beeinträchtigt die Willigkeit zum Durchhalten der Behandlung. Psychologische Faktoren wie die Fähigkeit und Bereitwilligkeit des Patienten, sexuelle Erregung zu erleben, einen „Kampf zu wagen“ für die Potenz usw. entscheiden über die Wirksamkeit der Substitutionstherapie.

Der Einfluß des Hypogonadismus auf die Integration des Sexualtriebes und dessen Manifestationen in sexuellen Wünschen ist ausreichend gesichert. Es bleibt die Frage zu beantworten, ob schwere psychische Traumen der frühen Kindheit den normalen Aufbau der endokrinen Funktionen in einem solchen Grade beeinträchtigen können, daß sie Hypogonadismus verursachen.

Dr. *Helen McLean* analysierte eine Patientin, deren Fall einige Aufklärung gibt.[1])

Eine 22jährige Frau litt an echtem Hypogonadismus. Als Kind hatte sie geglaubt, daß sie im Vergleich zu anderen Kindern klein sei; sie fing erst mit 13 Jahren zu wachsen an und wuchs noch schneller nach einem Besuch bei ihren Eltern, als sie 17 war. Ihr Vater und ihre Mutter waren von normaler Größe. Die Mutter hatte 8 Kinder geboren. Endokrinopathien in ihrer Familie sind nicht bekannt. Die Patientin war 178 cm groß, als sie in psychoanalytische Behandlung kam. Seit mehr als einem Jahr war sie in Hormonbehandlung; die Epiphysen der langen Röhrenknochen waren noch nicht geschlossen und sie wuchs weitere 1½ Zentimeter während des ersten Jahres der Analyse. Sie war ein intelligentes, empfindsames und selbstaufopferndes

1) Unveröffentlicht. Frau Dr. McLean sei an dieser Stelle für die Erlaubnis zur Veröffentlichung des Materials gedankt.

Mädchen. Sie litt, weil sie „wie ein Mädchen fühlte", physisch aber kein Mädchen war; sie hatte keine Brüste und hatte noch nie menstruiert. Die Vaginalabstriche ließen keine Keimdrüsentätigkeit erkennen. Ihre Persönlichkeit war in ausgeprägter Weise die eines strebsamen, abhängigen Menschen mit den Ambitionen und der Gebefreudigkeit eines „guten Versorgers" (ob das nun Vater- oder Muttersein heißen möge). Sie hatte eine traumatische Kindheit. Ihr Vater und ihr älterer Bruder starben, als sie ein Säugling war, während der Influenza-Epidemie 1918. Sie lebte bis zu ihrem 5. Jahre bei ihrer Großmutter. Dann verheiratete sich ihre Mutter wieder, und die Patientin lebte bei der Mutter und dem Stiefvater. Die Mutter bekam in jährlichen Abständen 6 Kinder. Stets schwanger und erschöpft, verlangte sie von der Patientin, daß sie die Pflege für sie selbst und die kleinen Kinder übernähme. Die Patientin war sehr dienstwillig, aber als das das Fernbleiben von der Schule zu bedeuten begann, entschloß sie sich mit zehn Jahren, von zu Hause wegzugehen. Sie arbeitete als Kindermädchen für Nachbarn und ging weiter zur Schule. Aber immer noch fühlte sie sich verpflichtet, der Mutter zu helfen und ging nach Hause zurück, nachdem sie die Grundschule absolviert hatte. Das war um die Zeit, als sie ihr ungewöhnliches Wachstum zu bemerken begann. Später verließ sie ihre Familie, weil es „kein gutes Heim für sie" war und kehrte erneut zurück, als sie 16 war und ihre Mutter ihr letztes Kind geboren hatte. Dies war das letztemal, daß sie dort zu leben versuchte. Seidem hat sie nicht mehr zu Hause gewohnt, fühlt sich aber für ihre Geschwister verantwortlich und hilft ihnen in jeder Weise. Der Ärger über ihre Entbehrungen erscheint vollständig verdrängt. Während ihrer psychoanalytischen Behandlung genoß sie die Zuwendung einer sympathischen Ärztin, eine Ausschweifung, die sie früher nie erlebt hatte. Sie lud einige von ihren Lasten ab, sie hörte auf zu wachsen und begann, leichtes, unregelmäßiges „Schmieren" zu zeigen. Dies könnte vielleicht als Ergebnis der Hormontherapie zustande gekommen sein, wahrscheinlich aber erlaubte ihr die Psychoanalyse, „weiblicher" zu werden.

Rückschauende Analyse kann kaum ausreichen, um die Faktoren festzustellen, die die endokrine Entwicklung dieser Patientin zum Stillstand brachten. Wir sollten ihre starken Ich-Tendenzen zur Verdrängung passiv-rezeptiver Strebungen beachten. Kam dies als Ergebnis von Identifizierung mit ihrem Vater und Bruder zustande, die beide starben, als sie ein Jahr alt war? Oder war es eine Reaktion auf die Trennung von der Mutter, die sie als Zurückweisung erlebt haben könnte? Ohne Zweifel versuchte sie, Helfer und Beschützer der Mutter zu sein, als würde sie an ihres Vaters Stelle handeln. Viele Faktoren in ihrer späteren Kindheit könnten ihre „männliche" Identifizierung verstärkt haben; wahrscheinlich erforderten die auf ihren Stiefvater gerichteten „Oedipusstrebungen" eine konzentrierte Verdrängungsanstrengung, und das Bedürfnis nach Identifizierung mit ihrer Mutter wurde sicherlich durch das Verhalten der Mutter abgeschreckt, die durch viele Schwangerschaften geschwächt, untüchtig und fordernd schien. Überarbeitung und Unterernährung waren bedeutungsvoll, doch der emotionale

Kampf gegen die Femininität verdient ebenfalls Beachtung bei der Stillegung der Hypophysenfunktion.

Die Verfasserin selbst analysierte eine unverheiratete Frau in den späten Dreißigern, deren klinische Diagnose seit längeren Jahren auf *Cushing*-Syndrom lautete. Sie war empfindsam, intuitiv und intellektuell hochbegabt. Während der Analyse erinnerte sie mit überwältigend starker emotionaler Entladung ein Trauma, das in ihrem zweiten Lebensjahr vorgefallen war. Die Realität der aufgetauchten Erinnerung konnte an Hand von Familienphotographien und anderen objektiven Daten verifiziert werden. Die Patientin fand ohne Deutungshinweis von seiten der Analytikerin heraus, daß dieses Trauma, das sich unmittelbar nach der Geburt ihres Bruders ereignet hatte und bei ihr Scham, Schuld und gleichzeitig grenzenlose Wut und Hilflosigkeit dem Vater gegenüber hervorgerufen hatte, eine bleibende Furcht vor der Sexualität und das Ausweichen vor allen Männern verursacht hatte.[1]) Die Wissenschaft kann sich nur zufrieden geben, wenn solche ungewöhnlichen psychoanalytischen Rekonstruktionen sich durch direkte Beobachtungen der Entwicklung traumatisierter Kinder verifizieren lassen.

Die Wechselwirkung zwischen den organischen (das heißt Keimdrüsen-) Faktoren und der psychosexuellen Ökonomie stellt ein labiles Gleichgewicht dar. Da die psychologische Seite dieses Gleichgewichtes das Ergebnis sexueller Reifung ist, kann die reziproke Wechselwirkung zwischen Keimdrüsenfunktionen und Emotionen in longitudinaler Weise studiert werden, das heißt, an der Entwicklungsgeschichte des Individuums und seiner Symptome. Da das Gleichgewicht unter innerlichen und äußerlichen Beeinflussungen Schwankungen unterworfen ist, kann es auch querschnittsmäßig untersucht werden, das heißt an einer beliebig ausgewählten Situation.

Der psychosomatische Zugang zu dem Problem der sexuellen Fehlfunktionen erlaubt die Konstruktion einer Reihe, an deren einem Ende wir die primär organischen Fehlfunktionen unterbringen können, und an dessen anderes Ende die primär psychologisch bedingten Zustände gestellt werden müssen. Da jeder Zustand durch die Wechselwirkung von organischen und psychischen Faktoren bedingt ist, darf keine Seite unter Ausschluß der anderen betrachtet werden; denn sie stellen wechselseitig abhängige Variable dar, die die sexuellen Haltungen und Funktionen im ganzen Bereich des normalen und abnormen Verhaltens tragen.

1) Die Patientin verstarb an Cushingscher Krankheit etwa zehn Monate nach der Unterbrechung der Analyse, die ihr große Erleichterung verschafft hatte.

KAPITEL XVI

Therapie

Dieses Buch beschäftigt sich mit den grundsätzlichen Prinzipien des psychosomatischen Vorgehens in Forschung, Diagnose und Therapie. Es besteht nicht die Absicht, alle die spezifischen therapeutischen Maßnahmen zu beschreiben, die bei den verschiedenen besprochenen Zuständen erforderlich werden. Nur die Prinzipien des psychosomatischen Vorgehens in der Therapie sollen in diesem Kapitel besprochen und durch Beispiele illustriert werden; das psychosomatische Vorgehen ist mehr als das, was man „bedside manner“ oder ärztliche Kunst nennt; mehr als der magnetische Einfluß der ärztlichen Persönlichkeit auf den Patienten, der ihn mit Vertrauen und Zutrauen erfüllt. Es beruht auf spezieller Kenntnis der emotionalen Faktoren, die in jeder Krankheit am Werke sind und der physiologischen Wege, auf denen emotionale Faktoren den Krankheitsprozeß beeinflussen. Nur mit diesen Kenntnissen kann die Psychotherapie mit somatischen Maßnahmen in geeigneter Weise koordiniert werden. Eine allgemeine Kenntnis der Pathologie — sowohl der psychologischen als auch der somatischen — ist das vordringlichste und unentbehrlichste Erfordernis.

Es ist einer der am schwersten ausrottbaren Fehler auf diesem Gebiet, zu glauben, daß, wenn die emotionale Ätiologie eines Falles gesichert ist, somatisch-medizinische Versorgung überflüssig wird und der Kranke einfach dem Psychiater überlassen werden darf. Dieser Fehler ist die Umkehrung einer früheren Fehlvorstellung — nämlich, daß, wenn ein Patient somatische Symptome hat, sein Fall ausschließlich zur Domäne des Arztes oder des nichtpsychiatrischen Spezialisten gehört. Der Fortschritt der modernen Medizin besteht speziell in der Zusammenarbeit zwischen den psychiatrischen und nichtpsychiatrischen Fachärzten sowohl bei der Diagnose wie bei der Behandlung. Gleichgültig, ob seine Ätiologie emotionaler Art ist, sobald ein aktives Duodenalulcus existiert, muß die Therapie darauf abzielen, die lokale Läsion zu beseitigen. Ein solcher Patient erfordert allgemeine medizinische Pflege, diätetische und pharmakologische Behandlung oder sogar chirurgisches Vorgehen (zum Beispiel Sedativa oder spezielle Mittel wie Atropin, oder chirurgisches Vorgehen wie Vagotomie, alles Maßnahmen, durch die die Verbindungen zwischen dem Zentralnervensystem und den befallenen Organen blockiert oder durchtrennt werden). Eine auf die spezifischen emotionalen Faktoren von ätiologischer Bedeutung abzielende Psychotherapie ist ein langfristiges Unternehmen und verlangt Zusammenarbeit mit den übrigen Möglichkeiten medizinischer Behandlung. Vor allem aber muß sie zeitlich exakt abgestimmt werden.

Der erste Schritt besteht darin, eine psychosomatische Diagnose zu stellen. Dies ist ganz wesentlich eine medizinische Diagnose, die die vollständige psychiatrische Wertung der Persönlichkeitsfaktoren einschließt. Im Lichte dieser Faktoren wird der Arzt in die Lage versetzt, die medizinische Anamnese im Gesamtrahmen der Lebensgeschichte des Patienten zu sehen. Diese psychiatrischen Interviews sind im Grunde nichts anderes als die Psychanamnesen, die im Beginn einer psychoanalytischen Behandlung aufgenommen werden. Ihre Technik ist in der Hauptsache von Psychoanalytikern entwickelt worden und findet sich bei *Felix Deutsch, Dunbar, Fenichel* und anderen (61, 75, 83) beschrieben. Besondere Aufmerksamkeit wird der chronologischen Aufeinanderfolge der Symptomentwicklung auf der einen Seite und der äußeren Lebenssituationen und emotionalen Zustände des Patienten auf der anderen Seite gezollt. Die Erfahrung zeigt, daß organische Symptome, bei denen emotionale Faktoren von Bedeutung sind, eine Geschichte haben, die ähnlich der eines psychoneurotischen Symptoms ist. Emotionale Konflikte, die der Patient nicht zu lösen vermag, haben oft einen störenden Einfluß auf vegetative Funktionen. Das ist der gewöhnliche Weg, auf dem die somatischen Symptome zum erstenmal in Erscheinung treten. Diese ersten Symptome können im Kleinkindalter, während der Latenzzeit oder in der Adoleszenz auftreten. Nur selten manifestieren sie sich erstmals im Erwachsenenalter. Sorgfältige anamnestische Erforschung dieser vorauslaufenden, oft vorübergehenden Symptome in früheren Altersstufen zeigt, daß sie sich in Zeiten von emotionaler Belastung und Spannung entwickeln und mit der Lösung der emotionalen Spannung zum Verschwinden kommen, um erneut aufzutreten, sobald neue Konfliktsituationen unter den Widrigkeiten des Daseins auftauchen. Ein Vergleich der emotionalen Konstellationen während dieser verschiedenen Gelegenheiten des Aufflammens ist hilfreich bei der Aufstellung des typischen Grundschemas des Patienten. Zum Beispiel ist es in der Geschichte von Ulcuskranken nicht ungewöhnlich, wenn die ersten oberen gastrointestinalen Symptome im Kleinkindalter auftreten, als der Patient zum erstenmal gezwungen war, seine Abhängigkeitsstrebungen zu bekämpfen. Eßschwierigkeiten während des Entwöhnens können die allerersten Voraussymptome sein; nervöses Erbrechen in den ersten Schultagen oder wenn ein Lehrer, den das Kind (nach einer Zeit anfänglicher Schwierigkeiten) endlich akzeptiert hatte, durch einen weniger sympathischen Lehrer ersetzt wird. Anstrengende Examensvorbereitungen in der Adoleszenz können die nächste Gelegenheit für nervöse Magensymptome abgeben, und schließlich im Erwachsenenleben Versetzung in die erste verantwortliche Stellung. Andauerndes Ausgesetztsein gegen gefährliche und höchste Anspannung erfordernde Situationen war während des Krieges einer der verbreitetsten auslösenden Faktoren solcher Symptome. Nur sehr selten kann eine sorgfältige anamnestische Erforschung solche Voraussymptome nicht aufdecken, die nicht notwendigerweise direkte Ulcussymptome zu sein brauchen, sondern auch Symptome anderer Art an den Funktionen des oberen Magen-Darmtraktes sein können.

Bei manchen organischen Symptomen ist es jedoch schwieriger, solche physiologischen Vorgänger aufzufinden. Der essentielle Hypertonus wird gewöhnlich erst im Erwachsenenalter entdeckt. Auf der Grundlage psychosomatischer Untersuchungen kann man jedoch annehmen, daß eine Sensibilisierung des Gefäßsystems gegen emotionale Reize schon lange Zeit bestanden haben könnte, bevor die eigentliche Krankheit sich entwickelte. Eine lange Periode schwankenden Blutdrucks, in der der systolische Druck gelegentlich immer wieder erhöht gefunden wird, ist bei jüngeren Patienten in psychoanalytischer Behandlung wiederholt beobachtet worden. Hypertoniker berichten häufig über einen Wandel in ihrem Verhalten, einen Übergang von häufigen Temperamentsausbrüchen in eine gewohnheitsmäßig übernormale Beherrschung aller aggressiven Triebregungen. Es ist recht wahrscheinlich, daß die vorauslaufende Periode schwankenden Blutdrucks kürzere oder längere Zeit nach diesem Persönlichkeitswandel einsetzt. Unter dem chronischen Einfluß dieser beständigen emotionalen Erregung des Gefäßsystems verlieren die Regulationsmechanismen allmählich ihre Elastizität, und der Blutdruck beginnt, auf einem erhöhten Niveau zu verharren. Die endgültige Fixierung auf einem hohen Niveau dürfte erst nach dem Zustandekommen echter organischer Veränderungen eintreten.

Es ist wichtig, daß der Arzt sich mit all diesen Tatsachen vertraut macht, um verläßliche anamnestische Daten gewinnen zu können. Der Natur der Sache nach gelingt es bei anamnestischen Untersuchungen selten, die genauen Daten der Vergangenheit in vollständiger und verläßlicher Weise zu erhalten. Der Arzt ist gezwungen, die Erinnerungen des Patienten im Rahmen seiner emotionalen Entwicklung zu deuten, die im allgemeinen mit sehr viel größerer Genauigkeit rekonstruiert werden kann, als die historische Entwicklung einzelner Symptome und Beschwerden. Eine solche Rekonstruktion verlangt jedoch gründliche Kenntnisse der Psychodynamik, genau wie eine physische Diagnose eine exakte Kenntnis der Anatomie, Physiologie und Pathologie voraussetzt.

Nachdem eine somatische und eine Persönlichkeitsdiagnose in enger Verbindung miteinander gestellt worden sind, kann man dazu übergehen, einen Behandlungsplan aufzustellen. Es versteht sich von selbst, daß in allen Fällen, in denen das lokale Symptom sofortige Versorgung erfordert, wie zum Beispiel ein gefährlich hoher Blutdruck, blutende Ulcera, toxische Symptome bei Schilddrüsenfällen oder unbeherrschte Hyperglykämie bei einem Diabetes, die vordringlichste Aufgabe in der Abschwächung dieser vorhandenen Symptome besteht. Diese akuten Maßnahmen haben unbedingten Vorzug vor der langfristigen Planung der psychotherapeutischen Maßnahmen, die den grundlegenden ätiologischen Faktoren zuleibe gehen sollen.

Es ist nicht möglich, feste Regeln darüber aufzustellen, zu welchem Zeitpunkt die Psychotherapie eingeleitet werden sollte. In einer großen Zahl von Fällen kann die medizinische Behandlung der lokalen Symptome und die Psychotherapie gleichzeitig durchgeführt werden. In anderen Fällen muß die Psychotherapie zurückgestellt werden, bis die physiologischen Störungen des Patienten sich unter dem Einfluß der medizinischen Behandlung gebessert haben. Es ist dabei von äußerster Wichtigkeit, zu wissen, daß durchgreifende psychotherapeutische Maßnahmen, die die grundlegenden emotionalen Faktoren angreifen, nicht selten zu vorübergehenden Steigerungen der emotionalen Spannungen führen und auf diese Weise Exazerbationen somatischer Symptome auslösen können. Bei allen Formen der aufdeckenden Art von Psychotherapie versucht der Arzt, das Ich des Patienten der ursprünglichen Konfliktsituation erneut auszusetzen. Der erfahrene Psychotherapeut wird dies nur allmählich herbeiführen und dabei laufend die Fähigkeit des Ichs, mit dem Konflikt fertig zu werden, sondieren; doch selbst in einer gutgeleiteten Psychotherapie läßt es sich nicht vermeiden, daß vorübergehend emotionale Konflikte entstehen, die die somatischen Symptome verschlimmern können. Eine enge Zusammenarbeit zwischen Psychotherapeut und medizinischem Facharzt ist daher unbedingtes Erfordernis. Eine in solchen Fällen ohne die Mitarbeit des medizinischen Facharztes durchgeführte

Psychotherapie muß als wilde Therapie angesehen werden.[1]) Auf der anderen Seite muß das organische Mitglied des Behandlungsteams in allen Fällen, in denen die emotionalen Faktoren von ursächlichem Einfluß sind, ständig die Tatsache im Auge behalten, daß Maßnahmen, die sich gegen die lokalen Manifestationen der Krankheit richten, nicht mehr erreichen können als symptomatische Besserung. Er sollte aus diesem Grunde eine vollkommene Zusammenarbeit mit dem Psychiater durch Herstellung somatischer Bedingungen erstreben, unter denen die Psychotherapie gefahrlos durchgeführt werden kann. In einem Falle von Colitis ulcerosa, den ich behandelte, wurde in der Zusammenarbeit mit dem Internisten eine ständige Anpassung der Medikation entsprechend dem emotionalen Auf und Ab während der Psychotherapie erforderlich. Statt die Psychotherapie beim Auftreten von warnenden Anzeichen, wie vermehrter Stuhlhäufigkeit, zu unterbrechen, schützten Sedativa und eine erhöhte Atropindosis den Patienten vor den nachteiligen Wirkungen der gesteigerten emotionalen Spannungen, die unweigerlich unter der Analyse auftreten.

In Fällen von Colitis ulcerosa ist von mehreren Autoren auf die Schwäche des Ichs hingewiesen worden (*Lindemann*, *Daniels* — 141, 56, 57, 58). In unserer Serie von Fällen am Chicagoer Institut für Psychoanalyse ließ sich diese Beobachtung bestätigen. Viele dieser Patienten zeigen eine Tendenz zu paranoiden Projektionen; einige von ihnen gehören in die Gruppe der psychotischen Grenzzustände. Es ist aus diesem Grunde von primärer Bedeutung, daß der Psychotherapeut prüft, wie weit er mit Belastungen des Ichs bei der Aufdeckung verdrängter Triebregungen gehen darf. In vielen Fällen ist oberflächliche unterstützende Therapie erfolgreich bei der Eindämmung der Symptome, während tief eindringende Therapie zu einer Verschlimmerung der Krankheit führen oder sogar eine psychotische Episode auslösen kann. Bei der unterstützenden Therapie muß sich der Arzt der grundlegenden Konfliktsituation bewußt sein, um den richtigen Zugang zu finden. In vielen Fällen läßt sich die Funktion des Magen-Darmtraktes festigen, einfach dadurch, daß man dem Patienten hilft, seinen Konflikt wegen seiner regressiven Strebungen abzuschwächen und ihm ermöglicht, Verantwortungen ohne Schuldgefühle zurückzuweisen. Das bedeutet natürlich nicht, daß das Persönlichkeitsproblem gelöst worden ist. Die organische Krankheit läßt sich je-

[1]) Die Handhabung der Psychotherapie durch medizinische Laien unterliegt aus diesem Grunde schweren Beschränkungen, und der nicht-medizinische Psychotherapeut als selbständiger Praktiker wird in dieser Ära der psychosomatischen Medizin bald der Vergangenheit angehören.

doch durch diese relativ einfachen psychotherapeutischen Maßnahmen beherrschen.

Im Augenblick kennen wir den psychodynamischen Hintergrund nur bei einigen wenigen vegetativen Störungen. Auf der Karte ätiologischen Wissens sind die weißen Flecken erheblich größer als die erforschten Gebiete, und weitere psychosomatische Forschungen sind notwendig, um diese Lücken zu füllen.

Es ist schon betont worden, daß es bei schweren organischen Zuständen häufig notwendig ist, sich zuerst auf die vorhandenen Symptome zu konzentrieren und die Psychotherapie auf ein unterstützendes Vorgehen zu beschränken. Gleichgültig, wie bedeutsam vom praktischen Gesichtspunkt aus solche psychotherapeutischen Maßnahmen sein mögen, es darf dabei nicht vergessen werden, daß die grundsätzlichen Persönlichkeitsprobleme nur durch eine ausdauernde psychoanalytische Therapie gelöst werden können, die auf die Auflösung der grundlegenden Konflikte gerichtet ist. Der Arzt sollte wissen, daß dieses Ziel nicht immer erreicht werden kann. Organische Symptome, gleich welchen Ursprungs, leiten häufig Ich-fremde unbewußte Tendenzen ab; sie werden sekundär zum Ausdruck dieser Tendenzen nutzbar gemacht.[1]) Die organischen Symptome können den Kranken davor bewahren, schwerere Symptome auf der psychologischen Ebene zu entwickeln. Besserung der organischen Symptome stellt daher häufig ein neues Problem für das Ich dar: Neue Abfuhrwege für die bisher durch die organischen Symptome abfließenden Tendenzen zu finden. Es ist kein ungewöhnliches Vorkommnis bei Fällen von Colitis ulcerosa, weniger häufig auch bei Magenulcuspatienten, daß Besserung des organischen Zustandes von einer schweren Exazerbation der psychologischen Symptome gefolgt wird. Der Patient, der seinem Drang nach Wiedergutmachung oder seinen feindseligen destruktiven Tendenzen in einer Diarrhoe Ausdruck verschafft, wird dieser Abfuhr beraubt, wenn seine Symptome versiegen. Das zum Umgang mit diesen Tendenzen noch immer nicht befähigte Ich greift auf Projektionen in Form von paranoiden Wahnvorstellungen zurück. In ähnlicher Weise können sich beim Rückgang der Magensymptome Ulcuskranke ihren Abhängigkeitsstrebungen in deren ursprünglicher Form gegenübergestellt sehen als dem Verlangen, Hilfe und Liebe von Menschen zu empfangen, in deren Abhängigkeit sie sich befinden. Bisweilen ist das Ich nicht fähig, diese abhängigen Wünsche zu akzeptieren und verteidigt sich gegen sie durch Projektion nach der *Freud*schen Formel: „Ich liebe ihn nicht, ich hasse ihn — er

---

[1]) Dieser Punkt ist von K. Menninger hervorgehoben worden („The Choice of the Lesser Evil", in ‚Man Against Himself". New York, Harcourt, Brace and Company, 1938).

haßt mich." Auf diese Weise kommt die peinliche Situation zustande, daß der von seinen Magensymptomen befreite Kranke paranoide Züge zu zeigen beginnt, die seine persönlichen Beziehungen beeinträchtigen.

Man darf nicht aus den Augen verlieren, daß jedes organische Symptom für den Patienten eine emotionale Bedeutung hat, aus der das Ich für die Abschwächung seiner emotionalen Konflikte Nutzen zieht. Oft ist die bloße Tatsache des Organisch-Krankseins ein wichtiges Plus im emotionalen Haushalt eines neurotischen Patienten. Es gestattet Regression auf eine infantilere Abhängigkeitshaltung. Heilung seines Leidens schafft ein neues Problem. Es steigert seine Verantwortlichkeiten und beraubt ihn einer Entschuldigung für Regression. Er muß dann irgendeinen Ersatz zur Ausfüllung dieser emotionalen Lücke finden, die das Verschwinden des organischen Symptoms gerissen hat. Der bewußte Wunsch des Patienten, von seinen organischen Symptomen befreit zu werden, kann nicht ganz beim Wort genommen werden. Bewußt will er geheilt werden, aber seinen neurotischen Bedürfnissen ist mit der Krankheit oft besser gedient. Der erfahrene Psychotherapeut ist sich aus diesem Grunde der emotionalen Probleme gewahr, die durch das Verschwinden organischer Symptome geschaffen werden.

Diese Doppelgesichtigkeit der Krankheit — Leiden und Befriedigung von Abhängigkeitswünschen — ist in unserer Ära der spezialisierenden Unterteilung der medizinischen Praxis von ganz besonderer Bedeutung. Der gleiche Patient kann vom Standpunkt des Organikers aus geheilt sein und vom Standpunkt des Psychiaters aus krank bleiben. Der Arzt, der die Behandlung der organischen Seite des Problems übernommen hatte, fühlt sich berechtigt, den Patienten als geheilt zu entlassen und sieht das neu entstandene neurotische Symptom als eine andere und unabhängige Krankheit an, die nicht in das Gebiet seiner Zuständigkeit fällt. Das psychosomatische Vorgehen lenkt die Aufmerksamkeit auf die Tatsache, daß die Probleme des Kranken nicht in physische und psychische unterteilt werden können; sie müssen in ihrer Totalität behandelt werden. Und doch erfordert sowohl das somatische als auch das psychotherapeutische Vorgehen sorgfältig ausgebildete Spezialisten, die nicht beide Techniken mit gleicher Sicherheit meistern können. Der einzige Ausweg, der sich aus diesem Dilemma anbietet, ist Team-Arbeit in der Therapie, die enge Zusammenarbeit zwischen Psychiatern und medizinischen Spezialisten.

Es ist nicht möglich, Verallgemeinerungen über Einzelheiten des psychotherapeutischen Vorgehens zu geben. Die Kenntnis der zentralen emotionalen Konfliktsituationen, die bei den verschiedenen

Arten vegetativer Störungen mehr oder weniger spezifisch sind, ermöglicht es dem Therapeuten, bei der Behandlung schneller voranzukommen. Es ist zum Beispiel oft möglich, einen Asthmatiker von seinen Anfällen dadurch zu befreien, daß man ihm Gelegenheit gibt, seine verdrängten Ich-fremden Tendenzen in einigen wenigen therapeutischen Sitzungen zu „bekennen".

Der Magenulcuskranke kann manchmal von seinen akuten Symptomen innerhalb weniger Sitzungen befreit werden, wenn ihm legitime Abfuhrmöglichkeiten für passive Abhängigkeitswünsche eröffnet werden. Der Arzt kann dem Patienten in autoritativer Weise befehlen, in Urlaub zu gehen und ihm so eine annehmbare Entschuldigung für ein Ausspannen verschaffen. Ein subtileres Vorgehen besteht darin, den Abhängigkeitsbedürfnissen des Kranken in der Übertragungssituation Abfuhrmöglichkeiten zu eröffnen. Dies läßt sich erreichen durch Analysieren der Schuldgefühle und des Stolzes, die die für die Verdrängung passiver Abhängigkeitswünsche oder aggressiv-fordernder Haltungen verantwortlichen emotionalen Faktoren sind.

Der Hypertoniker reagiert oft mit Besserung, wenn er es als erlaubt empfindet, seine gestauten feindseligen Regungen während der Sitzungen zum Ausdruck zu bringen oder wenn er zu einem größeren Betrag an Selbstbestätigung in beruflichen oder familiären Situationen ermutigt wird. Die Analyse von Schuldgefühlen und Abhängigkeitsbedürfnissen trägt in diesen Fällen wesentlich zu der Fähigkeit des Patienten bei, seine selbstbestätigenden Strebungen mit größerer Freiheit zum Ausdruck zu bringen und für seine Spannungen geeignete Abfuhrmöglichkeiten zu finden.

Bei der Arthritisbehandlung können die Kenntnisse des Arztes von den spezifischen emotionalen Konstellationen sich bei der Beschleunigung von Remissionen als sehr hilfreich erweisen. Er weiß, daß die Symptome des Patienten oft schwinden, wenn er eine Möglichkeit hat, seine Verbitterung in Verbindung mit nützlichen Diensten für andere zum Ausdruck zu bringen. Die Umweltbedingungen lassen sich oft so lenken und verändern, daß sie zur Abfuhr feindseliger Regungen durch annehmbare Bahnen geeignet werden. Das sich ergebende Nachlassen der Muskelspannung kann dann einen günstigen Einfluß auf die Symptome ausüben.

Eine wirksamere Koordination von somatischen und psychotherapeutischen Maßnahmen zu erreichen, ist eine der großen Aufgaben, denen die medizinische Wissenschaft unserer Tage gegenübersteht. Diese Aufgabe zu erfüllen, wird eine genauere Kenntnis von den Beziehungen zwischen konstitutionellen, emotionalen und physiologischen Faktoren bei der Verursachung von Krankheiten erfordern.

LITERATURVERZEICHNIS

1. *Abraham, K.:* "Ejaculatio Praecox", Kap. 13 in Selected Papers. London, Hogarth Press and Institute of Psycho-Analysis, 1927.
2. —: "Hysterical Dream States", Kap. 4 in Selected Papers. London, Hogarth Press and Institute of Psycho-Analysis, 1927.
3. —: "Manic-depressive States and the Pregenital Levels of the Libido", Kap. 26 in Selected Papers. London, Hogarth Press and Institute of Psycho-Analysis, 1927.
4. —: "The Spending of Money in Anxiety States", Kap. 14, in Selected Papers. London, Hogarth Press and Institute of Psycho-Analysis, 1927.
5. *Abramson, D. I.:* Vascular Responses in the Extremities of Man in Health and Disease. Chicago, University of Chicago Press, 1944.
6. *Ackerman, N. W.,* und *Chidester, L.:* "'Accidental' Self-Injury in Children", Arch. Pediat. 53 : 711, 1936.
7. *Alexander, F.:* "Emotional Factors in Essential Hypertension", Psychosom. Med. 1 : 173, 1939.
8. —: Fundamentals of Psychoanalysis. New York, W. W. Norton & Company, Inc., 1948.
9. —: "The Influence of Psychologic Factors upon Gastro-intestinal Disturbances: A Symposium. I. General Principles, Objectives and Preliminary Results", Psychoanalyt. Quart. 3 : 501, 1934.
10. —: The Medical Value of Psychoanalysis. New York, W. W. Norton & Company, Inc., 1936.
11. —: "Psychoanalytic Study of a Case of Essential Hypertension", Psychosom. Med. 1 : 139, 1939.
12. —: "Training Principles in Psychosomatic Medicine", Am. J. Orthopsychiat. 16 : 410, 1946.
13. —: "Treatment of a Case of Peptic Ulcer and Personality Disorder", Psychosom. Med. 9 : 320, 1947.
14. *Alexander, F., et al.:* "The Influence of Psychologic Factors Upon Gastro-intestinal Disturbances: A Symposium. Psychoanalyt. Quart. 3 : 501, 1934.
15. *Alexander, F.,* und *Menninger, W. C.:* "Relation of Persecutory Delusions to the Functioning of the Gastro-intestinal Tract", J. Nerv. & Ment. Dis. 84 : 541, 1936.
16. *Alexander, F.,* und *Portis, S. A.:* "A Psychosomatic Study of Hypoglycaemic Fatigue", Psychosom. Med. 6 : 191, 1944.
17. *Alkan, L.:* Anatomische Organkrankheiten aus seelischer Ursache. Stuttgart und Leipzig, Hippokrates-Verlag, 1930.
18. *Alvarez, W. C.:* Nervous Indigestion. New York, P. B. Hoeber, Inc., 1930.

19. —: "Ways in Which Emotion Can Affect the Digestive Tract", J. Am. Med. Assoc., 92 : 1231, 1929.

20. *Bacon, C.:* "The Influence of Psychologic Factors upon Gastro-Intestinal Disturbances: A Symposium. II. Typical Personality Trends and Conflicts in Cases of Gastric Disturbance", Psychoanalyt. Quart. 3 : 540, 1934.

21. *Balzac, H. de:* Cousin Pons. New York, The Century Co. 1906.

22. *Barath, E.:* "Arterial Hypertension and Physical Work", Arch. Int. Med. 42 : 297, 1928.

23. *Bartemeier, L. H.:* "A Psychoanalytic Study of a Case of Chronic Exudative Dermatitis", Psychoanalyt. Quart. 7 : 216, 1938.

24. *Beach, F. A.:* Hormones and Behavior. New York and London, Paul B. Hoeber, Inc., 1948.

25. *Benedek, T.:* "Climacterium: a Developmental Phase". (Wird in Psychoanalytic Quarterly veröffentlicht.)

26. —: "The Psychosomatic Implications of the Primary Unit: Mother-Child", Am. J. Orthopsychiat. 19 : 642, 1949.

27. —: „Die überwertige Idee und ihre Beziehung zur Suchtkrankheit", Internat. Zschr. f. Psychoanal. 22 : 59, 1936.

28. *Benedek, T.*, und *Rubenstein, B. B.:* The Sexual Cycle in Women. Psychosom. Med. Monographs, Bd. III, H. I und II. Washington, D. C., National Research Council, 1942.

29. *Benjamin, J. D., Coleman, J. V.,* und *Hornbein, R.:* "A Study of Personality in Pulmonary Tuberculosis", Am. J. Orthopsychiat. 18 : 704, 1948.

30. *Bergmann, G. von:* "Ulcus duodeni und vegetatives Nervensystem", Berliner Klin. Wschr. 50 : 2374, 1913.

31. —: „Zum Abbau der ‚Organneurosen' als Folge Interner Diagnostik", Deutsche Med. Wschr., Leipzig, 53 : 2057, 1927.

32. *Binger, C. A. L., Ackerman, N. W., Cohn, A. E., Schroeder, H. A.,* und *Steele, J. H.:* Personality in Arterial Hypertension. New York, American Society for Research in Psychomatic Problems, 1945.

33. *Bond, E.,* "Psychiatric Contributions to the Study of the Gastrointestinal System", Am. J. Digest. Dis. 5 : 482, 1938.

34. *Booth, G. C.,* The Psychological Approach in Therapy of Chronic Arthritis", Rheumatism 1 : 48, 1939.

35. *Bradley, S. E.:* "Physiology of Essential Hypertension", Am. J. Med. 4 : 398, 1948.

36. *Brenner, C., Friedman, A. P.,* und *Carter, S.:* "Psychologic Factors in the Etiology and Treatment of Chronic Headache", Psychosom. Med. 11 : 53, 1949.

37. *Broh-Kahn, R. H., Podore, C. J.,* und *Mirsky, I. A.:* "Uropepsin Excretion by Man. II. Uropepsin Excretion by Healthy Men", J. Clin. Invest. 27 : 825, 1948.

38. *Bram, I.:* "Psychic Trauma in Pathogenesis of Exophthalmic Goiter", Endocrinology 11 : 106, 1927.

39. *Brown, W. L.:* "Biology of the Endocrine System", New York Med. J. 115 : 373, 1922.

40. *Brown, W. T.*, und *Gildea, E. A.:* "Hyperthyroidism and Personality", Am. J. Psychiat. 94 : 59, 1937.
41. *Brown, W. T., Preu, P. W.*, und *Sullivan, A. J.:* "Ulcerative Colitis and the Personality", Am. J. Psychiat. 95 : 407, 1938.
42. *Bruch, H.*, und *Hewelett, E.:* "Psychologic Aspects of the Medical Management of Diabetes in Children", Psychosom. Med. 9:205, 1947.
43. *Cannon, W. B.:* Bodily Changes in Pain, Hunger, Fear and Rage. Zweite Aufl. New York, D. Appleton & Co., 1920.
44. *Carlson, H. B., McCulloch, W., und Alexander, F.:* "Effects of Zest on Blood Sugar Regulation". Vortr. vor A. Research Nerv. & Ment. Dis., New York, 9. Dezember 1949.
45. *Carmichael, H. T.:* "A Psychoanalytic Study of a Case of Eunuchoidism", Psychoanalyt. Quart. 10 : 243, 1941.
46. *Chadwick, M.:* The Psychological Effects of Menstruation. Nerv. & Ment. Dis. Monograph Series No. 56. New York and Washington, Nerv. & Ment. Dis. Publ. Co., 1932.
47. *Clark, D., Hough, H.*, und *Wolff, H. G.:* "Experimental Studies on Headache. Observations on Histamine Headache", A. Research Nerv. & Ment. Dis. Proc. 15 : 417, 1935.
48. *Colwell, A. R.:* "Observed Course of Diabetes Mellitus and Inferences Concerning its Origin and Progress", Arch. Int. Med. 70 : 523, 1942.
49. *Conrad, A.:* "The Psychiatric Study of Hyperthyroid Patients", J. Nerv. & Ment. Dis. 79 : 505, 1934.
50. *Coriat, I.:* "Sex and Hunger", Psychoanalyt. Rev. 8 : 375, 1921.
51. *Cormia, F.*, und *Slight, D.:* "Psychogenic Factors in Dermatoses", Canad. M. A. J. 33 : 527, 1935.
52. *Crile, G.:* "The Mechanism of Exophthalmic Goitre", Third Int. Goitre Conf. and Am. A. for the Study of Goitre. Proc. 1938, p. 1.
53. *Cserna, I.:* "Adatok az Icterus Neonatorum Tanahoz", Orvosi hetil, 67 : 42.
54. *Dale, H. H.*, und *Feldberg, W.:* "Chemical Transmitter of Vagus Effects to Stomach", J. Physiol. 81 : 320, 1934.
55. *Daniels, G. E.:* "Analysis of a Case of Neurosis with Diabetes Mellitus", Psychoanalyt. Quart. 5 : 513, 1936.
56. —: "Psychiatric Aspects of Ulcerative Colitis", New England J. Med. 226 : 178, 1942.
57. —: "Psychiatric Factors in Ulcerative Colitis", Gastroenterology 10 : 59, 1948.
58. —: "Treatment of a Case of Ulcerative Colitis Associated with Hysterical Depression", Psychosom. Med. 2 : 276, 1940.
59. *Darwin, C. R.:* The Expression of the Emotions in Man and Animals. London, J. Murray, 1872.
60. *De Robertis, E.:* Assay of Thyrotropic Hormone in Human Blood", J. Clin. Endocrinol. 8 : 956, 1948.
61. *Deutsch, F.:* "Associative Anamnesis", Psychoanalyt. Quart. 8 : 354, 1939.
62. *Deutsch, F.*, und *Nadell, R.:* "Psychosomatic Aspects of Dermatology with Special Consideration of Allergic Phenomena", Nerv. Child 5 : 339, 1946.

63. *Deutsch, H.:* The Psychology of Women, Bd. I und II. New York, Grune & Stratton, 1944, 1945.

64. *Dragstedt, L. R.:* "Section of the Vagus Nerves to the Stomach in the Treatment of Peptic Ulcer", Surg., Gynec. & Obst. 83 : 547, 1946.

65. —: "Some Physiological Principles in Surgery of the Stomach", Canad. M. A. J. 56 : 133, 1947.

66. *Dragstedt, L. R.* und *Owens, F. M., Jr.:* "Supradiaphragmatic Section of Vagus Nerves in Treatment of Duodenal Ulcer", Proc. Soc. Exper. Biol. & Med. 53 : 152, 1943.

67. *Draper, G.:* "The Common Denominator of Disease", Am. J. M. Sc. 190 : 545, 1935.

68. —: "The Emotional Component of the Ulcer Susceptible Constitution", Ann. Int. Med. 16 : 633, 1942.

69. —: Human Constitution; a Consideration of its Relationship to Disease. Philadelphia & London, W. B. Saunders Company, 1924.

70. *Draper, G.,* und *Touraine, G. A.:* "The Man-Environment Unit and Peptic Ulcer", Arch. Int. Med. 49 : 616, 1932.

71. *Dunbar, F.:* Emotions and Bodily Changes. Dritte Aufl. New York, Columbia University Press, 1947.

72. —: Mind and Body: Psychosomatic Medicine. New York, Random House, 1947.

73. —: "Physical Mental Relationships in Illness; Trends in Modern Medicine and Research as Related to Psychiatry", Am. J. Psychiat. 91 : 541, 1934.

74. —: "Psychoanalytic Notes Relating to Syndromes of Asthma and Hay Fever", Psychoanalyt. Quart. 7 : 25, 1938.

75. —: Psychosomatic Diagnosis. New York, London, Paul B. Hoeber, Inc., 1943.

76. *Einstein, A.,* und *Infeld, L.:* The Evolution of Physics. New York, Simon & Schuster, 1938.

77. *Eisenbud, J.:* "The Psychology of Headache", Psychiat. Quart. 11 : 592, 1937.

78. *Engel, G. L., Ferris, E. B.,* und *Romano, J.:* "Studies of Syncope", Cincinnati J. Med. 26 : 93, 1945.

79. *Engel, G. L.,* und *Romano, J.:* "Studies of Syncope: IV. Biologic Interpretation of Vasodepressor Syncope", Psychosom. Med. 9 : 288, 1947.

80. *Engel, G. L., Romano, J.,* und *McLin, T. R.:* "Vasodepressor and Carotid Sinus Syncope. Clinical, Electroencephalographic and Electrocardiographic Observations", Arch. Int. Med. 74 : 100, 1944.

81. *Fahrenkamp, K.:* Die psychophysischen Wechselwirkungen bei den Hypertonie-Erkrankungen. Stuttgart, Hippokrates-Verlag, 1926.

82. *Farquharson, H.,* und *Hyland, H. H.:* "Anorexia Nervosa", J. Am. Med. Ass. 111 : 1085, 1938.

83. *Fenichel, O.:* The Psychoanalytic Theory of Neurosis. New York, W. W. Norton & Company, Inc., 1945.

84. *Ferenczi, S.:* "Disease- or Patho-Neuroses", Kap. 5 in Further Contributions to the Theory and Technique of Psychoanalysis. London, Hogarth Press and the Institute of Psycho-Analysis, 1926.

85. *Ferris, E. B., Reiser, M. F., Stead, W. W.*, und *Brust, A. A., Jr.:* "Clinical and Physiological Observations of Interrelated Mechanisms in Arterial Hypertension", Trans. A. Am. Physicians 61 : 97, 1948.

86. *Ficarra, B. J.*, und *Nelson, R. A.:* "Phobia as a Symptom in Hyperthyroidism", Am. J. Psychiat. 103 : 831, 1947.

87. *Fishberg, A. M.:* Hypertension and Nephritis. Dritte Aufl. Philadelphia, Lea and Febiger, 1934.

88. *French, T. M.:* "Physiology of Behavior and Choice of Neurosis". Psychoanalyt. Quart. 10 : 561, 1941.

89. *French, T. M., Alexander, F.*, et al.: Psychogenic Factors in Bronchial Asthma, Teil I. und II. Psychosom. Med. Monographs IV, und II. H. I und II. Washington, National Research Council, 1941.

90. *French, T. M.*, gemeinsam mit *Johnson, A. M.:* "Brief Psychotherapy in Bronchial Asthma", in Proceedings of the Second Brief Psychotherapy Council. Chicago, Institute for Psychoanalysis, 1944.

91. *French, T. M.*, und *Shapiro, L. B.:* "The Use of Dream Analysis in Psychosomatic Research." Psychosom. Med. 11 : 110, 1949.

92. *Freud, S.:* „Über die Berechtigung, von der Neurasthenie einen bestimmten Symptomenkomplex als ‚Angstneurose' abzutrennen", Neurol. Zbl. 2 : 1895 und Ges. Schriften Bd. I, 306. Deuticke, Wien 1905.

93. —: „Trauer und Melancholie", Intern. Zschr. Psychoanal. Bd. 4, 1916/1917 und Ges. Schriften Bd. V, p 535. Deuticke, Wien 1905.

94. —: „Drei Abhandlungen zur Sexualtheorie", Ges. Schriften Bd. V, p. 3. Deuticke, Wien 1905.

95. —: „Der Witz und seine Beziehung zum Unbewußten", Ges.Schriften Bd. IX, p. 3. Deuticke, Wien 1905.

96. *Fromm - Reichmann, F.:* "Contribution to the Psychogenesis of Migraine", Psychoanalyt. Rev. 24 : 26, 1937.

97. *Gaskell, W. H.:* Origin of Vertebrates. New York, Longmans, Green & Co., 1908.

98. —: "Phylogenetic considerations", Brit. M. J. 1 : 720, 1886.

99. *Gerard, M. W.:* "Enuresis. A Study in Etiology", Am. J. Orthopsychiat. 9 : 48, 1939.

100. *Gillespie, R. D.:* "Psychological Aspects of Skin Diseases", Brit. J. Dermat. 50 : 1, 1938.

101. *Goldblatt, H.:* "Studies on Experimental Hypertension. V. The Pathogenesis of Experimental Hypertension Due to Renal Ischemia", Ann. Int. Med. 11 : 69, 1937.

102. *Goldscheider, K.:* Zschr. ärztl. Fortbildung, 23: 1, 1926 (zit. n. Fahrenkamp).

103. *Goodall, J. S.*, und *Rogers, L.:* "The Effects of the Emotions in the Production of Thyrotoxicosis", M. J. & Rec. 138 : 411, 1933.

104. *Graham, J. R.*, und *Wolff, H. G.:* "Mechanism of Migraine Headache and Action of Ergotamine Tartrate", Arch. Neurol. & Psychiat. 39 : 737, 1938.

105. *Gregg, A.:* "The Future of Medicine", Harvard Medical Alumni Bulletin, Cambridge. Bd. 11 (October, 1936).

106. *Groen, J.:* "Psychogenesis and Psychotherapy of Ulcerative Colitis", Psychosom. Med. 9 : 151, 1947.

107. *Gull, W.:* "Anorexia Nervosa", Tr. Clin. Soc., London, 7 : 22, 1874.
108. *Gutheil, E.:* "Analysis of a Case of Migraine", Psychoanalyt. Rev. 21 : 272, 1934.
109. *Halliday, J. L.:* "Approach to Asthma", Brit. J. M. Psychol. 17 : 1, 1937.
110. —: "Concept of a Psychosomatic Affection", Lancet, 1943, II, 692.
111. —: "Epidemiology and the Psychosomatic Affections; a Study in Social Medicine", Lancet, 1946, II, 185.
112. —: "The Incidence of Psychosomatic Affections in Britain", Psychosom. Med. 7 : 135, 1945.
113. —: "Psychological Aspects of Rheumatoid Arthritis", Proc. Roy. Soc. Med. 35 : 455, 1942.
114. —: "Psychological Factors in Rheumatism: Preliminary Study", Brit. M. J. 1 : 213, 264, 1937.
115. —: Psychosocial Medicine. A Study of the Sick Society. New York, W. W. Norton & Company, Inc., 1948.
116. *Ham, G. C., Alexander, F.,* und *Carmichael, H. T.:* "Dynamic Aspects of the Personality Features and Reactions Characteristic of Patients with Graves' Disease". Vortrag vor Research Nerv. & Ment. Dis., New York, 9. Dezember 1949.
117. *Hartman, H. R.:* "Neurogenic Factors in Peptic Ulcer", M. Clin. North America 16 : 1357, 1933.
118. *Hill, L. B.:* "A Psychoanalytic Observation on Essential Hypertension", Psychoanalyt. Rev. 22 : 60, 1935.
119. *Himwich, H. E.:* "Review of Hypoglycemia, Its Physiology and Pathology, Symptomatology and Treatment", Am. J. Digest. Dis. 11:1, 1944.
120. *Hinkle, L. E., Conger, G. A.,* und *Wolf, S.:* "Experimental Evidence on the Mechanism of Diabetic Ketosis", J. Clin. Invest. 28:788, 1949.
121. *Hinkle, L. E.,* und *Wolf, S.:* "Experimental Study of Life Situations, Emotions, and the Occurrence of Acidosis in a Juvenile Diabetic", Am. J. M. Sc. 217 : 130, 1949.
122. *Hoskins, R. G.:* Endocrinology. Revised Edition. New York, W. W. Norton & Company, Inc., 1950.
123. *Jackson, D. D.:* "The Psychosomatic Factors in Ulcerative Colitis", Psychosom. Med. 8 : 278, 1946.
124. *Jelliffe, S. E.,* und *Evans, E.:* "Psoriasis as an Hysterical Conversion Symbolization", New York Med. J. 104 : 1077, 1916.
125. *Johnson, A. M.:* "A Case of Migraine", in Proceedings of the Third Psychotherapy Council. Chicago, Institute for Psychoanalysis, 1946.
126. *Johnson, A. M., Shapiro, L. B.,* und *Alexander, F.:* "Preliminary Report on a Psychosomatic Study of Rheumatoid Arthritis", Psychosom. Med. 9 : 295, 1947.
127. *Jones, E.:* „Urethralerotik und Ehrgeiz", Intern. Zschr. ärztl. Psychoanal. 3 : 156, 1915.
128. *Joslin, E. P., Root, H. F., White, P., Marble, A.,* und *Bailey, C. C.:* The Treatment of Diabetes Mellitus. 8. Aufl. Philadelphia, Lea and Febiger, 1947.

129. *Kapp, F. T., Rosenbaum, M.,* und *Romano, J.:* "Psychological Factors in Men with Peptic Ulcers", Am. J. Psychiat. 103 : 700, 1947.
130. *Kepecs, J., Robin, M., und Brunner, M. J.:* "The Relationship of Certain Emotional States and Transudation into the Skin". Vortr. auf der Jahrestagung der Am. Psychosom. Soc. Atlantic City, 30. April 1949.
131. *King, E. L.,* und *Herring, J. S.:* "Hypothyroidism in the Causation of Abortion, Especially of the 'Missed' Variety", J. Am. Med. Ass. 113 : 1300, 1939.
132. *Klauder, J. V.:* "Psychogenic Aspects of Diseases of the Skin", Arch. Neurol. & Psychiat. 33 : 221, 1935.
133. *Knopf, O.:* "Preliminary Report on Personality Studies in 30 Migraine Patients", J. Nerv. & Ment. Dis. 82 : 270, 400, 1935.
134. *Kronfeld, A.:* „Oesophagus-Neurosen", Psychotherapeut. Praxis 1 : 21, 1934.
135. *Lasègue, C.:* "On Hysterical Anorexia", Med. Times and Gaz. 2 : 265, 1873.
136. *Levey, H. B.:* "The Influence of Psychologic Factors upon Gastro-Intestinal Disturbances. A Symposium. IV. Oral Trends and Oral Conflicts in a Case of Duodenal Ulcer", Psychoanalyt. Quart. 3 : 574, 1934.
137. *Levine, M.:* "The Influence of Psychologic Factors upon Gastro-Intestinal Disturbances. A Symposium. V. Pregenital Trends in a Case of Chronic Diarrhea and Vomiting", Psychoanalyt. Quart. 3:583, 1934.
138. *Lewis, N. D. C.:* "Psychoanalytic Study of Hyperthroidism", Psychoanalyt. Rev. 10 : 140, 1923.
139. —: "Psychological Factors in Hyperthyroidism", M. J. & Rec. 122:121, 1925.
140. *Lidz, T.:* "Emotional Factors in the Etiology of Hyperthyroidism", Psychosom. Med. 11 : 2, 1949.
141. *Lindemann, E.:* "Psychiatric Problems in Conservative Treatment of Ulcerative Colitis", Arch. Neurol. & Psychiat. 53 : 322, 1945.
142. *Long, C. N. H.:* "Conditions Associated with Secretion of Adrenal Cortex", Federation Proc. 6 : 461, 1947.
143. *Lorand, S.:* "Psychogenic Factors in a Case of Angioneurotic Edema", J. Mt. Sinai Hosp. 2 : 231, 1936.
144. *Mahl, G. F.:* "Effect of Chronic Fear on the Gastric Secretion of HCl in Dogs", Psychosom. Med. 11 : 30, 1949.
145. *Marañon, G.:* "Le facteur émotionnel dans la pathogénie des états hyperthyroïdiens", Ann. méd. 9 : 81, 1921.
146. *Marbe, K.:* Praktische Psychologie der Unfälle und Betriebsschäden. München-Berlin, R. Oldenbourg, 1926.
147. *Marcussen, R. M.,* und *Wolff, H. G.:* "Therapy of Migraine", J. Am. Med. Ass. 139 : 198, 1949.
148. *Markee, J. E., Sawyer, C. H.,* und *Hollinshead, W. H.:* "Andrenergic Control of the Release of Luteinizing Hormone from the Hypophysis of the Rabbit", Recent Progr. Hormone Research 2 : 117, 1948.
149. *Maslow, A.:* "The Role of Dominance in the Social and Sexual Behavior of Infra-Human Primates: III. A Theory of Sexual Behavior of Infra-Human Primates", J. Genet. Psychol. 48 : 310, 1936.

150. *Meyer, A., Bollmeier, L. N.,* und *Alexander, F.:* "Correlation between Emotions and Carbohydrate Metabolism in Two Cases of Diabetes Mellitus", Psychosom. Med. 7 : 335, 1945.

151. *Mead, M.:* Male and Female. New York, William Morrow & Company, 1949.

152. *Menninger, K.:* "Emotional Factors in Hypertension", Bull. Menninger Clin. 2 : 74, 1938.

153. —: "Polysurgery and Polysurgical Addiction", Psychoanalyt. Quart. 3 : 173, 1934.

154. *Menninger, K.,* und *Menninger, W. C.:* "Psychoanalytic Observations in Cardiac Disorders", Am. Heart J. 11 : 10, 1936.

155. *Meyer, K., Prudden, J. F., Lehmann, W. L.,* und *Steinberg, A.:* "Lysozyme Activity in Ulcerative Alimentary Disease. I. Lysozyme in Peptic Ulcer", Am. J. Med. 5 : 482, 1948.

156. *Meyer, K., Gellhorn, A., Prudden, J. F., Lehmann, W. L.,* und *Steinberg, A.:* "Lysozyme Activity in Ulcerative Alimentary Disease. II. Lysozyme Activity in Chronic Ulcerative Colitis", Am. J. Med. 5 : 496, 1948.

157. *Miller, M. L.:* "Psychodynamic Mechanisms in a Case of Neurodermatitis", Psychosom. Med. 10 : 309, 1948.

158. —: "A Psychological Study of a Case of Eczema and a Case of Neurodermatitis", Psychosom. Med. 4 : 82, 1942.

159. *Mirsky, I. A.:* "Emotional Factors in the Patient with Diabetes Mellitus", Bull. Menninger Clin. 12 : 187, 1948.

160. —: "Emotional Hyperglycemia", Proc. Central Soc. Clin. Research 19 : 74, 1946.

161. —: "The Etiology of Diabetic Acidosis", J. Am. Med. Ass. 118 : 690, 1942.

162. —: "Some Considerations of the Etiology of Diabetes Mellitus in Man", Proc. Am. Diab. A. 5 : 117, 1945.

163. *Mirsky, I. A., Block, S., Osher, S.,* und *Broh-Kahn, R. H.:* "Uropepsin Excretion by Man; I. The Source, Properties and Assay of Uropepsin", J. Clin. Invest. 27 : 818, 1948.

164. *Mittelmann, B.:* "Psychogenic Factors and Psychotherapy in Hyperthyreosis and Rapid Heart Imbalance", J. Nerv. & Ment. Dis. 77 : 465, 1933.

165. *Mittelmann, B.,* und *Wolff, H. G.:* "Emotions and Gastroduodenal Function: Experimental Studies on Patients with Gastritis, Duodenitis and Peptic Ulcer", Psychosom. Med. 4 : 5, 1942.

166. *Mohr, F.:* Psychophysische Behandlungsmethoden. Leipzig, Hirzel, 1925.

167. *Montagu, M. F. Ashley:* Adolescent Sterility. Springfield, Charles C. Thomas, 1946.

168. *Moschcowitz, E.:* Biology of Disease. Mt. Sinai Hospital Monograph No. 1. New York, Grune & Stratton, 1948.

169. —: "Hypertension: Its Significance, Relation to Arteriosclerosis and Nephritis and Etiology", Am. J. M. Sc. 158 : 668, 1919.

170. —: "The Nature of Graves' Disease", Arch. Int. Med. 46 : 610, 1930.

171. Motor Vehicle Traffic Conditions in the U. S. Part 6, p. 4. 75th Congress, 3rd Session, House Document 462, Part 6, Washington, D. C., 1938.

172. *Müller, O.:* Die Kapillaren der menschlichen Körperoberfläche in gesunden und kranken Tagen. Stuttgart, Ferdinand Enke, 1922.

173. *Murray, C. D.:* "A Brief Psychological Analysis of a Patient with Ulcerative Colitis", J. Nerv. & Ment. Dis. 72 : 617, 1930.

174. —: "Psychogenic Factors in the Etiology of Ulcerative Colitis and Bloody Diarrhea", Am. J. M. Sc. 180 : 239, 1930.

175. *Necheles, H.:* "A Theory on Formation of Peptic Ulcer", Am J. Digest. Dis. and Nutrition 4 : 643, 1937.

176. *Orr, D.:* "Pregnancy Following the Decision to Adopt", Psychosom. Med. 3 : 441, 1941.

177. *Page, I. H.,* und *Corcoran, A. C.:* Arterial Hypertension, Chicago, The Year Book Publishers, 1945.

178. *Palmer, W. L.:* "Fundamental Difficulties in the Treatment of Peptic Ulcer", J. Am. Med. Ass. 101 : 1604, 1933.

179. *Perloff, W. H.:* "Role of the Hormones in Human Sexuality", Psychosom. Med. 11 : 133, 1949.

180. *Podore, C. J., Broh-Kahn, R. H.,* und *Mirsky, I. A.:* "Uropepsin Excretion by Man. III. Uropepsin Excretion by Patients with Peptic Ulcer and Other Lesions of the Stomach", J. Clin. Invest. 27:834, 1948.

181. *Portis, S. A.:* "Idiopathic Ulcerative Colitis; Newer Concepts Concerning Its Cause and Management". J. Am. Med. Ass. 139:208, 1949.

182. *Portis, S. A.,* und *Zitman, I. H.:* "A Mechanism of Fatigue in Neuropsychiatric Patients", J. Am. Med. Ass. 121 : 569, 1943.

183. *Pratt, J. P.:* "Sex Functions in Man", Kap. 24 in Sex and Internal Secretions. Herausgegeben von E. Allen. Zweite Aufl. Baltimore, The Williams and Wilkins Company, 1939.

184. *Rahman, L., Richardson, H. B.,* und *Ripley, H. S.:* "Anorexia Nervosa with Psychiatric Observations", Psychosom. Med. 1 : 335, 1939.

185. *Rawson, A. T.:* "Accident Proneness", Psychosom. Med. 6 : 88, 1944.

186. *Rennie, T. A. C.,* und *Howard, J. E.:* "Hypoglycemia and Tension-Depression", Psychosom. Med. 4 : 273, 1942.

187. *Richardson, H. B.:* "Simmonds' Disease and Anorexia Nervosa", Arch. Int. Med. 63 : 1, 1939.

188. *Richter, K. M.:* "Some New Observations Bearing on the Effect of Hyperthyroidism on Genital Structure and Function", J. Morphol. 74 : 375, 1944.

189. *Riseman, J. E. F.,* und *Weiss, S.:* "Symptomatology of Arterial Hypertension", Am. J. M. Sc. 180 : 47, 1930.

190. *Romano, J.,* und *Coon, G. P.:* "Physiologic and Psychologic Studies in Spontaneous Hypoglycemia", Psychosom. Med. 4 : 283, 1942.

191. *Romano, J.,* und *Engel, G. L.:* "Studies of Syncope. III. The Differentiation between Vasodepressor Syncope and Hysterical Fainting", Psychosom. Med. 7 : 3, 1945.

192. *Romano, J., Engel, G. L., Webb, J. .P, Ferris, E. B., Ryder, H. W.,* und *Blankenhorn, M. A.:* "Syncopal Reactions during Simulated Exposure to High Altitude in Decompression Chamber", War Med. 4 : 475, 1943.

193. *Rosen, H.*, und *Lidz, T.*: "Emotional Factors in the Precipitation of Recurrent Diabetic Acidosis", Psychosom. Med. 11 : 211, 1949.
194. *Rosenbaum, M.*: "Psychogenic Headache", Cincinnati J. Med. 28 : 7, 1947.
195. *Rosenbaum, M.*, und *Kapp, F. T.*: "Psychosomatic Conference of the Cincinnati General Hospital. Case No. 141, Ulcerative Colitis", Dis. Nerv. System 8 : 345, 1947.
196. *Ross, W. D.*: "The Person with Ulcerative Colitis", Canad. M. A. J. 58 : 326, 1948.
197. *Rubenstein, B. B.*: "Functional Sterility in Women", Ohio State M. J. 35 : 1066, 1939.
198. —: "The Vaginal Smear-Basal Body Temperature Technic and Its Application to the Study of Functional Sterility in Women", Endocrinology 27 : 843, 1940.
199. *Ruesch, J.*, *Christiansen, C.*, *Harries, R. E.*, *Dewees, S.*, *Jacobson, A.*, und *Loeb, M. B.*: Duodenal Ulcer. A Sociopsychological Study of Naval Enlisted Personnel and Civilians. Berkeley and Los Angeles, University of California Press, 1948.
200. *Ruesch, J.*, *Christiansen, C.*, *Patterson, L. C.*, *Dewees, S.*, *Jacobson, A.*, in Zusammenarbeit mit *Soley, M. H.*: "Psychological Invalidism in Thyroidectomized Patients", Psychosom. Med. 9 : 77, 1947.
201. *Sagder, J.*: "Über sexualsymbolische Verwertung des Kopfschmerzes", Zbl. Psychoanal. 2 : 190, 1911/12.
202. *Saul, L. J.*: "Hostility in Cases of Essential Hypertension", Psychosom. Med. 1 : 153, 1939.
203. *Saul, L. J.*, und *Bernstein, C.*: "The Emotional Settings of Some Attacks of Urticaria", Psychosom. Med. 3 : 349, 1941.
204. *Sawyer, C. H.*, *Markee, J. E.*, und *Townsend, B. F.*: "Cholinergic and Adrenergic Components in the Neurohumoral Control of the Release of LH in the Rabbit", Endocrinology 44 : 18, 1949.
205. *Scarborough, L. F.*: "Neuro-Dermatitis from a Psychosomatic Viewpoint", Dis. Nerv. System 9 : 90, 1948.
206. *Schiele, B. C.*, und *Brozek, J.*: "'Experimental Neurosis' Resulting from Semistarvation in Man", Psychosom. Med. 10 : 31, 1948.
207. *Schmied, M.*: "Eßstörung und Verstimmung vor dem dritten Lebensjahr", Zschr. Psychoanal. Paed. 10 : 241, 1936.
208. *Schulze, V. E.*, und *Schwab, E. H.*: "Arteriolar Hypertension in the American Negro", Am. Heart J.. 11 : 66, 1936.
209. *Seidenberg, R.*: "Psychosexual Headache", Psychiat. Quart. 21 : 351, 1947.
210. *Selinsky, H.*: "Psychological Study of the Migrainous Syndrome", Bull. New York Acad. Med. 15 : 757, 1939.
211. *Selye, H.*: "The General Adaptation Syndrome and the Diseases of Adaptation", J. Clin. Endocrinol. 6 : 117, 1946.
212. *Silbermann, I. S.*: "Experimentelle Magen-Duodenalulcuserzeugung durch Scheinfüttern nach Pawlow", Zbl. Chir. 54 : 2385, 1927.
213. *Smith, H. W.*: Lectures on the Kidney. Lawrence, University of Kansas Press, 1943.
214. *Smith, H. W.*, *Goldring, W.*, und *Chasis, H.*: "Role of the Kidney in the Genesis of Hypertension", Bull. New York Acad. Med. 19 : 449, 1943.

215. *Soffer, L. J., Volterra, M., Gabrilove, J. L., Pollack, A.,* und *Jacobs, M.:* "Effect of Iodine and Adrenalin on Thyrotropin in Graves' Disease and in Normal and Thyroidectomized Dogs", Proc. Soc. Exper. Biol. & Med. 64 : 446, 1947.

216. *Soskin, S.,* und *Levine, R.:* Carbohydrate Metabolism. Chicago, University of Chicago Press, 1946.

217. *Soule, S. D.:* "A Study of Thyroid Activity in Normal Pregnancy", Am. J. Obst. & Gynec. 23 : 165, 1932.

218. *Sperling, M.:* "Psychoanalytic Study of Ulcerative Colitis in Children", Psychoanalyt. Quart. 15 : 302, 1946.

219. *Squier, R.,* und *Dunbar, F.:* "Emotional Factors in the Course of Pregnancy", Psychosom. Med. 7 : 161, 1946.

220. *Stokes, J. H.:* "The Nervous and Mental Component in Cutaneous Disease", Pennsylvania M. J. 35 : 229, 1932.

221. *Stokes, J. H.,* und *Beerman, H.:* "Psychosomatic Correlations in Allergic Conditions: a Review of Problems and Literature", Psychosom. Med. 2 : 438, 1940.

222. *Sullivan, A. J.,* und *Chandler, C. A.:* "Ulcerative Colitis of Psychogenic Origin", Yale J. Biol. & Med. 4 : 779, 1932.

223. *Szasz, T. S.:* "Factors in the Pathogenesis of Peptic Ulcer", Psychosom. Med. 11. : 300, 1949.

224. —: "Psychosomatic Aspects of Salivary Activity. I. Hypersalivation in Patients with Peptic Ulcer". (Wird in Proc. of the A. for Research in Nerv. & Ment. Dis. veröffentlicht.)

225. —: "Psychosomatic Aspects of Salivary Activity. II. Psychoanalytic Observations Concerning Hypersalivation". (In Vorbereitung.)

226. —: "Psychiatric Aspects of Vagotomy. A Preliminary Report", Ann. Int. Med. 28 : 279, 1948.

227. —: "Psychiatric Aspects of Vagotomy. II. A Psychiatric Study of Vagotomized Ulcer Patients with Comments on Prognosis", Psychosom. Med. 11 : 187, 1949.

228. —: "Psychiatric Aspects of Vagotomy. III. The Problem of Diarrhea after Vagotomy". (Wird in J. Nerv. & Ment. Dis. veröffentlicht.)

229. —: "Psychiatric Aspects of Vagotomy. IV. Phantom Ulcer Pain", Arch. Neurol. & Psychiat. 62 : 728, 1949.

230. *Szasz, T. S., Kirsner, J. B., Levin, E.,* und *Palmer W. L.:* "The Role of Hostility in the Pathogenesis of Peptic Ulcer: Theoretical Considerations with the Report of a Case". Psychosom. Med. 9:331, 1947.

231. *Szondi, L.,* und *Lax, H.:* "Über die alimentäre glykämische Reaktion bei Neurasthenie", Zschr. Ges. Exp. Med. 64 : 274, 1929.

232. *Talbot, N. B., Sobel, E. H., Burke, B. S., Lindemann, E.,* und *Kaufman, S. B.:* "Dwarfism in Healthy Children: Its Possible Relation to Emotional, Nutritional and Endocrine Disturbances", New England J. Med. 236 : 783, 1947.

233. *Tauber, E. S.,* und *Daniels, G. E.:* "Further Observations on Androgenic Hormones and Psychic Conflict", Psychosom. Med. 11:140, 1949.

234. *Taylor, H.:* "Gastroscopy, Its History, Technique, and Clinical Value with Report on 60 Cases", Brit. J. Surg. 24 : 469, 1937.

235. *Touraine, G. A.*, und *Draper, G.:* "The Migrainous Patient", J. Nerv. & Ment. Dis. 80 : 1, 183, 1934.

236. *Uotila, U. U.:* "On the Role of the Pituitary Stalk in the Regulation of the Anterior Pituitary, with Special Reference to the Thyrotropic Hormone", Endocrinology 25 : 605, 1939.

237. *Van der Heide, C.:* "Study of Mechanisms in Two Cases of Peptic Ulcer", Psychosom. Med. 2 : 398, 1940.

238. *Wallace, H. L.:* "Hyperthyreoidism: A Statistical Presentation of its Symptomatology", Edinburgh M. J. (N. S.) 38 : 578, 1931.

239. *Weber, H.:* "The Psychological Factor in Migraine", Brit. J. Med. Psychol. 12 : 151, 1932.

240. *Weiss, E.:* "Cardiospasm: A Psychosomatic Disorder", Psychosom. Med. 6 : 58, 1944.

241. —: "Psychosomatic Aspects of Hypertension", J. Am. Med. Ass. 120 : 1081, 1942.

242. *Weiss, E.*, und *English, O. S.:* Psychosomatic Medicine. Zweite Aufl. Philadelphia und London, W. B. Saunders Company, 1949.

243. *Weiss, Edoardo:* "Psychoanalyse eines Falles von nervösem Asthma", Internat. Zschr. Psychoanal. 8 : 440, 1922.

244. *Weiss, S.:* "The Interaction between Emotional States and the Cardiovascular System in Health and in Disease", Contributions to the Medical Sciences in Honor of Dr. Emanuel Libman 3 : 1181, 1932.

245. *Weiss, S.*, und *Ellis L. B.:* "The Quantitative Aspects and Dynamics of the Circulatory Mechanism in Arterial Hypertension", Am. Heart J. 5 : 448, 1930.

246. *Westphal, K.:* "Untersuchungen zur Frage der nervösen Entstehung peptischer Ulcera", Dtsch. Arch. Klin. Med. 114 : 327, 1914.

247. *White, B. V.*, *Cobb, S.*, und *Jones, C. M.:* Mucous Colitis. Psychosom. Med. Monogr. I. Washington, D. C., National Research Council, 1939.

248. *White, W. A.:* The Meaning of Disease. Baltimore, Williams & Wilkins, 1926.

249. *Wilder, J.:* "Psychological Problems in Hypoglycemia", Am. J. Digest. Dis. 10 : 428, 1943.

250. *Wilkins, L.*, und *Fleischmann, W.:* "Sexual Infantilism in Females; Causes, Diagnosis and Treatment", J. Clin. Endocrinol. 4 : 306, 1944.

251. *Wilson, G. W.:* "The Influence of Psychologic Factors upon Gastrointestinal Disturbances: A Symposium. III. Typical Personality Trends and Conflicts in Cases of Spastic Colitis", Psychoanalyt. Quart. 3 : 558, 1934.

252. *Winkelstein, A.:* "A New Therapy of Peptic Ulcer", Am. J. M. Sc. 185 : 695, 1933.

253. *Wittkower, E.:* "Studies on the Influence of Emotions on the Functions of the Organs Including Observations in Normals and Neurotics", J. Ment. Sc. 81 : 533, 1935.

254. —: "Ulcerative Colitis: Personality Studies", Brit. M. J. II : 1356, 1938.

255. *Wolberg, L. R.:* "Psychosomatic Correlations in Migraine: Report of a Case", Psychiatr. Quart. 19 : 60, 1945.

256. *Wolfe, T.:* "Dynamic Aspects of Cardiovascular Symptomatology", Am. J. Psychiat. 91 : 563, 1934.

257. *Wolff, H. G.:* "Personality Features and Reactions of Subjects with Migraine", Arch. Neurol. & Psychiat. 37 : 895, 1937.

258. *Wolff, H. G.,* und *Wolf, S.:* "Studies on a Subject with a Large Gastric Fistula; Changes in the Function of the Stomach in Association with Varying Emotional States", Tr. A. Am. Physicians 57 : 115, 1942.

259. *Wulff, M.:* „Über einen interessanten oralen Symptomenkomplex und seine Beziehung zur Sucht", Internat. Zschr. Psychoanal. 18 : 281, 1932.

260. *Zweig, S.:* Die Heilung durch den Geist. Leipzig, Insel-Verlag, 1931.

AUTORENVERZEICHNIS

SACHREGISTER